Biologische Taschenbuchreihe, Band 5

Homöotherapie der Hautkrankheiten

von
Walther Zimmermann

1. Auflage
Biologische Taschenbuchreihe, Band 5

1979

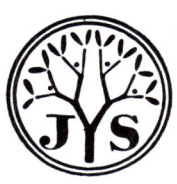

Verlagsbuchhandlung
Johannes Sonntag, Regensburg

ISBN Nr. 3–87758–031–9
© by Johannes Sonntag, Verlagsbuchhandlung, Regensburg.
Alle Rechte vorbehalten.
Übersetzungen, sowie Fotokopien und jede Art der Vervielfältigung nur mit Genehmigung des Verlages.
Gesamtherstellung: Friedrich Pustet, Graphischer Großbetrieb, Regensburg.

Inhaltsverzeichnis

A. **Allgemeiner Teil** 15
1.1   Die Homöotherapie der Hautkrankheiten ... 15
1.2   Die Grundbegriffe der Homöotherapie 18

2   Für die Dermatologie bedeutsame homöopathische Mittel 24

2.1   Hautwirksame Polychreste 27
2.1.1   Alumina 29
2.1.2   Antimonium crudum 30
2.1.3   Apis mellifica 30
2.1.4   Arnica montana 31
2.1.5   Arsenicum album 31
2.1.6   Aurum 32
2.1.7   Barium carbonicum 32
2.1.8   Calcium carbonicum 33
2.1.9   Causticum 33
2.1.10   Graphites 34
2.1.11   Hepar sulfuris 35
2.1.12   Kalium bichromicum 35
2.1.13   Lachesis 36
2.1.14   Lycopodium 36
2.1.15   Natrium chloratum 37
2.1.16   Pulsatilla 37
2.1.17   Sepia 38
2.1.18   Silicea 39
2.1.19   Sulfur 39
2.1.20   Thuja 40
2.1.21   Zincum 40
2.2   **Die Funktionsmittel** 42
2.2.1   Acidum nitricum 42
2.2.2   Acidum sulfuricum 43
2.2.3   Anacardium orientale 43
2.2.4   Belladonna 43
2.2.5   Berberis vulgaris 44
2.2.6   Borax 44
2.2.7   Bryonia dioica 44
2.2.8   Cantharis 44
2.2.9   Capsicum annuum 45

2.2.10	Chelidonium majus	45
2.2.11	Clematis recta	45
2.2.12	Dulcamara	46
2.2.13	Hydrastis canadensis	46
2.2.14	Hypericum perforatum	46
2.2.15	Kalium bromatum	46
2.2.16	Kreosotum	47
2.2.17	Mercurius	47
2.2.18	Mezereum	47
2.2.19	Oleander	48
2.2.20	Petroleum	48
2.2.21	Ranunculus bulbosus	48
2.2.22	Rhus toxicodendron	49
2.2.23	Sarsaparilla	49
2.2.24	Selenium	49
2.2.25	Staphisagria	50
2.2.26	Vinca minor	50
2.2.27	Viola tricolor	50
2.3	**Organmittel in der Hauttherapie**	51
2.3.1	Agaricus muscarius	51
2.3.2	Agnus castus	51
2.3.3	Aloe socotrina	51
2.3.4	Asterias rubens	51
2.3.5	Cicuta virosa	51
2.3.6	Corydalis cava	52
2.3.7	Croton tiglium	52
2.3.8	Dolichos pruriens	52
2.3.9	Euphorbium	52
2.3.10	Fagopyrum sagittatum	52
2.3.11	Hura	52
2.3.12	Hydrocotyle asiatica	52
2.3.13	Jaborandi	53
2.3.14	Juglans regia	53
2.3.15	Medusa	53
2.3.16	Paeonia officinalis	53
2.3.17	Rumex	53
2.3.18	Sabina	53
2.3.19	Sanicula (Aqua)	53
2.3.20	Scrophularia nodosa	53
2.3.21	Terebinthina	54
2.3.22	Thallium	54
2.3.23	Urtica urens	54

2.4	Die Nosoden in der Behandlung von Hautkrankheiten	55
2.4.1	Tuberculinum	56
2.4.2	Luesinum	56
2.4.3	Medorrhinum	59
2.4.4	Psorinum	59
3	Kurzes Repertorium zur Symptomatik der Hauterkrankungen	61
3.1	**Rötung der Haut**	61
3.2	**Knötchen und Papeln**	66
3.3	**Pusteln**	67
3.4	**Pickel**	67
3.5	**Bläschen**	69
3.6	**Bindegewebshyperplasien**	70
3.7	**Schuppende Hautkrankheiten**	72
3.8	**Fissuren, Risse, Rhagaden**	72
3.9	**Borken oder Krusten**	73
3.10	**Geschwüre**	73
4	**Konstitution, Disposition und Diathese**	77
4.1	**Haut und Konstitution**	83
4.2	**Die Homöotherapie und die Konstitutionslehre**	84
4.2.1	Psora	84
4.3	**Die Konstitution im homöopathischen Sinne**	86
4.4	**Die Disposition**	88
4.4.1	Dispositionsfaktoren-Exogen	89
4.4.2	Dispositionsfaktoren-Endogen	92
4.4.3	Nutritive Dispositionsfaktoren	93
4.5	**Die Diathesen**	96
4.5.1	Der Lymphatismus	96
4.5.2	Lymphatische Funktionskreise	99
4.5.2.1	Der tonsillogen-lymphatische Funktionskreis	99
4.5.2.2	Der thymo-lymphatische Funktionskreis	99
4.5.2.3	Der ultimo-branchiale und thyreoidale Funktionskreis	100
4.5.2.4	Der hypophysäre Funktionskreis	100
4.5.2.5	Der parathyreoidale Funktionskreis	100
4.5.2.6	Aktions- und Reaktionsorgane	101
4.5.2.7	Geninduktion	102

4.5.2.8	Der frühkindliche Lymphatismus	103
4.5.2.9	Die pubertäre Form des Lymphatismus	103
4.5.2.10	Der kompensierte oder larvierte Lymphatismus	103
4.5.2.11	Der Spätlymphatismus	104
4.5.2.12	Die harnsaure Diathese	104
4.5.3	Kalk als konstitutionsbeeinflussendes Therapeutikum	106
5	**Unterdrückung und Immunsuppression**	**108**
5.1	**Die Unterdrückung, Verdrängung und metastatische Krankheit**	109
5.2	**Die Unterdrückung in der Homöopathie**	111
5.2.1	Folgen der Unterdrückung von Hautausschlägen (nach Kent)	116
5.2.2	Schwefel als Hauptmittel der Unterdrückung	117
5.2.2.1	Gegenüberstellung der psychosomatischen Merkmale des Sulfurbildes und der allergischen Diathese	121
5.3	**Wechselwirkungen zwischen Haut und Schleimhaut**	123
6	**Lokalisation der Hautkrankheiten**	**125**
6.1	**Viszero-kutane Reflexprojektion (nach W. Hauser)**	127
6.2	**Homöotherapie nach Lokalisation**	128
B.	**Spezieller Teil**	**131**
7	**Klinische Indikationen für die Homöotherapie der Hautkrankheiten**	131
7.1	**Die mechanischen Schädigungen der Haut**	132
7.1.1	Verletzungen und Wundbehandlung	132
7.1.2	Erfrierungen	133
7.1.3	Verbrennungen	134
7.1.4	Lichtdermatosen	136
7.1.5	Decubitus	137
7.1.6	Das Keloid	137
7.1.7	Hühneraugen und Schwielenbildung	138
7.1.8	Intertrigo	139

7.2	**Zirkulationsstörungen und Gefäßerkrankungen der Haut**	140
7.2.1	Erkrankungen des arteriellen Systems	140
7.2.1.1	Behandlung der Zirkulationsstörungen	141
7.2.2	Erkrankungen, die das Venensystem betreffen	142
7.2.2.1	Hämorrhoidenmittel	144
7.2.2.2	Das variköse Ulcus	144
7.2.3	Erkrankungen der Lymphgefäße	147
7.2.4	Gefäßneubildungen der Haut	148
7.3	**Allergische Hauterkrankungen**	149
7.3.1	Darmallergie	150
7.3.2	Inhalationsallergie	150
7.3.3	Sofortreaktion	151
7.3.4	Der Pruritus	152
7.3.4.1	Die Therapie des Pruritus	152
7.3.5	Prurigo	155
7.3.5.1	Prurigo vulgaris	155
7.3.6	Die Erythrodermie	156
7.3.6.1	Die Erytheme	156
7.3.7	Insektenallergie und Überempfindlichkeitsreaktionen	157
7.3.8	Die Urtikaria	157
7.3.9	Die Serumkrankheit oder das Quincke'sche Ödem	161
7.3.10	Das konstitutionelle Ekzem	162
7.3.10.1	Die Therapie	163
7.3.11	Das Eccema vulgaris	165
7.3.11.1	Das Kontaktekzem	165
7.3.11.2	Homöopathische Behandlung des Ekzems	168
7.3.11.2.1	I. Stadium	168
7.3.11.2.2	II. Stadium	168
7.3.11.2.3	III. Stadium	169
7.3.11.2.4	IV. Stadium	170
7.3.11.3	Das chronische Ekzem	170
7.3.12	Das Arzneimittelexanthem	173
7.3.12.1	Die Purpura	175
7.3.13	Das dyshydrotische Ekzem	178
7.4	**Infektiöse Erkrankungen der Haut**	179
7.4.1	Die Tuberkulose der Haut	180
7.4.1.1	Erythema induratum Bazin	180
7.4.1.2	Scrophuloderm	181
7.4.2	Die Kokkenerkrankungen	182

7.4.2.1	Impetigo contagiosa	182
7.4.2.2	Die Follikulitis	183
7.4.2.3	Furunkel und Karbunkel	184
7.4.2.4	Der Schweißdrüsenabszeß	186
7.4.2.5	Das Erysipel	186
7.4.2.6	Ecthyma	188
7.4.2.7	Seltene bakterielle Erkrankungen der Haut	188
7.4.3	Die Mykosen	188
7.4.3.1	Liste der wichtigsten Humanmykosen und ihre Erreger	190
7.4.3.2	Klinische Bilder der Mykosen	192
7.4.3.2.1	Epidermophytien	192
7.4.3.2.2	Eccema marginatum	192
7.4.3.2.3	Trichophytien	192
7.4.3.2.4	Die Nagelmykose	192
7.4.3.2.5	Mikrosporie	192
7.4.3.2.6	Favus	193
7.4.3.2.7	Erythrasma	193
7.4.3.2.8	Pityriasis alba	193
7.4.3.3	Allgemeine Richtlinien der Mykosenbehandlung	193
7.4.3.3.1	Allgemeintherapie	193
7.4.3.3.2	Medikamentöse Behandlung	194
7.4.3.3.3	Spezielle Therapiehinweise	194
7.4.4	Die Viruserkrankungen der Haut	196
7.4.4.1	Der Herpes simplex	196
7.4.4.2	Der Herpes zoster	196
7.4.4.2.1	Therapie des Herpes	197
7.4.4.3	Infektiöse Papillome	199
7.4.4.4	Condylomata acuminata	200
7.5	**Konstitutionelle Erkrankungen**	201
7.5.1	Psoriasis vulgaris	201
7.5.1.1	Allgemeintherapie	204
7.5.1.2	Die homöopathische Behandlung der Psoriasis	205
7.5.1.2.1	Allgemeine Grundsätze	205
7.5.1.2.2.1	Allgemeine Mittel	208
7.5.1.2.2.2	Spezielle Mittel	208
7.5.1.3	Äußerliche Behandlung	211
7.5.1.4	Phytotherapeutische Maßnahmen bei der Psoriasis	211
7.5.2	Lichen ruber planus	213
7.5.3	Erythema exsudativa multiforme	214

7.5.4	Erythema nodosum Hebrae	214
7.6	**Blasenbildende Hauterkrankungen**	**215**
7.6.1	Pemphigus vulgaris	216
7.6.2	Pemphigoid	216
7.6.3	Dermatitis herpetiformis Duhring	216
7.7	**Die Erbkrankheiten**	**219**
7.7.1	Epidermolysis bullosa hereditaria	219
7.7.2	Neurofibromatose	219
7.7.3	Ichthyosis oder Fischschuppenkrankheit	219
7.7.4	Lichen pilaris	220
7.7.4.1	Allgemeintherapie	220
7.8	**Rheumatische Erkrankungen der Haut**	**222**
7.8.1	Lupus erythematodes	222
7.8.2	Die sklerodermieformen Hauterkrankungen	223
7.8.2.1	Die cirkumscripte Sklerodermie	223
7.8.2.2	Sclerodermia diffusa progressiva	224
7.9	**Pigmentanomalien**	**226**
7.9.1	Hyperpigmentierungen	226
7.9.1.1	Epheliden	226
7.9.1.2	Vitiligo	228
7.10	**Störungen der Talgdrüsen und Erkrankungen der Anhangsgebilde der Haut**	**229**
7.10.1	Die Seborrhoe und Akne als Zeichen einer Sexualdeviation	229
7.10.2	Der Status seborrhoicus	230
7.10.3	Die Acne vulgaris	231
7.11	**Erkrankungen der Hautanhangsgebilde**	**234**
7.11.1	Erkrankungen der Haare	234
7.11.1.1	Alopecia areata	234
7.11.1.2	Alopecia seborrhoica	234
7.11.2	Hirsutismus und seine Therapie	235
7.11.3	Nagelerkrankungen	236
7.11.4	Verhornungsstörungen	237
7.11.4.1	Ichthyosis	237
7.11.4.2	Keratosis senilis	237
7.11.4.3	Cornu cutaneum	237
7.11.4.4	Verhornungsstörungen der Nägel	237
7.11.4.5	Hornartige Warzen	237
7.11.5	Störungen der Schweißsekretion der Haut	238
7.12	**Hauterkrankungen ohne ätiologische Zuordnung**	**240**
7.12.1	Die Elephantiasis	240

7.12.2	Die Acne rosacea 241
8	**Literatur** 243
9	**Sachregister** 248

Vorwort

Die »Homöotherapie der Hautkrankheiten« ist kein Lehrbuch, wenn es auch im Aufbau einem solchen gleichen mag. Für den grundsätzlich dermatologischen Rahmen kann auf ein Lehrbuch (KORTING, SCHÖNFELD u.a.) nicht verzichtet werden. Die »Homöotherapie der Hautkrankheiten« hat einige Vorbilder im vorwiegend englischen Schrifttum bei DEARBORN und BURNETT sowie bei ROMERO. Autoren, auf die hingewiesen wird, finden sich im vollen Zitat im Literaturverzeichnis.

Diese Vorgänger im Schrifttum sind sowohl im klinischen Konzept als auch in ihrer Einseitigkeit überholungsbedürftig. Das gleiche gilt für die Homöotherapie von STAUFFER, die teilweise, insbesondere was die bewährten Indikationen betrifft, hier mit einbezogen wurde. Alle diese Quellen und die Erfahrung des fragmentarischen Werkes »Biologische Therapie der Haukrankheiten« von KÖRFGEN und ZIMMERMANN dienten als Grundlage für diese Zusammenfassung homöopathischer Erkenntnisse bei Hautkrankheiten.

Auch für einen Nicht-Dermatologen ist die Hautbehandlung mit homöopathischen Arzneien reizvoll, um so mehr, als die Symptomatik an der Haut im Rahmen einer Ganzheitsbetrachtung, wie sie in unserem Münchner Krankenhaus für Naturheilweisen gefordert wird, eine besondere Bedeutung für die Arzneifindung darstellen kann. Gerade am Organ Haut bestätigen sich die Meinungen einer lokalen oder internen Therapie, respektive einer symptomatischen oder kausalen, wobei kausal als ideale Zielsetzung auch homöopathisch nicht immer erreichbar ist. Trotz der Fortschritte in der dermatologischen Medizin bleiben viele Fragen und therapeutische Lücken, von denen man weiß, daß sie manchmal homöopathisch gut auszufüllen sind.

So sehe ich in vorliegender Darstellung keine alternative Therapie, wie sie noch zu Zeiten der kämpferischen Naturheilbewegung gefordert wurde – hier sind auch die schwachen Stellen der historischen Hautliteratur in der Homöopathie. Es ist vielmehr eine Art Synthese mit den bewährten und vor allem den unschädlichen Therapien der dermatologischen Schule. Im Rahmen der Darstellung werden deshalb auch gelegentliche Hinweise für andere Therapieformen gegeben.

Ein für mich wesentlicher Grund, warum dieses Buch aufgelegt wurde, ist das Interesse der jungen Medizinergeneration an naturheilerischen und auch homöopathischen Therapien.
Viele sehen erstmals am Hautbild den Erfolg homöopathischer Arzneien und sind vielfach von der Schnelligkeit einer solchen Behandlung und der nachfolgenden Besserung der Befunde beeindruckt. Reaktion der Haut ist das sichtbare Zeichen für den Erfolg der oft unglaubwürdigen Verdünnungen von den Arzneien, die HAHNEMANN konzipiert hat. So stellt sich als erste Frage, welche Quellen diesen Erfolg bewirken. Unter anderem angeregt durch die in diesem Buch mehrfach zitierte Dissertation meines Mitarbeiters OSTERMAYR über die »homöopathische Behandlung der Psoriasis« ist dieser Leitfaden einer »Homöotherapie der Hautkrankheiten« entstanden. Ein solcher verlangt ferner notwendige Einleitungen in das Verständnis homöopathischer Arzneitherapien grundsätzlicher Art. Hierzu können auch ergänzend die Methodik von A. BRAUN und die einschlägigen Quellen der Arzneimittellehre zu Rate gezogen werden.

So widme ich dieses Buch meinen Mitarbeitern, die in ihrer medizinischen Entwicklung an unserem Krankenhaus mit der homöopathischen Behandlung Berührung bekamen. Damit verbindet sich der Wunsch, daß sie in der von mir immer demonstrierten Weitherzigkeit der Therapie, ausschließlich im Hinblick auf die ärztliche Hilfe für den Patienten, eine Möglichkeit der Therapieerweiterung finden werden, dies ganz in dem Sinne des »Organon« HAHNEMANNs, § 1, in dem »des Arztes oberstes Gesetz es ist, zu heilen«.

Ich darf in diesem Zusammenhang wieder dem Verleger im Sonntag-Verlag, vertreten durch Herrn Apotheker Walter HAGEN, herzlich für die Bereitschaft danken, dieses Buch in die »Biologische Taschenbuchreihe« aufzunehmen, danken für die Schreibarbeiten meinen Sekretärinnen Frau Rauch-Halder und Frl. Staimer.

München-Harlaching, 1978 **Walther Zimmermann**
Facharzt für innere Medizin

A. Allgemeiner Teil

1.1. Die Homöotherapie der Hautkrankheiten

In der Homöotherapie der Hauterkrankungen treffen sich in verschiedener Hinsicht gegensinnige Standpunkte. Zunächst ist es der lokalistische, d. h. der Krankheitsprozeß wird bekämpft, wo er sich befindet, ausgehend von den morphologischen Zeichen auf der Haut; andererseits ist es der Therapiegedanke, daß die Haut nur das Fernorgan einer im Geschehen des Organismus verankerten Unzulänglichkeit (Dyskrasie) darstellt, und daß durch eine diätetische Maßnahme (im weiten Sinne des Wortes) auch die Haut wieder in Ordnung kommt. Aber auch in der grundsätzlichen Betrachtung gibt es eine Reihe von unterschiedlichen Ansatzpunkten. Die Haut kann als Organ sui generis oder als Funktionsorgan im Sinne der Exkretion oder Resorption aufgefaßt werden. Dazu zählen auch Funktionen wie z.B. Atmung, Schutz, Wärmeregulation. Nicht unerwähnt darf bleiben, daß die Haut auch als Kontaktorgan zur Umwelt aufgefaßt werden muß und damit aus psychologischer Hinsicht bewertet, aber auch überbewertet werden kann. HUFELAND sagt, es gibt keine Krankheit, die ohne Beteiligung der Haut geheilt werden kann. In diesem Sinne bemühen sich gerade die Naturheilverfahren, die Haut mit ihrer Durchblutungsgröße, mit ihrem Oberflächenpotential der möglichen Beeinflussung und nicht zuletzt auch mit den segmentalen Anteilen als Projektionsbereich innerer Organe in den Therapieplan miteinzubeziehen. Ausleitung und Ableitung im Sinne ASCHNERs sollen hier nur stellvertretend für die zahlreichen Möglichkeiten der außerschulischen Therapie genannt werden, wobei sogar nach den Arbeiten von W. HAUSER auch nervale bzw. neurale Bezüge therapeutisch zum Tragen kommen.

Die Homöotherapie der Hautkrankheiten ist dagegen nicht so einfach als Ableitung oder Reiz zu erklären, sie fordert konstitutionsbezogenes Denken im Hinblick auf die Einmaligkeit einer Individualkonstitution und eine mögliche Beeinflussung durch das einmalige, spiegelbildlich – kongruente Therapeutikum. Aber auch dispositionsbezogenes Denken im Sinne der auslösenden Faktoren eines dermatologischen Krankheitsgeschehens kann bestimmend für den Therapieplan sein. Nicht zuletzt ist es möglich, die Haut in ihrer Reaktionsbereitschaft auch lokal zu sehen und für das lokale Leiden einen speziellen Behandlungskomplex zustande zu bringen. So wird es z. B. für die rhagadiforme, schrundige, ekzematöse Form nur eine kleine Auswahl von Mitteln, wie solche der Kohlenstoffreihe Graphites, Petroleum und Carbo veg. geben. Unterdrückung und Wechselwirkung sind Begriffe, die in der Schule therapeutisch nicht berücksichtigt werden. Die Vielfalt homöopathischer Krankheitsbezüge greift solche Faktoren ebenso auf, wie etwa die Folgen einer Infektion, selbst, wenn eine solche genealogisch zu bewerten ist, wie z.b. die Tuberkulose oder die Lues. Wie STIEGELE ausführt, hat HAHNEMANN den pathologisch – anatomischen Begriff durch eine Forschungsmethodik um die Einbeziehung der funktionellen geweblichen Vorgänge und um die Würdigkeit der Beschwerde durch die ärztliche Betrachtungsweise erweitert. Somit läßt sich rechtfertigen, die Therapie von Hautkrankheiten in eine zentrale Betrachtung zu bringen, um so mehr, als der Morphologie der Hautkrankheit ein großer Raum gewidmet wurde, während die Ätiologie und vor allem die Therapie von Dermatosen große Lücken aufweist.

Trotzdem kann die homöopathische Behandlungsmethode nicht universell gehandhabt werden. Sie muß im Einzelfall der Verfeinerung diagnostischer Überlegungen dienen und kann vor allem ätiologische Gesichtspunkte naturheilerischer Provenienz ins Feld führen, die neue Wege der Therapie bestimmen. Dies gilt für die Probleme der Unterdrückung, der Suppression, die die Anregung und Mobilisierung eigenregulatorischer Mechanismen unterbinden. Auch die Erfahrung einer langjährigen antibiotischen Behandlung mit einer konsekutiven Entwicklung resistenter Bakterienstämme bedarf eines Überdenkens und der Suche nach neuen Wegen, wobei wir gerade im Bereich der Mykosen noch durchaus am Anfange einer wirksamen Homöotherapie stehen, da die Probleme zu neu sind, um auf den traditionellen HAHNEMANN'schen Gedanken aufbauen zu können. Immunabwehr, Resistenz, Reizantwort, nervale und nicht zuletzt psychische Anteile an dem krankhaften Ganzheitsbezug müssen in einer Therapie koordiniert werden, wie in der Homöotherapie in idealer Form geschieht. Aber nicht die Ausschließlichkeit ist davon abzuleiten, sondern die Erweiterung der Möglichkeiten. Auch in der Dermatologie ist die Diagnose vor die Therapie gesetzt. Sie allein ist in der Lage, folgenschwere Irrtümer zu vermeiden, wie sie etwa bei mangelnder Kenntnis der venerischen Erkrankungen aufzutreten pflegen. Andererseits ist die Ganzheitsbetrachtung im homöopathischen Denken der beste Weg, die vielgestaltigen Effloreszenzen allergischer oder exanthematischer Natur einzuordnen, denn eine sinnvol-pauschalierte Antibiotika- oder Cortisontherapie führt nur zur Verdrängung.

Hierzu seien die therapeutischen Leitgedanken angeführt, die H. MICHAELIS für die Hautkrankheiten zusammengestellt hat:

1. Die Krankheit läßt kein charakteristisches Symptom erkennen, aber der Kranke weist eine ausgesprochene Konstitution auf, die für die richtige Mittelwahl genügt.
2. Die Symptome weisen auf ein Mittel hin, das der Konstitution in keiner Weise entspricht. In diesem Falle ist das durch die Symptomatik angezeigte organotrope oder histiotrope Mittel zu geben, ohne sich vorwiegend um die konstitutionellen Verhältnisse zu kümmern.
3. Die Krankheit zeigt sehr charakteristische Symptome für die Wahl eines Mittels, der Konstitutionstyp deutet aber auf ein anderes hin. Dann empfiehlt es sich, beide Mittel in verschiedenen Dosierungen zu geben, das Konstitutionsmittel meistens in höherer Verdünnung als das andere.

Es genügt nicht, wie dies vielfach geschieht, ein Homöotherapeutikum ergänzend zur Behandlung eines pathologischen Hautprozesses einzusetzen, ohne vorher die vielen Möglichkeiten konstitutioneller Schau gelotet zu haben. Ein Beispiel, welches immer wieder auftaucht, ist die Empfehlung von Thallium D 3 – D 4 bei Haarausfall. Man geht nicht fehl in der Annahme, daß solche, vereinzelt auch in der dermatologischen Literatur auftauchenden Hinweise, Verlegenheitsratschläge sind, weil es nichts Besseres anzubieten gibt. Diese auf einer simplen toxikologischen Eigenschaft von Thallium beruhende Beziehung zum Haarausfall hat uns in einer nahezu 30jährigen Beschäftigung mit solchen Problemen nie einen Erfolg gebracht. Trotzdem hält sich die Empfehlung hartnäckig und findet sich selbst in den neuesten gesichteten Arzneimittellehren wieder. Der Haarausfall im Thalliumbild ist eine unspezifische toxische Wirkung, die einen geringeren Stellenwert besitzt, als die im gleichen Bild bekannte polyneuritische Extremitätenparästhesie, die sich übrigens bei diabetischer Neuropathie gar nicht selten bewährt. Der Haarausfall ist ein Einzelsymptom und findet bei seiner vielschichtigen meist hormonellen Ätiologie viel mehr sein Simile in Phosphor, Sepia, Apis oder Selen, nur dann, wenn funktionelles oder konstitutionelles Denken richtungsweisend wird.

Anders bei Thuja, einem gerne symptomatisch empfohlenen Warzenmittel. Es ist nicht die Warze, die hier behandelt wird, sondern der konstitutionelle Untergrund, auf dem sich die Warzen bilden, der als hydrogenoid oder als sykotisch bekannt ist. Eine Reihe von Beispielen könnte noch angeführt werden.

So darf man in einer Homöotherapie der Hautkrankheiten nicht erwarten, eine schlagwortartige Therapieempfehlung für die zahllosen »Exoten« dermatologischer Fachnomenklaturen vorzufinden. Vielmehr soll in die spezielle Denkart HAHNEMANN's eingeführt werden und über diese Schau der dermatologische Krankheitsprozeß aufgerollt werden. Nur dann wird es möglich, eine Mittelwahl aus dem funktionellen, dem morphologischen und dem breiten konstitutionellen Rahmen zu treffen und daraus eine therapeutische Sicherheit zu gewinnen. So sind die grundsätzlichen Einführungen in das homöopathische Denken zur gezielten Mittelwahl notwendig, zum Schutz des Patienten, ebenso wie zur Sicherheit des Therapeuten.

1.2. Die Grundbegriffe der Homöotherapie

Die Homöotherapie gehört als Arzneianwendung zu den Methoden, die das Selbstregulierungsbestreben des Organismus am weitestgehenden ansprechen. Vermutlich ist die Wirkung der Homöotherapie auf dem Wirkungsprinzip von zwei strukturell ähnlichen Gegenspielern zu verstehen, wie dies etwa von der Desoxyribonukleinsäure und seinem Gegenspieler der Ribonukleinsäure bekannt ist. Dabei beruht die Arzneianwendung auf der Gegenüberstellung eines sorgfältig erhobenen anamnestischen Status des Kranken einerseits und der Erfahrung aufgrund einer toxikologischen Prüfung eines Arzneimittels am Gesunden andererseits. Die weitgehend spiegelbildliche Ähnlichkeit des Krankheitsstatus in seiner Aussage als Symptom oder Syndrom und des im toxikologischen Versuch am Gesunden erhobenen Arzneibildes berechtigt zum Einsatz der Arznei, womit die Krankheitssymptome im Idealfall nach HAHNEMANN aufgehoben werden.

Bei unserer heutigen Kenntnis zahlreicher solcher Gegenspielereffekte im Rückkopplungssystem des Organismus, vornehmlich der Enzym- und Fermentstrukturen, dürfte diese Erklärung nicht fern liegen, zumal die häufig kritisierte Dosierungsfrage uns sogar zum Verständnis verhilft. Es ist bekannt, daß viele fermentative und enzymatische Steuerungsvorgänge in Größenordnungen von 10^{-6} bis 10^{-12} ablaufen, was der homöopathischen Arzneigabe einer D 6 bis D 12 entspräche. Wenn man davon absieht, daß manche pharmakologisch wohl definierten Gifte, wie etwa Aconitum, Belladonna, Arsenicum album oder Veratrum album u.a. in der Anwendung von D 3 noch starke Giftwirkungen entfachen, so ist die homöopathische Dosierungsfrage, zumindest im Bereich der sogenannten tiefen Potenzen nicht mehr problematisch. In der Homöotherapie sind etwa 650 Arzneimittel pflanzlichen, mineralischen oder tierischen Ursprungs am Gesunden geprüft und haben ein fest umrissenes Arzneibild geformt, das durch die Therapieerfahrung mehrerer Ärztegenerationen geläutert, heute einen festen Bestand der Homöotherapie darstellt. Die Methodik der Homöotherapie gehört noch zu der empirischen, wobei hier mit LEESER gesagt werden kann, daß keine Methode sich beweisen läßt, ihre Zweckmäßigkeit kann nur verstanden werden, die Erfahrung jedoch zeigt, ob sie sich bewährt hat.

Keine Methode der biologischen Behandlung mit einer konstitutionellen Blickrichtung, die besonders für die Hautkrankheiten bedeutsam sein kann, hat sich so bewährt wie die homöopathische und ist damit in der Biotherapie von Hautkrankheiten von zentraler Bedeutung. Mit der Homöotherapie kommt man nicht nur dem einzigartigen, individuellen Charakter einer Erkrankung nahe, sondern auch den konstitutions- und dispositionspathologischen Gegebenheiten, d.h. dem Terrain, auf dem sich die Hautkrankheiten entwickeln.

Die historisch gewordenen Untersuchungen und Ergebnisse von August BIER bei der Behandlung der Furunkulose mit Sulfur oder Sulfurjodat im Jahre 1924, die auch aufgrund zahlreicher Nachprüfungen der Homöotherapie bei den Hautkrankheiten neue Indikationsgebiete eröffnet haben, sind ein doch deutlich wissenschaftlicher Eingang für das Verständnis dieser Therapie. BIER hat bekanntlich durch Auflage von Silberplättchen auf die Haut und durch die damit verbundene Umwandlung in Sulfide die Wirkung von oral zugeführtem Sulfur D 6 (im historischen Fall Sulfur colloidale D 6-Tabletten) beweisen können und damit nachgewiesen, daß Schwefel in homöopathischer Dosierung eine erheblich vermehrte Ausscheidung von Schwefel bedingt. Wenn es heute gilt, nach den trüben Erfahrungen, die in der modernen Pharmatherapie der Hautkrankheiten durch Cortisone gemacht werden, mit einem gewissen Vorbehalt die Hautkrankheiten wieder zu behandeln, so ist es zeitgemäß, sich wieder solcher historischer Erfahrungen zu erinnern und auch homöopathische Arzneien bei Hautkrankheiten zu versuchen. Die kritiklose Anwendung homöopathischer Mittel, besonders der Multikomplexe, hat oft mehr geschadet, als alle sachlichen, z.T. berechtigten Argumente von seiten der Wissenschaft. So sollte sich der, der sich mit der Homöopathie auseinandersetzt, nicht von der Vielmixerei und dem unkritischen Einsetzen der Therapie nach dem Motto »es schadet ja ohnehin nicht« verführen lassen, sondern sich auf wenige wirksame Mittel beschränken, mit denen er sich die notwendige Erfahrung aneigenet. Einer solchen Schulung sollte diese Darstellung der homöopathischen Behandlungsmethoden dienen.

Samuel HAHNEMANN, der Begründer der homöopathischen Behandlungsweise wurde am 10.4.1755 zu Meißen geboren. Nach seiner medizinischen Ausbildung in Leipzig und später in Wien machte er 1779 das Doktorexamen in Leipzig. Seine Vorliebe galt der Chemie, was ihn vor allem zum Übersetzer zahlreicher zeitgenössischer chemischer Werke prädestinierte. Aber auch hygienisch-forensische Fragen interessierten ihn; u.a. ist ein Arsennachweis nach ihm benannt. Sein hygienischer Weitblick hat ihn bei der Choleraepidemie in Leipzig frühzeitig den bakteriellen Charakter solcher Epidemien erkennen lassen. Nach zahlreichen Ortswechseln praktizierte er in Braunschweig, Wolfenbüttel, Hamburg und Wittenberg sowie in Dessau. Er kehrte 1811 nach Leipzig zurück, wo er sich 1812 habilitierte. Nach dem Tod seiner ersten Frau ist er schließlich 1835 mit seiner zweiten Frau nach Paris ausgewandert und dort am 2.7.1843 gestorben.

Seine wesentlichen Schriften sind das »Organon«, das in der sechsten Auflage von ihm noch herausgegeben wurde. Daneben stellen das fünfbändige Werk der chronischen Krankheiten, seine Fragen zur Konstitutionslehre und eine Arzneimittellehre die Hauptwerke dar.

Die in den wesentlichen Grundzügen bereits von ihm verfaßte wissenschaftliche Umrahmung der Homöopathie wurde nahezu lückenlos bis zum heutigen Tage von seinen Anhängern, den homöopathischen Ärzten und auch homöopathiebetreibenden Laien erhalten, wobei durch zahlreiche sorgfältige und kritische Überarbeitungen die heutige Arzneimittellehre weitgehend dem echten Charakter der Arzneibilder und den in der Zwischenzeit mehrfach erfolgten Nachprüfungen entsprechen.

Die homöopathische Behandlung fußt auf drei Grundsätzen. Der eine Grundsatz ist die sogenannte **Ähnlichkeitsregel,** auf die bereits HIPPOKRATES, EMPEDOKLES und GALEN im Sinne des Simile-Grundsatzes hingewiesen haben und die auch bei PARACELSUS in seiner Signaturenlehre Anwendung fand. Es handelt sich um eine Ähnlichkeitsbeziehung des homöopathischen Mittels auf experimentell-empirischen Feststellungen im Sinne der Arzneimittelprüfung.

HAHNEMANN formulierte seine Folgerungen so: »Man ahme der Natur nach, welche zuweilen eine chronische Krankheit durch eine andere hinzukommende heilt und wende in der zu heilenden Krankheit dasjenige Arzneimittel an, welches eine andere, möglichst ähnliche, künstliche Krankheit zu erregen im Stande ist und jene wird geheilt werden – similia similibus«. Auf eine heutige Aussage zusammengefaßt, bedeutet dies, daß man für den kranken Menschen dasjenige Mittel zu wählen habe, dessen an gesunden Menschen ermittelte Wirkungssymptome am meisten mit den Symptomen der Krankheit übereinstimmen, ihnen also am ähnlichsten sind.

Der zweite Grundsatz verlangt **Arzneiprüfung am gesunden Menschen.** Er ist bereits im Ähnlichkeitssatz mit einbegriffen. Die heute sehr fragwürdig gewordenen Prüfungen von Arzneimitteln in den sogenannten Tierversuchen und Laboratoriumstests sind aufgrund ihrer Übertragbarkeit auf menschliche Verhältnisse ohnehin etwas in den Hintergrund gerückt. Man hat heute schon Arzneimittel zur Prüfung am Menschen empfohlen, jedoch hier mit den Schwierigkeiten toxikologischer oder schädigender Wirkungen keinen echten Durchbruch erreicht. Solche Prüfungen mit homöopathischen Dosierungen am gesunden Organismus stellen heute eine moderne Form von Arzneimitteltestung dar. Dies gilt insbesondere für die am Menschen beobachtete Eigenart des Lebens und auch für die Eigenart gestörter Funktionen, die im Tierversuch überhaupt nicht nachvollzogen werden können und auch nicht beurteilungsfähig sind. Daraus resultieren die in der Arzneimittelprüfung festgelegten Gemüts- und Geistessymptome, die das homöopathische Arzneimittelbild so sehr in die Wirksphäre auch psychopathologischer Zustände hineinträgt. Es sind ja nicht nur die somatischen Erscheinungen, die uns der Patient bietet, sondern alle Rückäußerungen, die den gesamten Charakter eines solchen Arzneimittels ausmachen. In der Arzneimittelprüfung läßt sich eine gewisse Hierarchie der Symptomatik festlegen, von der weitgehend abhängig gemacht werden kann, ob ein Arzneimittel richtig gewählt ist.

Nicht nur die Prüfungen einer Arznei am gesunden Menschen sind in ihrer Rückäußerung für das Arzneibild ausschlaggebend, sondern auch gewerbetoxikologische und gewerbehygienische Gesichtspunkte und Erfahrungen bei chronischen Gifteinwirkungen und beruflichen Vergiftungskontakten, die in ihrer Symptomatik auch wiederum Anteile für das Arzneibild bieten. Die erwähnte Hierarchie der Symptome betrifft in ihrer Zusammenfassung eine Reihenfolge, die sich aus folgenden Anteilen zusammensetzt. In ihrer Bedeutsamkeit rangieren wie folgt:

a) Psychisches Verhalten mit Affekten und Gemütsbewegungen.
b) Ätiologische Faktoren (Trauma, Infektionskrankheiten, Operationen, durchgemachte Erkrankungen schlechthin usw.)
c) Kalorische Modalitäten und Symptome wie Wärme- und Kälteeinflüsse, Wärme- und Kälteempfindlichkeit, sowie individuelle Eigenarten in diesem Bereich.
d) Jahreszeiten- und Tageszeitenrhythmik, die Periodizität, die gerade in der Symptomatik von Krankheiten eine gewisse Bedeutsamkeit erlangt.
e) Bewegungsmodalitäten wie Besserungen und Verschlechterungen in Ruhe durch Lage, durch Bewegung.
f) Die große vegetative Symptomatik wie Appetit, Hunger, Durst, Stuhl, Schweiß, Schlaf, darunter einzuordnen die nutritiven

Merkmale wie Abneigung und Verlangen für oder nach bestimmten Erkrankungen, die hormonelle Symptomatik wie Regelblutungen, sexuelles Verhalten im allgemeinen usw.
g) Der Habitus, die somatische Konstitution.
h) Der Allgemeinstatus, wie er noch in einer Krankheitsanamnese üblicher Art fixiert ist.
i) Der Lokalstatus des Krankheitsbildes als solcher.

Aus dieser Hierarchie geht hervor, daß die für die Persönlichkeit und für die spezifische Funktion des Individuums ausschlaggebende und besonders kennzeichnende Symptomatik für die Wahl des Arzneimittels an bedeutsamer und vorderer Stelle steht.

Der dritte Grundsatz, den HAHNEMANN für die Homöopathie aufstellte, ist die **Dosierungsfrage.** Nach HAHNEMANN soll die Dosis eines Arzneimittels so gewählt werden, daß sie eine noch genügende Heilanregung im kranken Organismus auslöst. Zu diesem Zweck hat er das Arzneimittel verdünnt mit Hilfe des sogenannten Potenzierungsverfahrens. Die Potenz war ursprünglich als Stufe einer Kraftentfaltung gedacht. Die Verdünnung bewegte sich in der Dezimal- oder Centesimalskala nach genauen pharmazeutischen Vorschriften, die auch in einem homöopathischen Arzneibuch (DAB 8, Teil 4) festgelegt sind. Entweder handelt es sich dabei um Verschüttelungen mit verdünntem Äthylalkohol oder um Verreibungen mit Milchzucker und daraus hergestellten Tabletten oder Globuli. LEESER und JANNER haben an radioaktivem Phosphor mit Hilfe des Geigerzählers die tatsächliche Aufteilung und die Grenze der Nachweisbarkeit homöopathischer Dosen untersucht und dabei die neunte Potenz von 1 Gamma-Phosphorsäure, d.h. der Größenordnung nach 10^{-15}g (D 15) noch gut nachweisbar gefunden. Bei Verdünnungen von D 20 bis D 22 bestehen nach der LOCHSCHMIDT'schen Zahl nur noch einzelne Moleküle des Ausgangsstoffes, so daß bis hierher noch die Größenordnungen der Verdünnungen biologisch erklärbar sind. Dem gegenüber werden aber auch Wirkungen diskutiert, die man den sogenannten Hochpotenzen nachsagt, d.h. Verdünnungsstufen, die jenseits der molekularen Nachweisbarkeit liegen. Dem Streit, der zwischen den sogenannten Hoch- und Tiefpotenzen in der Homöopathie seit HAHNEMANN schwelt, sollte nicht das Wort gesprochen werden. Erwähnt sei lediglich die Tatsache, daß trotz mangelhafter und nicht befriedigender theoretischer Erklärungen über die Wirkung von Hochpotenzen immer wieder über beachtliche Wirkungen und Erfahrungen berichtet wird, an denen man nicht vorübergehen kann. Dies

gilt insbesondere für die Hautkrankheiten. Derjenige, der an den Wirkungen von sogenannten Hochpotenzen zweifelt, möge z.B. Hochpotenzen von Sulfur bei Hauterkrankungen in ihrer Wirkung beobachten und dann über Wert und Unwert von Hochpotenzen nachdenken.
Die letzte Forderung, die HAHNEMANN aufgestellt hat, nämlich nach einem einzigen bzw. alleinigen Mittel im Gegensatz zu den sogenannten Komplexen, die mehrere Mittel zusammenfassen, sollte nach Möglichkeit eingehalten werden. Dabei läßt sich nicht immer vermeiden, daß zu dem einen Mittel ein komplimentär wirkendes zweites Mittel hinzugefügt wird, jedoch hüte man sich vor einer Vielmischerei, die mehrere Medikamente zusammenfügt und einen Komplex von Bestandteilen zur Wirkung bringt, der nicht mehr aus der Summation von Einzelwirkungen verständlich wird, sondern der als Komplex insgesamt schon wirkt, wie wir dies ja aus der Phytotherapie kennen, bei der nicht nur Einzelbestandteile einer Pflanze, sondern der Pflanzenkomplex in seiner Wirkung bedeutsam ist. Der Kernpunkt der homöopathischen Behandlung ist die Persönlichkeitsdiagnostik. Diese ist nur erreichbar, wenn ein möglichst weitgehend dieser Persönlichkeitssymptomatik ähnliches Arzneimittel angewandt wird, was durch eine Vielzahl von Einzelmitteln, die in einem Komplex verabreicht werden, nicht mehr vertretbar ist.

2 Für die Dermatologie bedeutsame homöopathische Mittel

Wir unterscheiden in der homöopathischen Arzneimittellehre nach verschiedenen Gesichtspunkten. Es handelt sich zunächst um sogenannte Polychreste oder weit umgreifende Konstitutionsmittel, die sowohl in die Tiefe einer Körperkonstitution als auch in der Breite der drei Keimblätter organisch wirken. Zu diesen Mitteln zählen z. B. die bedeutsamsten dermatologischen Arzneien, wie Calcium carbonicum, als eines der wichtigsten Mittel. Im Bereich dieses Erdalkaliminerals kommt daneben Barium und Magnesium vor, wobei wir in der Kindheit besonders stark an Calcium denken müssen. Calcium ist nicht nur das wesentliche Mittel des Aufbaues von Knochen und Stützsubstanz, sondern auch ein wichtiges Mittel, das über den Mineralhaushalt den Säurehaushalt des Hautmantels reguliert und damit dem Hautorgan schlechthin als wichtigstes Mittel zusteht.

Die zweite Ordnungsgruppe des periodischen Systems zeichnet sich dadurch aus, daß diese Mittel an die Ephithelkörperchen gebunden sind. Aus der homöopathischen Erfahrung wissen wir, daß Calcium dem frühesten Kindheitszustand zukommt und eine sehr wichtige Rolle innehat in allen konstitutionellen und chronischen Erkrankungen kindlicher pathologischer Diathesen wie etwa Rachitis oder Lymphatismus, Skrofulose usw.

In der jugendlichen Entwicklung wird Calcium von Magnesium, dem nächstfolgenden Erdalkalimineral abgelöst. Magnesium hat in seiner Wirkung eine spezifische Regeliereigenschaft für hypophysäre Reaktionen und steht allen vegetativen Symptomen der Pubertät und der Nachpubertät nahe. In späteren Zuständen, also dem Alter, ist Barium in der Homöopathie bedeutsam.

Ein anderes weiteres wichtiges Mittel für die Dermatologie ist das Polychrest Sulfur. Seine Eigenschaften liegen sowohl im Bereich der Konstitution als auch in der Form eines Unterdrückungs- und Reaktionsmittels. Mit Sulfur gelingt es – es ist ein chemisches Element der sechsten Gruppe des periodischen Systems, in dem sich die Oxydationsmittel befinden – torpide Krankheitsverläufe zu reaktivieren, mitunter sogar bis zu einer schweren Exazerbation. Sowohl im Sinne der Wirkung als auch in seiner chemischen Verwandtschaft nach dem periodischen System ist das Selen dem Sulfur verwandt, das sich ähnlich dem Sulfur für den seborrhoischen Formenkreis eignet.

Eine Verbindung der beiden wichtigsten dermatologischen Konstitutionsmittel stellt das Hepar sulfuris dar, die sogenannte Schwefelleber, eine organische Kalkschwefelverbindung, deren Domäne Eiterungsprozesse, von der Tuberkulose begonnen bis zum impetiginösen Ekzem und zur Akne, darstellen. Aber auch Abszedierungen und großflächige Eiterungsprozesse lassen sich mit Hepar sulfuris wirkungsvoll behandeln.

Eine Mittelgruppe, die in Verbindung mit dem Lymphatismus nicht unerwähnt bleiben darf, sind die Halogene. Sie finden meist Verwendung als Anion in Verbindung mit Erdalkali und Kationen (z.B. Calcium chloratum, Magnesium fluoratum). Die Nebengruppe des zweiten Ordnungssystems des periodischen Systems ist gekennzeichnet durch Mercurius, dem ebenfalls großen Reaktionsmittel torpider Krankheitsverläufe und chronifizierter Zustände. Ein weiteres sehr wesentliches Polychrest ist Silicea, das Mittel der Bindegewebsschwäche und der allgemeinen Mesenchymschwäche, wie es beim chronischen Ekzem des Alters grundsätzlich auch bei reaktionsschwachen Prozessen – auch bei Fisteleiterungen – und chronischen Eiterungsprozessen erfolgreich eingesetzt werden kann.

Schließlich sei in diesem Bereich der Polychreste noch das Arsenicum album erwähnt, das seit Jahrhunderten in der Dermatologie sein Unwesen treibt. Die Verwendung homöopathischer Dosen ist sicher den toxikologischen Überlegungen nicht fern. Arsen ist grundsätzlich das Mittel der drei Keimblätter, wobei das Ektoderm im Vordergrund steht.

Die zweite Gruppe der Einteilung nach der Funktion homöopathischer Mittel gehört dem Prinzip der **System-** oder **Funktionsmittel.** Es handelt sich dabei um Arzneimittel, deren Wirkung in einer bestimmten Richtung verläuft und Gemeinsamkeiten zu Organsystemen aufweisen. So gehören hierher die hormonähnliche Wirkung der Mittelgruppe von Pulsatilla, Sepia, Lachesis und Graphites. Alle diese Mittel eignen sich für die Behandlung hormonell gestörter Dermopathien, zu denen sowohl die Pubertätsakne als auch klimakterische Erscheinungen mit allergischer Symptomatik gehören. Hierher gehört wie Apis, Aurum und Lycopodium, wenn es um Organbeziehungen z.B. des Leber-Gallen-Systems oder bei Apis, Belladonna des Kreislaufsystems und der Niere oder bei Rhus toxicodendron und Petroleum um das System der Magen-Darm-Beeinflussung geht.

Die dritte Gruppe umfaßt alle Organmittel, von denen man aber nur teilweise größere Erfolge erwarten kann, während sie vorwiegend Linderung verschaffen und bei Einzelerscheinungen an der Haut anzuwenden sind. So ist Echinacea bei allen Entzündungsprozessen

(Umstimmungsmittel), auch in Form von Umschlägen anzuwenden. Verschiedene, zum Teil gut wirkende, zum Teil aber nur palliativ einzusetzende Mittel, z.B. bei den Formen des Juckreizes sind Dolichos pruriens, Urtica urens und Agaricus. Am häufigsten hat sich als Juckreizmittel bei Diabetikern Kreosotum, bei herpetiformen Ausschlägen Mezereum und Ranunculus bulbosus, bei Hauterscheinungen im Bereich des Genitale Croton bewährt. Viola tricolor ist aus der Phytotherapie bekannt und wird homöopathisch auch innerlich angewandt z.B. beim kindlichen Milchschorf. Venöse Stauungen und Hauterscheinungen, die auf solchem Boden entstehen, sind mittels Arnica, Bryonia, Calendula, Hamamelis und Aesculus recht gut zu beeinflussen.

Im einzelnen sollte nun die Besprechung der einzelnen Polychreste erfolgen. Es wäre zu erwähnen, daß auch die Einteilung nach den Ordnungsgruppen des periodischen Systems eine gewisse Übersichtlichkeit für die Behandlung der Hautkrankheiten zuläßt. So lassen sich aus der ersten Ordnungsgruppe die Alkalimineralien wie Natrium, Lithium und Kalium anführen, aus der zweiten Ordnungsgruppe die Mittel der Erdalkalimineralien wie Calcium, Magnesium, Barium, aus der vierten Ordnungsgruppe, die mit dem Kohlenstoff und Silicium beginnt, lassen sich die Kohlenstoffderivate ableiten, z.B. Graphites, Kreosotum, Carbo vegetabilis oder Carbo animalis, Petroleum, Guajacum und einige andere, die vor allem bei den chronischen, trockenen, inaktiven Krankheitsverläufen von Dermatosen in Frage kommen.

Die fünfte Ordnungsgruppe wird vom Stickstoff angeleitet und umfaßt sehr viele Polychreste, wie Phosphorus, Arsenicum album, Antimonium und Wismut, fast ausschließlich Mittel, die in Verbindung mit Hauterkrankungen auch bei Schleimhauterkrankungen (Acidum nitricum) bedeutungsvoll sind. Aus der sechsten Ordnungsgruppe sind die bereits erwähnten Oxydationsmittel, wie Schwefel und Selen abzuleiten und schließlich aus der siebten Ordnungsgruppe die Halogene, die aufgrund ihres leicht flüchtigen und salzbildenden Charakters in Verbindung mit Mineralien zur Anwendung kommen und damit eine bewährte biologische Therapie zulassen.

Es sind aber nicht nur mineralische Arzneien, die als Polychreste angesprochen werden, auch pflanzliche und tierische Stoffe zählen dazu.

2.1 Hautwirksame Polychreste

Bereits bei HAHNEMANN findet sich in der »reinen Arzneimittellehre« eine Anzahl von Arzneimitteln, die einen bestimmten Menschentypus ansprechen und damit einen bestimmten »Charakter« der Arzneiwirkung kennzeichnen. Hier handelt es sich um eine Erfahrung, die in der Therapie sich im Laufe der Zeit entwickelt hat. Interessant ist, daß die bei HAHNEMANN beschriebenen Typen auch heute noch Geltung haben und fast spiegelbildlich nachgezeichnet werden können. HAHNEMANN nannte diese Mittel, die phänotypisch, pathophysiologisch und verhaltenstypische Bilder von Charakteren wiedergaben Polychreste, d.h. vielnützige Mittel, d.h. die vielfach verwendet werden können. Auch klinische Bilder sind bei diesen Polychresten »standardisiert«. Später wurde häufiger der Begriff »Konstitutionstypen« an Stelle der »Polychreste« angewandt. Die in der Anthropologie bekannten Konstitutionstypen entsprechen nicht ganz diesen Bildern, wenn auch eine gewisse Verwandtschaft nicht abzuleugnen ist. Die Einmaligkeit solcher Typenprägungen in der Therapie wird auch durch den Begriff »Arzneikonstitution« offenkundig, den man für die Homöopathie in Anspruch nahm, im Gegensatz zu der Konstitutionstypenlehre der Schulmedizin. Die französische Schule ging soweit, diesen Arzneikonstitutionen charakterologische Oberbegriffe zuzulegen, wie z.B. Calcium carbonicum als »obstiné«, der Barium carbonicum-Typus als »retardé«, der Phosphor-Typus als »medial« bezeichnet wurde. Damit wurde das spezifische Charaktermerkmal zum Leitfaden des Mittelbildes.

Zusammenstellung der in der Homöopathie gebräuchlichsten Polychreste

Aconitum
Alumina
Ammonium carbonicum
Antimonium crudum
Apis mellifica
Argentum nitricum
Arnica
Arsenicum album
Aurum metallicum
Barium carbonicum
Belladonna
Bryonia
Calcium carbonicum
Calcium phosphoricum
Carbo vegetabilis
Causticum
China
Cimicifuga
Conium
Cuprum metallicum
Ferrum metallicum
Formica rufa
Graphites
Hepar sulfuris
Ignatia

Jodum
Kalium bichromicum
Kalium carbonicum
Lachesis
Lycopodium
Magnesium carbonicum
Medorrhinum
Mercurius solubilis
Natrium chloratum
Nux vomica
Petroleum
Phosphorus
Platinum
Plumbum metallicum
Psorinum
Pulsatilla
Rhus toxicodendron
Selenium
Sepia
Silicea
Stannum metallicum
Sulfur
Syphilinum
Thuja
Tuberculinum
Zincum metallicum

Die besonders hautwirksamen sind in der Liste hervorgehoben. Einige Polychreste wurden aufgrund ihrer stärkeren Organbeziehungen bei den Funktionsmitteln abgehandelt, d.h. sie entsprechen in ihrem Wirkungscharakter mehr einem umrissenen klinischen Bild, etwa einem Syndrom oder einer systematischen Krankheitsausbreitung. Bei der folgenden Beschreibung sollte der besondere Charakter eines Arzneibildes dargelegt werden.

2.1.1 Alumina – Tonerde (D 12 – D 30)

Das Mittel ist indiziert bei chronischen Krankheiten, die mit Trockenheit und Hautspannungsgefühl einhergehen. Die Prozesse sind mit Katarrhen der Schleimhaut vergesellschaftet, wobei psychische Symptome, wie Depression, Furchtsamkeit, Mißmut, Verdrießlichkeit und Gedächtnisschwäche, im Vordergrund des Arzneimittelbildes stehen. Die Haut selbst ist trocken, rissig und neigt zum Aufspringen.
Alumina ist nur wenig geprüft. Aus dem Vergleich mit dem verwandten Aluminium ergibt sich ein trauriger, in sich gekehrter Mensch, der gerne klagt und nörgelt und über Konzentrationsschwäche mit Vergeßlichkeit klagt. Er verliert den Faden seiner Erzählung. Die Traurigkeit ist oft mit Ideenverwirrung vergesellschaftet. Eine lähmungsartige Schwäche tritt nach Überanstrengung auf. Verschlimmerung entsteht durch Kälte, Feuchtigkeit, was der Kältebeziehung dieses Mittels mit Verschlimmerung bei trockenem und kaltem Wetter entspricht.
Aus dem tageszeitlichen Rhythmus ist die Verschlimmerung morgens nach dem Aufstehen und nach dem Erwachen bedeutsam, so daß hier auch die unwiderstehliche Neigung zum Wiederhinlegen in Verbindung mit unsicheren Bewegungen und unsicherem Gehen erklärbar ist. Eine deutliche Verschlimmerung aller Beschwerden tritt nach dem Essen auf. Trotz gierigem Hunger fühlt sich der Patient hinterher nicht wohl. Oft ergibt sich vergebliches Drängen zum Stuhl mit wenig dünngeformtem Stuhl, der sich nur in kleinen Mengen von dem schwachen Mastdarm absetzen läßt. Keine Beschwerdenbesserung durch den Stuhlgang. Nachtschweiße von erheblicher Ausbreitung.
Eine interessante Beziehung hat das Mittel aus seinen nutritiven Merkmalen. Es ist bekannt, daß der Genuß von Kartoffeln das allgemeine Zustandsbild, vorwiegend natürlich das Bild des Darmes verschlechtert. Allgemeine Magerkeit, Neigung zur Austrocknung von Haut und Schleimhäuten, außerordentlich rissige Haut umfassen das Bild speziell für die Dermatologie.

Klinische Indikationen: Trockene, dyskeratotische Effloreszenzen, Hautjucken, Pruritus senilis, Acne simplex, persistierende Ekzeme, Ichthyosis, Prurigo mit Schuppenbildung.

2.1.2 Antimonium crudum – Schwarzer Spießglanz (D 4 – D 12 – D 30)

Reaktionsarme Prozesse bei geringer Vitalität an Haut und Schleimhaut zeigt dieses Mittelbild, das von Antimonium diktiert wird, welches aus der fünften Stickstoffgruppe bekannt ist. Eine Ambivalenz der Symptomatik steht im Vordergrund dieses Mittels, wie etwa Verschlimmerung sowohl durch Sonne als auch durch Kälte, Verlangen nach Saurem, Verschlimmerung dadurch, ebenso wie Verlangen nach Süßem und Verschlimmerung durch Süßes. Wichtig und beweisend ist die Neigung zu schmerzhaften schwieligen Verdickungen von Fußsohle und Handflächen aber auch Verhornungsneigung im Bereich von Übergang der Haut zur Schleimhaut, wie etwa im Mundwinkelbereich oder Augenlidern. Die Haut ist sehr empfindlich gegen kaltes Waschen, sie verschlechtert sich nach sauren Speisen, die auch vom Magen her schlecht vertragen werden. An der Haut ist es hilfreich bei nessel- und frieselartigen Ausschlägen, die mit Jucken verbunden sind, ebenso wie bei hornartigen Verdickungen der Fußsohlen, Handschwielen, an Ellbogen und Knien zeigen sich ebenfalls solche hornartige Auflagen. Fette und gut ernährte Kinder mit Neigung zu Verdauungsstörungen, aber auch Erwachsene sind für das Mittel geeignet, insbesondere wenn es sich um triebhafte Esser handelt. Von der Somatik besticht die weißlich belegte Zunge mit den nutritiven Faktoren der Säure- und Süßigkeitsvorliebe, jedoch im Gegensatz dazu die Übelkeit und Erbrechen nach solchem Genuß. Temperaturextreme wie Hitze und Kälte sind typisch für das Arzneibild.

Klinische Indikationen: Verhornungsneigung, nessel- und frieselartige Ausschläge, Handschwielen, indurierte Akne, Hyperhidrosis der Hände, subakute Ekzeme des Kopfes, Keratosis palmaris et plantaris, Säureurtikaria, Impetigo, Warzen, Hühneraugen.

2.1.3 Apis mellifica – Honigbiene (D 4 – D 12, selten höher)

Vergleichbar mit allen Symptomen, die bei einem Bienenstich auftreten. So eignet sich dieses Mittel für ödematöse und erysipelartige Anschwellungen der Haut bei glasiger, rötlicher oder wachsartiger Verfärbung, brennender Hitze und Verlangen nach Abkühlung. Die Berührungsempfindlichkeit mit Taubheitsgefühl an Händen und befallenen Teilen ist richtungsweisend. Wirksam zeigt sich Apis besonders bei Schwellungen im Gesicht und an den Extremitäten. Der Charakter solcher Schwellungen ist brennend, stechend und juckend. Die Beschwerden setzen plötzlich ein und sind brennend, erysipelartige Anschwellungen der Haut mit Neigung zu exsudativen Prozessen, so daß hier eine echte Beziehung besteht zu Erythema multiforme und nodosum. Im Bereich der Allgemeinsymptome ist die pyknische, rotgesichtige Konstitution mit sichtbaren ödematösen Schwellungen an den befallenen Organen bedeutsam. Die Durstlosigkeit bei Nierenversagen oder Nierenstörungen ist ein echter Hinweis für die Mittelwahl, ebenso wie Hitzeverschlimmerung und Besserung durch kühle Auflagen.

Klinische Indikationen: Erysipelartige Anschwellungen, exsudative Prozesse, Urticaria, angioneurotische Ödeme, Insektenstiche, Erysipel, Lupus erythematodes, Leukokeratosis buccalis, Lymphangitis, Furunkel, Scharlach, Ekzem und Purpura palmatica.

2.1.4 Arnica montana – Bergwohlverleih (D 12 – D 30)

Die Arnika ist das Hauptmittel bei Verletzungen, Hämorrhagien und Störungen der Gewebsdurchblutung. Die Arnika entspricht dem plethorischen Habitus und ist bei langandauernden und symmetrischen Hauteruptionen auf dem Boden alter narbiger Veränderungen und posttraumatischer Genese wirksam. Es besteht heiße Haut wie bei Erysipel mit dunkler blau-roter Verfärbung, Pusteln mit Fieber. Die Haut ist außerordentlich empfindlich gegenüber der Berührung. Die venösen Kreislaufanteile mit entsprechenden Stauungen und posttraumatischen Schäden umreißen das Bild dieses wertvollen Mittels.

Klinische Indikationen: Acne indurata, Erythema traumaticum, Dermatitis traumatica, Erythema multiforme, Dermatitis gangränosa, Peliosis rheumatica, Erysipel, Furunkel, posttraumatische Schäden.

2.1.5 Arsenicum album – Weißes Arsenik (D 12 – D 30 – D 200)

Es gehört zu den vielseitigsten Mitteln der Arzneimittellehre. Bei den Hauterkrankungen zählt es zu den größten Therapeutikas. Seine Wirkung ist tiefgreifend, alle darniederliegenden Funktionen werden dabei betroffen. Die Indikationen für den Einsatz bei Hauterkrankungen erfordert die Symptomatik von brennenden Schmerzen, von nächtlicher Verschlimmerung, Verschlimmerung bei Kälte und Bewegung.

Es ist ein wesentliches Mittel der Periodizität und der Adynamie. Empfohlen wird es dort, wo das Gesamtgeschehen symptomenarm ist und Hauteruptionen periodisch wiederkehren. Arsen greift in die tieferen Schichten der Epidermis ein. Es beeinflußt nicht nur die Haut selbst, sondern auch die Nervenendigungen und zählt damit zu den Mitteln, die Vikariationen der Erkrankungen im Bereich verschiedener Keimblätter aufweisen. So können Hauterscheinungen, die bei Arsen trocken, schuppend, weniger bläschenartig und pustulös bis zu tiefgreifenden Gewebsdefekten Ulzerationen bei gestörter Trophik aufweisen, aber auch juckende und brennende Ekzeme mit Kratzeffekt und nässenden Sekretionen aufweisen.

Klinische Indikationen: Ekzeme, endogene Ekzeme, Psoriasis, Dermatitis exvoliativa, Lichen ruber, Lichen planus, Keratosis pilaris, Purpura, Rosacea, Herpes facialis und Herpes zoster, Sklerodermien, Epitheliome, Karzinome, Sarkome, Mycosis fungoides.

2.1.6 Aurum – Gold (D 12 – D 30)

Bei Aurum wird das wasserlösliche Salz des Goldes, nämlich Aurum muriaticum verwendet. Es ist das alte Mittel syphilitischer und rheumatischer Hautaffektionen, die papulös, nodös, vesikulär, pustulös und auch pigmentiert auftreten können. Die Erscheinungen verschlimmern sich nachts und frühmorgens, durch geistige Anstrengungen und Kälte. Sie bessern sich durch langsame Bewegungen und morgens. Der Typus des Aurum ist ein untersetzter kongestionierter Mensch mit kurzem Hals und erweiterten Kapillaren des Gesichts, kurzum ein Apoplektikertyp. So wird Aurum ein wichtiges Mittel bei Hochdruck und Ozaena, bei Neigung zu Arthrosen und chronischen Gelenkaffektionen.

Klinische Indikationen: Ozaena, Papelbläschen und Pusteln im Gesicht, Teleangiektasien, Lupus erythematodes, Psoriasis, Erythema nodosum, chronische Ekzeme.

2.1.7 Barium carbonicum – Bariumcarbonat (D 12 – D 30 – D 200)

Barium ist ein wichtiges Mittel bei der Behandlung von Hautkrankheiten, vor allem wenn es sich um die lymphatische Konstitution des skrofulös-torpiden Zustandes handelt. Die langsamen Verlaufsformen kennzeichnen das Mittel, das für Kindesalter und Greisenalter gleich geeignet erscheint. Unter dem Begriff des Spätlymphatismus mit sklerosierten und indurierten Hautveränderungen ebenso wie bei der Vergreisung von Kindern und bei kindlichen Retardierungen kann man dieses Mittel empfehlen.

Klinische Indikationen: Lymphdrüsenschwellung, indurierte Hauteruptionen, Lipome, Skrofulose, Alopecia praematura, papulös-pustulöse Ekzeme, Keratosis senilis, Skrophuloderma, Lipom und Warzen.

2.1.8 Calcium carbonicum (D 12 – D 30 – D 200)

Der Austernschalenkalk nach HAHNEMANN ist das Hauptmittel der lymphatischen Konstitution mit schlaffem Bindegewebe und Knochenwachstumsstörungen. Skrofulose und tuberkulöse Bereitschaft mit lokalisierten und generalisierten Hauterscheinungen des pastösen und schlaffen Habitus. Die Haut ist unheilsam mit Neigung zu Eiterung, papulös, pustulös und exsudative Effloreszenzen. Bei feuchten und kalten Extremitäten bestehen Zeichen rachitischer Belastung. Es ist das Mittel der kindlichen Hauterkrankung, ungeachtet der Symptomatik, vor allem beim Milchschorf. Aber auch in Wachstumsphasen nach Milchgenuß und allgemeiner Störung des Säuremantels der Haut. Bei exsudativer Diathese ist das Carbonat, bei trockenen Verlaufsformen das Phosphat, bei eitrigen Verlaufsformen das Fluorat oder Sulfat angezeigt.

Klinische Indikationen: Nesselsucht, Milchschorf, Urticaria, Ekzeme der exsudativen Diathese, Neurodermitis, Lichen scrophulosis.

2.1.9 Causticum (D 12)

Causticum ist eines der wirksamsten Mittel für trockene Hautausschläge. Die Besserung bei feuchtem Wetter betont diese Eigenschaft. Es besteht eine Verschlimmerung bei Kälte, vorwiegend der trockenen Kälte, und durch Zugluft, was den frostigen Typus, der für rheumatische, arthritische und neuralgische Beschwerden zugängig ist, unterstreicht. Alle Beschwerden sind brennend und haben den Charakter von rohem Fleisch. Bläschen und nässende Pusteln, Pruritus bis zu rhagadigen und hornartigen Bildungen am Kopf und hinter den Ohren sind charakteristisch. Vesikulöse und neuralgiforme Hauteruptionen, wie bei Zoster und Zosterneuralgien nach offensichtlichen Verkühlungen, eignen sich für die Causticumbehandlung. Wenn aus dem Gemütszustand auch noch der mißtrauische, nachträgerische, schweigsame, auch traurige und melancholische Typus zu beobachten ist, so ist das Mittel besonders angezeigt. Alle Hauterscheinungen für dieses Mittel sind von Frösteln begleitet und stehen in Beziehung zum Hormonsystem. Es besteht eine Neigung zur oder Folge von Schwäche, Lähmung und Parese. Es gibt kein Causticum ohne paretische oder Schwächerscheinungen von seiten des Blasen-Harnleitersystems.

Klinische Indikationen: Skrofulose, endogenes Ekzem, Ichthyosis, Herpes zoster, Warzen der Fußsohle.

2.1.10 Graphites – Reißblei (D 12 – D 15 – D 30)

Graphites ist ein wichtiges Mittel bei den Personen, die zu trockenen rissigen und schrundigen Hautaffektionen neigen. Der Übergang von Haut und Schleimhaut mit dicken, honigartigen Krustenbildungen wird hierbei besonders angesprochen. In Verbindung mit Verstopfung, Trägheit des Verdauungssystems ist das Hormonsystem insuffizient und bedingt entsprechende Verschlimmerung zur Regelzeit. Papulöse und pustulöse Hauteruptionen mit Neigung zu Ulzerationen und Krustenbildung. Die Sensationen wechseln stark, der Charakter der Beschwerden ist brennend. Der gedunsene, fettleibige Patient hat Neigung zu übelriechenden Absonderungen ebenso wie die Neigung zu intertriginösen Ekzemen, zu Krusten und Rhagaden. In den Nates und in den Gelenkbeugen besteht Neigung zu aufgerissenen ekzemartigen rhagadiformen Veränderungen. Schuppende und nässende Ausschläge der Kopfhaut, Hautjucken besonders nachts in der Bettwärme aber auch Schrunden am Mund, Nase und vor allem ekzematöse Veränderungen an den Ohren und im Gehörgang sind neben dem Ausfallen der Haare und der intertriginösen Wundheit Leitsymptome.

Klinische Indikationen: Papulöse und pustulöse Hauteruptionen, intertriginöse Ekzeme, Krusten und Rhagaden, ekzematöse Veränderungen an Ohren und im Gehörgang, Follikelbildungen im Kinnbereich, Tinea circinata, Onychia, Herpes zoster, Akne, Bartflechte, akutes Erysipel.

2.1.11 Hepar sulfuris – Kalkschwefelleber (D 12 – D 30, selten höher)

Das Hauptmittel bei Eiterungen jeglichen Charakters. Neigung zu Eiterprozessen in Form von Follikeleiterungen mit starken Lymphdrüsenbeteiligungen. Papel, Pustel, Bläschen und Furunkel, Geschwüre, die leicht bluten und starken Juckreiz aufweisen, sind durch das brennende Gefühl mit Schwellung und empfindlicher Haut gekennzeichnet. Anfälligkeit für Infektionen an der Haut paßt es für alle Lebensalter mit großer Neigung zu Erkältlichkeit, daher auch Besserung durch Wärme und bei warmem Wetter. Die Trockenheit, die dem Mittel zu eigen ist, läßt die Modalität Besserung bei Regen und bei feuchter Witterung verstehen. Die Haut zeigt eine Neigung zu Schweißen, vorwiegend in den Nates und in der Anal- und Genitalgegend. Hervorstechend ist die Neigung zu Erkältungen, zu Eiterbildungen, zu Überempfindlichkeit gegenüber Schmerzen und Berührung. Die Haut ist unheilsam. Kleinste Verletzungen eitern, bluten sehr stark, es besteht Haarausfall und generalisierter Juckreiz. So hat sich das Mittel bewährt bei Pyodermie jeglicher Art, bei Furunkel, Akne, Follikulitis, Impetigo, aber auch bei Urtikaria, Herpes progenitalis, Sycosis, akuten und chronischen Ekzemen, die auch vikariierend mit Asthma auftreten, sind in Verbindung mit der exsudativen Diathese Leitsymptome dieses vielseitigen und tiefwirkenden Polychrests.

Klinische Indikationen: Generalisierter Juckreiz, Pyodermie, Furunkel, Akne, Follikulitis, Impetigo, Urtikaria, Herpes progenitalis, Sycosis, akute und chronische Ekzeme.

2.1.12 Kalium bichromicum – Kaliumdichromat (D 12 – D 30)

Das Mittel ist für torpide und ausgestanzte Geschwüre, die meist streng lokalisiert, makulös-papulös oder pustulöse Eruptionen aufweisen können. Absonderungen sind schleimig, fadenziehend, aber auch trocken mit adhärenten Krusten. Meist ist die Mittelwirkung vergesellschaftet mit rheumatoiden Beschwerden, lokalisiert schmerzhaft aber auch völlig indolent. Die Besserung ist durch Ingangkommen aller Sekrete gekennzeichnet. Die tiefen Geschwüre sind oft bis auf den Knochen dringend, sie wechseln die Körperseite.

Klinische Indikationen: Ulcera cruris, Psoriasis, Lupus vulgaris, Impetigo contagiosa.

2.1.13 Lachesis – Buschmeister (D 12 – D 15 – D 30)

Lachesis gehört, wie bereits erwähnt, auch zu den Systemmitteln. Es zeigt eine wesentliche Verfärbung der Haut mit hochentzündeten erysipelartigen und thrombophlebitischen Prozessen bis zu sepsisartigen Hauterkrankungen. Das Mittel wird beherrscht von Allgemeinsymptomen wie Schlafverschlechterung, Besserung durch Eintreten von Schweiß und ähnlichen Absonderungen. Die starke Erregung des Gefäßsystems mit Wallung, Schüttelfrösten, trockener Haut und Schleimhaut deuten auf zentrale nervöse Belastungen hin. Der Patient ist durch roten Hochdruck, durch Geschwätzigkeit, Sprunghaftigkeit, durch Affekte, Liebe und Haß, Neid und Eifersucht gekennzeichnet. Die bläulich zyanotischen Hauteruptionen geschwüriger Prozesse mit bläulicher Randverfärbung, starke Überempfindlichkeit gegen Berührung lassen Lachesis wirkungsvoll einsetzen.

Klinische Indikationen: Erysipel, Urticaria, Purpura rheumatica, Pemphigus vegetans, Karbunkel, Mycosis fungoides.

2.1.14 Lycopodium – Bärlappsporen (D 6 – D 8 – D 12 – D 30)

Lycopodium ist das Mittel gichtischer Konstitution, das in unserer heutigen Zeit durch spezifische Verlaufsformen gekennzeichnet ist. Auch wenn der Harnsäurespiegel nicht unbedingt im pathologischen Bereich liegt, läßt sich an dieses Mittel denken, wobei die Leitsymptome nicht nur diathetische Hautsensationen mit lokalisierten makulösen Pigmentierungen, entzündlichen oder nichtentzündlichen Papelbläschen und Pusteln einhergehen, sondern auch Neigung zu Ulzerationen und Krustenbildung. Befallen sind nicht bekleidete Hautstellen wie Gesicht, Nacken, Schultern, Hände und evtl. Beine. Das Arzneibild steht in Verbindung mit Stoffwechselstörungen von seiten der Leber, der Nieren und des Verdauungstrakts. Hierbei zeigt sich Völlegefühl, rasche Sättigung, spastische Obstipation in Verbindung mit ikterisch trockener Haut und Harngrießbildung. Die Haut selbst ist schlaff und welk, es bestehen Schatten unter den Augen, tief eingezogene Nasolabialfalten. Venöse Stauung, allgemein Süchtigkeit der Haut, Hautjucken überall und Neigung zu Eiterungen kennzeichnen das Bild.

Klinische Indikationen: Akne an den Schultern, Rücken und Brust, Chloasma, chronisches Ekzem, Psoriasis, Impetigo contagiosa, Lymphdrüsen- und Mandelabszesse.

2.1.15 Natrium chloratum – Natriumchlorid (D 6 – D 12 – D 30 – D 200)

Es ist das Mittel der Drüsen- und vegetativen Regulation, die vorwiegend von der Hypophyse, Schilddrüse oder von den Keimdrüsen ausgeht und in dem Reglerprinzip abzulaufen pflegt. Natrium chloratum zeigt Trockenheit von Haut und Schleimhäuten, was sowohl am Hautkolorit als auch an der Trockenheit der Schleimhäute selbst manifest wird. Die Haut gehört zum bevorzugten Wirkungsgebiet, Seborrhoe mit juckenden, pigmentierten, erythematösen, makulösen, papulösen, vesikulären, nodulären und pustulösen Eruptionen mit besonderer Lokalisation an Händen und Füßen, aber auch an Stirne und Haargrenze, am Naseneingang, am Mund und Aftergegend sind befallen und bedeutsam. Im Arzneimittelbild ist der asthenische hagere Mensch mit welker und blasser Haut und Abmagerung im Gesicht und am Hals kennzeichnend.

Klinische Indikationen: Akne am Rücken, Neigung zu Herpes labialis, Risse und Rhagaden an Mund, Nase und After, Dermatitis seborrhoica, Alopecia praematura, Erythema multiforme, Ekzem, Lichen planus, Purpura rheumatica, Urticaria, Herpes labialis, Dermatitis herpetiformis, Favus, Tinea tonsurans, Acne juvenilis, Furunkulose.

2.1.16 Pulsatilla – Küchenschelle (D 4 – D 8 – D 12 – D 30 – D 200)

Pulsatilla ist eine der wichtigsten Polychreste mit deutlicher Beziehung zum Hautorgan über das Hormonsystem. Die venös gestaute Gefäßzirkulation muß in diesem Bild auf die vorherrschend hormonellen Unterfunktionen zurückgeführt werden, die in den Entwicklungsjahren und klimakterischen Rückbildungsstadien auftreten. Die Hauterscheinungen sind auf dem Boden venöser Stase zu verstehen, wie etwa bei Krampfadern, bei Akrendurchblutungsanomalien und Frostbeulen. Aber auch krisenhaft allergische Eruptionen z.B. akute Urticaria und Exantheme sind charakteristisch. Das Mittel entspricht meist den Frauen mit betonten Formen, breiten Hüften, blonden Haaren und blauen Augen. Krampfaderneigung mit vasomotorischer Hautreaktion, häufig wechselnde Blässe und Röte gehören mit zum Arzneibild. Alle Hautbeschwerden bessern sich durch Bewegung, frische Luft und Ingangkommen einer normalen Regel. Lymphatische Reaktionen aufgrund ovarieller, hypophysärer und thyreoglandulärer Insuffizienz.

Alle Lokalisationen der venösen Stauung wie Augenlider und Gehörgang sind befallen, was schließlich zum Bild der Acne juvenilis, Psoriasis, Ekzeme aufgrund abgeschwächter und ausbleibender Regelblutung führt. Variköse Ekzeme im Klimakterium oder nach frühzeitiger Totaloperation.

Klinische Indikationen: Acne juvenilis, Psoriasis, Ekzeme, variköse Ekzeme, Acrocyanosis crurum puellarum, Digitus mortuus, Erythema nodosum, Lupus erythematodes, Acne rosacea.

2.1.17 Sepia – Tintenfisch (D 4 – D 8 – D 12 – D 30)

Sepia ist verbunden mit einer Dysfunktion der Nebenniere. So verstehen sich die pigmentierten Hautveränderungen wie Chloasma, aber auch nässende Bläschen und pustelförmige Eruptionen auf seborrhoischem Boden. Prämenstruelle herpetiforme Ausschläge an Mund, Nase und Kinndreieck verweisen auf das Mittel. Übelriechende Schweiße und Ausscheidungen sind typisch, ebenso wie die Lokalisationen am Kopf und in den Kniekehlen aber auch an Unterschenkeln und venöse Stauung. Das Frauenmittel Sepia erfordert in der Arzneimittelwahl eine schlanke, dunkel pigmentierte Frau mit schlaffer Haltung, blassem Gesicht, eingefallenen Augen, daneben bestehen Pigmentanomalien auf der Nase (gelber Sattel!) und am Körper. Bei Frauen sind die sekundären Geschlechtsmerkmale maskulinisiert. Die Störung zu ovarieller, hypophysärer und vor allem zu Störungen des Nebennierenrindensystems mit der Neigung zu Pigmentanomalien, zu vesikulösen und pustulösen Hautausschlägen, die sich prämenstruell verstärken vor allem im Kinn-Mund-Dreieck und übelriechende Achselschweiße umreißen die wesentlichen Gesichtspunkte, die für eine homöopathische Behandlung in Frage kommen.

Klinische Indikationen: Störungen des Nebennierenrindensystems, Pigmentanomalien, Seborrhoe, Akne, Chloasma, Ekzeme mit Befall der Ellbeugen und Kniekehlen, Lichenifikationen chronischer Ekzeme, Rosacea, Herpes, Dermatitis herpetiformis, Lupus erythematodes, Verrucae, Epitheliom.

2.1.18 Silicea – Kieselsäure (D 12 – D 30)

Das Mineral gehört zu den bedeutsamsten Mitteln der Bindegewebserkrankungen, Vernarbungsprozesse und tuberkulösen Indurationen. Die Assimilationsprozesse sind gestört, keloide Schwielen, Lipomatose und mesenchymale, gutartige Neubildungen sprechen besonders gut an. Die Hautsekretionen sind vermindert bis auf lokalisierte Schweißbildungen. Schlechte Heiltendenz der Haut und Schleimhaut und langdauernde Lymphdrüsenbeteiligungen, fistulöse chronische Eiterungen mit unterminierten Rändern. Das Sprödwerden der Haut und der Hautanhangsgebilde ist eine der vielen Symptome dieses Mittels. Das Gesicht ist seidenartig, wächsern, müde; ferner zeigen sich schlaffe Fasern mit hängenden Schultern, statischen Belastungsbeschwerden, zum Teil schon nach kurzfristigem Gehen oder kurzfristiger Belastung. Es kann ein skrofulöser Habitus mit trockener und rissiger Haut nachweisbar sein.

Klinische Indikationen: Hyperhidrosis, Acne simplex und indurata, trockene endogene Ekzeme, Prurigo, Rosacea, Dermatitis herpetiformis, Impetigo contagiosa, Ekthyma, Furunkel, Karbunkel, Elefanthiasis, Scrophuloderma, Keloid, Ganglion, Hygrome, Fibrome, chronische Lymphdrüseneiterungen und Indurationen.

2.1.19 Sulfur – Schwefelblüte (D 4 – D 12 – D 30 – LM 6)

Sulfur ist das wichtigste Hautmittel, obwohl bei der Behandlung akuter Erkrankungen wie auch bei der Behandlung der Reaktivierung alter Prozesse eine erhebliche Reaktion damit ausgelöst werden kann. Chronische allergische Prozesse an der Haut bedürfen immer einer oder mehrerer Gaben von Sulfur, immer besteht eine Beziehung zum Verdauungssystem. Nach HAHNEMANN ist Schwefel das klassische Mittel der Psora. Neigung zu Hautreaktionen in der Folge anderer, vorwiegend vom Stoffwechsel abhängiger Erkrankungen. Plethorische und venöse Gewebsbereitschaft mit Brenngefühl, Juckreiz, üblen Hautausdünstungen, Rhagaden, Furunkel mit trockener rhagadiger Haut. Am Übergang von Haut zur Schleimhaut besteht chronische Entzündungsbereitschaft. Die Lokalisation trifft aber alle Körperteile. Wasseranwendung verschlimmert eindrucksvoll, ebenso Kälte und Wetterwechsel. Die Haut selbst ist unrein, der Patient macht einen ungepflegten Eindruck, es zeigen sich auch nach außen lokalisierte, zum Teil kleinfleckige Entzündungen. Der Typus ist schwerfällig und meist fettleibig, plethorisch, rotgesichtig, in ständiger Hitze des Kopfes mit Schweißen aber auch sekundär abgemagert und erschlafft. Die Haut ist unrein, brennend und juckend, unheilsam, seborrhoisch mit übelriechenden Ausdünstungen. Rhagadige Hauterscheinungen vikariieren mit rheumatischen Affektionen und Darmkrisen.

Klinische Indikationen: Juckreiz, Rhagaden, Furunkel, Psoriasis, Dermatitis, Erysipel, Alopecia praematura, intertriginöse Erytheme, Erythema multiforme, Pruritus, Prurigo, Urticaria, Herpes, Lymphangiom.

2.1.20 Thuja – Lebensbaum (D 12 – D 30 – C 30)

Befallen sind ebenso Haut wie Schleimhäute. Die Eruptionen, die man bei diesem Mittel beobachtet sind Warzen, Polypen und feigwarzenähnliche Gebilde, die auf papilläre Hypertrophie zurückzuführen sind. Bläschen- und Ekzembildung auf konstitutioneller Grundlage bei katarrhalischer Neigung, die Verschlimmerung bei nassem Wetter zeigen, Tripperfolgen und Folgen von Pockenimpfungen haben sich empirisch bewährt, so auch abnorme Impfreaktionen, so daß bei variolaähnlichen Bildern an Thuja gedacht werden muß. Der Typus ist blaß, meist mager, erkältlich und frostig, er neigt zu seborrhoischer fetter Haut, schmutzig aussehend, die Nägel sind rissig und spröde. Haare trocken, leicht ausfallend und grau werdend. Es zeigt sich oft ein dunkler Hauttyp, der rasch pigmentiert mit Neigung zu Warzenbildungen. Die Haut ist empfindlich gegen Kälte, befallen sind vorwiegend Gesicht, Brust und Rücken aber auch gelegentlich Extremitäten.

Klinische Indikationen: Pockenimpfungen, Hyperhidrosis, Acne simplex, Alopecia praematura, Nagelatrophie, nässende Ekzeme, Naevi, Psoriasis, Impetigo contagiosa, Rhinosklerom, Warzen- und Feigwarzenbildung.

2.1.21 Zincum – Zink (D 12 – D 30 – D 200)

Schließlich sei noch das Zink erwähnt. Zincum ein tiefgreifendes Konstitutionsmittel mit Bildern der nervalen und spinalen Irritation. An der Haut kommt es vor allem dort in Frage, wo eine Sekretion ins Stocken geraten ist, wie Schweiß, Menses, Stuhl oder aber auch andere

Beschwerden, die nach dem Vertreiben von Hautausschlägen auftreten. So gehört Zink mit zu den großen Reaktionsmitteln. Kribbeln der Haut und Jucken, durch Wein oft verschlimmert, lassen mehr an dieses Mittel im Sinne einer Umstimmung denken. Zink ist ein Funktionsmittel und ist bei der neuropathischen Diathese der Kinder angezeigt, die im Wechsel mit Nervenkrisen auch Hautausschläge zeigen können. Hautjucken mit Kribbeln unter der Haut, nervösem Kratzen und tickartigen Sensationen ohne jedoch strenge Lokalisationen darzustellen, sind das sehr vage Bild, das nicht selten übersehen wird.

Klinische Indikationen: Umstimmung, Akne, Neurodermitis, Pruritus und Prurigo.

2.2 Die Funktionsmittel

Die Funktionsmittel treten bei der Behandlung der Hauterkrankungen gegenüber den Konstitutionsmitteln zurück. Sie sind aus dem toxikologischen Bild zu verstehen, das eine Beziehung zum Hautorgan zeigt. So kommen diese Mittel auch mehr bei der Behandlung akuter entzündlicher Schübe der Haut, z.B. bei allergischen dermatitischen, exanthematischen und anderen Effloreszenzen zur Geltung. Meist sind es Hauterscheinungen, die in der Folge von Noxen oder Stoffwechselerkrankungen auftreten können. Freilich gibt es hierbei keine strenge Grenze zwischen den Erkrankungen auf konstitutioneller Basis und solchen, die als symptomatisch oder funktionell aufzufassen sind. Für die Funktionsmittel gilt vor allem, daß sie bei ihrer homöopathischen Anwendung eine wesentlich andere Dosierung erfordern als z.B. die Konstitutionsmittel, von denen man die sogenannten LM-Potenzen oder auch Hochpotenzen am ehesten wirksam findet. Funktionsmittel sind Mittel, die in einer Dosierung zwischen D 6 und D 12 höchstens noch D 15 zur Anwendung kommen.

Im folgenden soll eine kurze Darstellung der Funktionsmittel gegeben werden, wobei insbesondere ihre Beziehung zum Hautorgan herausgestellt wird. Es empfiehlt sich, daß diese Mittel auch in ihrer Gesamtheit noch bezüglich der Ätiologie und anderer Organbeziehungen studiert werden, ehe sie zur Anwendung kommen und damit eine Hilfe zur Arzneifindung darstellen.

2.2.1 Acidum nitricum – Salpetersäure

Allgemeine Neigung zur Entzündung der Haut und der Schleimhäute mit Katarrhen. Als Säure setzt das Mittelbild eine Schwäche voraus. Die Blutungstendenz, Fissuren und Splitterschmerz gehören mit zu den wesentlichen Leitsymptomen des Bildes. Vor allem zeigt sich Acidum nitricum dort wirksam, wo das Epithel entweder der Haut und Schleimhaut wechselt, also in Übergangszonen oder Grenzbereichen, auch innerhalb eines Epithelwechsels des Magen-Darm-Traktes wie z.B. Belegzellenepithel und Zylinderepithel im Bereich des Magens an der Grenzstelle, wo sich die Magengeschwüre bilden.

Für die Haut hat sich das Mittel bewährt bei Acne simplex und indurata, bei Karbunkel, Naevus, Frostbeulen mit Geschwüren, bei Warzen. Die Domäne der Salpetersäure liegt aber bei Fissuren z.B. des Afters, bei blutenden Hämorrhoiden, bei Fissuren und Rhagaden im Mundwinkel, bei rissigen Veränderungen am Naseneingang, also immer dort, wo Übergang zweier Epithelarten besteht.

2.2.2 Acidum sulfuricum – Schwefelsäure

Auch dieses Mittel ist als Säuremittel bei Schwäche und Erschöpfung mit Zittern einzusetzen. Es wird gern in der Folge von Alkoholabusus verabreicht. Es besteht eine petechiale Blutungsneigung der Haut, eine erhebliche Neigung zu Schweißbildung und Hitzewallungen mit katarrhalischen Entzündungen der Schleimhaut. Verschlimmerung durch Kälte und Nässe, Besserung durch Wärme. Die Haut zeigt Neigung zu Juckreiz, blau unterlaufene Stellen und petechiale Blutungen, nässende Ausschläge mit Geschwürbildung. So bewährt sich das Mittel bei Furunkulose und Ekzem, bei Diabetes, Purpura rheumatica etc.

2.2.3 Anacardium orientale – Westindische Elefantenlaus

Ein Mittel, das aus der Behandlung des Ulcus duodeni bekannt ist, nachdem die Essensbesserung zu den Leitsymptomen zählt. Die Erscheinungen im Bereich des oberen Dünndarmtraktes weisen auf etwaige nutritive Allergien hin, die sich auch in Form von Bläschenausschlag auf die Haut projizieren können. So finden wir bei den Prüfungsbildern Bläschenausschlag miliarer, nässender, zum Teil aber auch großflächiger entzündlicher Prägung mit starkem Juckreiz und Brennschmerz. Bewährt bei Bläschendermatitis, bei Herpes simplex in Verbindung mit Erkrankungen des Magendarmtraktes, bei nässenden und akuten Ekzemen, überall aber dort, wo zwischen Haut und der Schleimhaut des oberen Dünndarmes oder Duodenums Beziehungen bestehen.

2.2.4 Belladonna – Tollkirsche

Starker Blutandrang zum Kopf mit pulsierenden Beschwerden. Das Mittelbild weist die Plötzlichkeit auf, in Form von akuten Erscheinungen, nächtliche Verschlimmerung, Überreizung der Sinnesorgane, Krämpfe der Hohlorgane mit Delirien, kurz das Bild einer akuten Entzündung. Auf der Haut finden wir heiße, hellrote, urtikarielle Exantheme aber auch dunkelrote Flecken mit Papeln, Pusteln und scharlachähnlichen Effloreszenzen.

So hat sich Belladonna bewährt beim Scharlach-Exanthem, bei der akuten Urticaria, bei Erysipel und bei Furunkulose frischeren und hochaktiven Charakters.

2.2.5 Berberis vulgaris – Berberitze

Starker Meteorismus bei harnsaurer Diathese bestimmen dieses Bild, das auch eine innere Beziehung zwischen der harnsauren Diathese, Leber- und Nierenbelastung, also dem sog. hepatorenalen Symptomen-Komplex aufweist. Auf der Haut finden sich Jucken mit Quaddeln, Papeln und Bläschen, die Lokalisation betrifft vorwiegend den Nacken, den Hals und die Arme. Bewährt bei Psoriasis vulgaris, bei Ekzemen auf der Grundlage einer harnsauren oder gichtischen Diathese.

2.2.6 Borax – Borax

Schwäche mit Schwindel beim Abwärtsgehen, Besserung im Freien und nach Bewegung. Wie wir aus der Kinderpraxis kennen, hat Borax eine Beziehung zu den Aphthen der Zunge und der Mundschleimhaut. So zeigt sich auf der Haut auch Neigung zu Eiterung, besondere Lokalisation auf der Kopfhaut. Seborrhoe, psoriasisartige Ausschläge im Gesicht und an der Kopfhaut. Bewährt bei Psoriasis vulgaris, Seborrhoe, Erysipel, Pityriasis rosea.

2.2.7 Bryonia dioica – Zaunrübe

Bryonia, das Mittel der Rheumabeteiligung und der Affektionen rheumatoider oder pleuraler Ätiologie. An der Haut finden sich blaßrote Erscheinungen, Neigung zu Schwellung und Rötung u.U. rheumatischer Ätiologie aber auch Nesselausschläge. Bewährt bei Purpura rheumatica und bei seborrhoischer Dermatitis.

2.2.8 Cantharis – Spanische Fliege

Cantharis, das Hauptmittel der Entzündungen der Harn- und Nierenorgane mit Brennschmerz und Stechen beim Wasserlassen. Das sehr aktive Mittel hat in seinem Bild Durst, Verschlimmerung durch Berührung und Bewegung. Auf der Haut finden sich Rötung, Bläschen und Blasen sowie Pusteln. Bewährt bei akuten vesikulären Ekzemen, bei Pruritus vaginae, bei Herpes zoster und nicht zuletzt auch beim Pemphigus.

2.2.9 Capsicum annuum – Spanischer Pfeffer

Folgen von Mittelohr- und Munderkrankungen mit Brennschmerz, Dyspepsie mit Sodbrennen, Verschlimmerung durch Kälte. Brennen auch im Bereich des Afters. Auf der Haut, Gehörgang, Mund und Kinndreieck, pustulöse und vesikulöse Effloreszenzen im Trigeminusbereich aber auch im Anal-Afterbereich. Bewährt bei Follikulitis barbae, bei Herpes zoster im Trigeminusbereich, bei Zoster und Hämorrhoidalschmerzen im Analbereich.

2.2.10 Chelidonium majus – Schöllkraut

Chelidonium ist eines der RADEMACHER'schen Leber- und Gallenmittel. Seine Beziehung gilt der Leberseite, also rechts. Ausstrahlungen zum Schulterblatt mit der Modalität der Essensbesserung sind ebenfalls Leberzeichen. Die Haut zeigt gelbliche Gesichtsfarbe, Jukken und Brennen, Frieseln und masernähnliche Exantheme. Bewährt bei Akne, bei seborrhoischer Dermatitis. Papulär-pustulöse Ekzeme in Verbindung mit Leber- und Gallenleiden.

2.2.11 Clematis recta – Steife Waldrebe

Empfindlichkeit gegen Kälte, Verschlimmerung durch Bewegung und Waschen. Auf der Haut Schmerzen bei Berührung mit Wasser, Pickel, Bläschen, Pusteln besonders an der Kopfhaut mit Lymphdrüsenbeteiligung des Nackens und der Schulter-Nackengegend. Bewährt bei varikösen Ekzemen, bei Herpes genitalis, bei Impetigo herpetiformis und lokalisierten Beinekzemen, aber auch bei Follikulitis der Kopfhaut.

2.2.12 Dulcamara – Bittersüß

Dulcamara ist das Hauptmittel aller Affektionen, die durch Nässe, Durchnässung und feuchte Kälte mit Kälteverschlimmerung auftreten. Als Solanaceae hat es die Verschlechterung des Nachts und die Plötzlichkeit seiner Beschwerden. Scharlachähnliche rotbläuliche Exantheme, kleinfleckig in der Folge von Kälteeinwirkung wie etwa bei Kältepurpura, Kälteurtikaria sind bewährte Indikationen von Bittersüß. Aber auch dysseborrhoische Ekzeme, Erythema nodosum, das in der Ätiologie einen Nässe- oder Kälteeinfluß hat. In Tiefpotenz in Verbindung mit Berberis und Podophyllum ein bewährtes Mittel bei Psoriasis, allerdings nur palliativ.

2.2.13 Hydrastis canadensis – Kanadische Gelbwurz

Schleimhautmittel mit Neigung zu Verstopfung und Verschlimmerung durch Kälte. Es finden sich auf der Haut pockenähnliche Ausschläge, Brennen an Händen und Füßen mit Abschälen der Haut. Bewährt bei Windpocken, Lupus erythematodes, Epitheliom und Karzinom der Haut.

2.2.14 Hypericum perforatum – Johanniskraut

Reizung der Gehirnnerven mit Blutandrang zum Kopf, Nervenschmerzen nach Verletzung. Auf der Haut frieselartige Hautausschläge, Pickel, Ausfallen der Kopfhaare, Lichteinfluß verschlimmert. So zeigt sich das Mittel bewährt bei Lichtdermatosen, bei Porphyria cutanea tarda, bei Alopezie und evtl. intertriginösen Ekzemen.

2.2.15 Kalium bromatum – Kaliumbromid

Nerven- und Hypophysenmittel, wobei die Bromkompenente die Wirkungsrichtung auf die Haut verursacht. Verschlimmerung durch Hitze, Besserung durch Ablenkung und Umhergehen. Auf der Haut zeigen sich Akne und seborrhoische Ekzeme aller Art, wobei die Lokalisation im Nasen-Mund-Dreieck auch im Sinne einer Folliculitis barbae mit pustulösen Effloreszenzen dominieren. Bewährt bei Akne, bei Psoriasis, bei Rosacea und Sycosis sowie Folliculitis barbae.

2.2.16 Kreosotum – dest. Buchenholzteer

Neigung zu Geschwüren mit tiefgreifenden blutenden Ulzerationen an Haut und Schleimhaut. Das Mittel hat Juckreiz, vor allem wenn es sich um eine diabetische Stoffwechsellage handelt. Die Absonderungen sind scharf, wundmachend, übelriechend und leicht blutend. Auf der Haut Juckreiz, der sich durch Bettwärme und Kratzen verschlimmert. Die Haut ist unheilsam und zeigt Neigung zu urtikariellen Exanthemen. Es gehört mit zu den Hauptmitteln des Pruritus diabeticus, aber auch Pruritus senilis und Gangrän.

2.2.17 Mercurius – Quecksilber

Alle Mercur-Salze sind Reaktionsmittel bei chronischen Infektionen auf dem Boden lymphatischer Diathese. Schweißneigung, besonders mit nächtlicher Verschlimmerung, Durst, Tenesmen und Kälteempfindlichkeit umreißen die wesentlichen Leitsymptome. Auf der Haut nässende Ekzeme, Erytheme und Pyodermien. Dermatitis, vor allem reaktionsarme Verläufe chronischer Hautprozesse sind für Mercurius, besonders im Sinne eines Reaktionsmittels ansprechbar. Verwendung findet am meisten Mercurius solubilis. Bewährt bei chronischer Urticaria, bei Erythema nodosum, bei nässenden Ekzemen vor allem in tiefen Potenzen auch bei Impetigo contagiosa, bei luetischen und postluetischen Hautprozessen.

2.2.18 Mezereum – Daphne mezereum – Seidelbast

Nässende und vesikulöse Hauterkrankungen mit Frösteln und Empfindlichkeit gegen Kälteeinflüsse. Verschlimmerung nachts durch Bettwärme und Berührung. Es ist das Hauptmittel der akuten Allergie mit pustulösen und vesikulösen Effloreszenzen. Auf der Haut zeigt sich Jucken, Brennen und Bläschenbildung mit rotem Hof und Rötung. Der nässende Ausschlag ist sehr rasch mit Krusten bedeckt, die Lokalisation betrifft vorwiegend Kopf, Gesicht und Stamm. Bewährt bei Herpes zoster, bei Impetigo, vesikulöse Hauterkrankungen unterschiedlicher Ätiologie und allergische Exantheme (Spättypus!).

2.2.19 Oleander – Nerium Oleander – Oleander

Neben der bekannten Herzwirkung hat sich Oleander bei nässenden Hautausschlägen im Gesicht und vor allem im Ohrbereich bewährt, meist als Folge einer lymphatischen Diathese. Das Mittel zeigt Hautjucken beim Auskleiden, Wundheitsgefühl nach Kratzen, nässende Ekzeme am Hinterkopf und an den Ohren. Bewährt bei Gehörgangsekzem, rhagadigen, krustösen, nässenden, partiellen Ekzemen bis zur Tinea asbestina.

2.2.20 Petroleum – Steinöl

Petroleum zeigt juckende Hautausschläge mit Verschlimmerung tagsüber, üblen Geruch aller Sekrete mit Verschlimmerung in Kälte und in der kalten Jahreszeit. Auf der Haut trockene, schrundige, aber auch gelegentlich exazerbierte, nässende, chronische Hautausschläge. Lokalisation gern am Übergang von Haut und Schleimhaut aber auch am Übergang von Gesicht zu Haaren, Mundwinkel, Ohren, After, Hoden. Schmerzhafte trockene Schrunden an den Fingerspitzen, alle Verletzungen heilen schlecht und eitern leicht. Petroleum ist das Hauptmittel der carbonitrogenen Mittelreihe und ist vor allem dort bewährt, wo zwischen Haut und Schleimhaut des Magen-Darm-Traktes Beziehungen bestehen in Form von dyspeptischen Erscheinungen. Bewährt bei seborrhoischem Ekzem, bei Akne, bei Follikulitis (Nacken), intertriginösen Ekzemen, Lupus erythematodes, Gehörgangsekzem und Lymphangiom.

2.2.21 Ranunculus bulbosus – Knollenhahnenfuß

Das Mittel verlangt rheumatische Affektionen und Folgen von Kälteeinflüssen. Verschlimmerung bei Luftwechsel von kalt zu warm und umgekehrt. Verschlimmerung morgens. Auf der Haut Bläschen, besonders bei partiellem Bläschenausschlag mit Jucken und Brennen. Nach dem Eintrocknen der Bläschen bildet sich ein hornartiger Schorf. Herpes zoster, vor allem wenn es sich um segmentäre Erscheinungen handelt.

2.2.22 Rhus toxicodendron – Giftsumach

Das Hauptmittel bei Dermatitis. In der Toxikologie des Giftsumachs entstehen akute Exantheme mit bläschenartigen Effloreszenzen bei dem Berühren der Pflanze. So ist es ein Hauptmittel der allergischen Hauterkrankungen nach exogenen Allergenen, Kälte- und Nässeverschlimmerung sowie Ruhelosigkeit nachts und rheumatoide Gelenkreaktionen sind weiterhin beweisend für den Einsatz dieses bewährten Mittels. Auf der Haut ergeben sich erysipelartige Schwellungen mit Blasen, Quaddeln und Herpes. Die Haut ist dabei gerötet, schmerzhaft oder geschwollen. Lokalisation bevorzugt Gesicht mit Augen, Handflächen und Fußsohlen aber auch Extremitäten, wobei Streck- und Beugeseiten unterschiedlich befallen sein können. Bewährt bei Erythema multiforme, bei Urticaria, Purpura, Peliosis rheumatica. Das Hauptmittel bei Dermatitis herpetiformis und bei akuten nässenden allergischen Hauterkrankungen vor allem aus der Reihe der Kontaktekzeme.

2.2.23 Sarsaparilla – Smilax officinalis – Stechwinde

Chronische Hautausschläge bei lymphatischer Genese in Verbindung mit Nieren- und Blasenaffektionen. Das Mittel zeigt nur wenige, aber sehr bewährte Indikationen mit heftigem Jucken und Hautausschlägen im Gesicht und am Kopf, nässende, eiternde, papulöse und pustulöse Effloreszenzen. Bewährt bei Kindern mit Crusta lactea, skrofulösen Hautausschlägen aber auch gelegentlich bei Psoriasis und dysseborrhoischem Ekzem (evtl. in Verbindung mit Dulcamara).

2.2.24 Selenium – Selen

Selen gehört in die Mittelrichtung des Schwefels. Es ist in seinem Arzneibild auch mineralähnlich. Dazu kommen aber echte Beziehungen zur Sexualität im Sinne von Impotenz oder erhöhter sexueller Reizbarkeit. Verschlimmerung durch Alkohol, Kälte und Schlaf, jedoch auch Verlangen nach Reizmitteln wie Kaffee, Nikotin und Alkohol. Als Hautindikation führt Status seborrhoicus, Neigung zu übelriechenden Schweißen, Haarausfall, Ekzeme am Kopf und brüchige Fingernägel. Bewährt bei seborrhoischen Grundleiden wie Akne, Hautausschlägen zum Teil mit hormonellen Beziehungen.

2.2.25 Staphisagria – Delphinium staphisagria – Stephanskörner

Staphisagria ist eines der wesentlichen Nervenmittel und der Mittel in der Übergangszeit der Pubertät aber auch des Klimakteriums mit Neigung zu Sexualneurosen und Verlangen nach Stimulantien. Allgemeine Verschlimmerung durch Schlaf, Liegen und Kälte, Folgen von Operationen und Verletzungen. Auf der Haut findet sich starkes Jukken, das rasch die Lokalisation wechselt. Nächtliche, übelriechende Schweiße mit Schwellung der Lymphdrüsen. Exantheme verschiedener Genese sind dem Mittel zugängig, vor allem seborrhoische Ekzeme, Alopecia praematura, Favus, generalisierte papulöse Ekzeme und der Lichen scrophulosis.

2.2.26 Vinca minor – Immergrün

Vinca minor wird nur bei nässenden Hautausschlägen verwendet. Es bestehen katarrhalische Erscheinungen an Augen und Ohren. Juckreiz am ganzen Körper. Die Haut wird dabei durch Kratzen wund und stark gerötet. Bläschen am Septum der Nase, Milchschorf, nässende skrofulöse Ekzeme.

2.2.27 Viola tricolor – Ackerstiefmütterchen

Aus der Phytotherapie bekannte Saponinwirkung von Viola tricolor, das wohl als Tee, als auch als phytotherapeutisches Teilbad bei ekzematösen Veränderungen, Frieselausschlägen mit Krustenbildung zur Anwendung gelangen kann. Lokalisation besonders im Gesicht und an den Ohren, starker Juckreiz. Bewährt hat sich Viola tricolor innerlich und äußerlich bei Milchschorf, bei skrofulösen Ekzemen aber auch Altersekzemen und Pruritus vulvae et ani.

2.3 Die Organmittel in der Hauttherapie

Diese Mittel empfehlen sich nur zur Behandlung spezieller Äußerungen der Haut, die sich durch die Lokalisation oder durch eine spezifische Effloreszenz auszeichnen. Die Mittel sind als Zwischenmittel oder als Palliativmaßnahmen gebraucht oder bei Hauterkrankungen angezeigt, die durch sekundäre Beeinflussung reaktionsarm geworden sind. Demnach entsprechen die Mittel speziellen Indikationen, so daß die Symptomatik des ganzen Arzneibildes, soweit überhaupt vorhanden, in den Hintergrund tritt. Als Dosierung solcher Organmittel empfiehlt sich ∅ bis D 4. Man spricht auch von den sog. »kleinen Mitteln«.

2.3.1 Agaricus muscarius – Fliegenpilz

Folgen von Erfrierung, Verbrennung mit Paraesthesien, Juckreiz und Schädigung der Blutkapillaren. Blaue Akren, Frostbeulen, Pruritus senilis.

2.3.2 Agnus castus – Mönchspfeffer

Herpes prämenstruell, Pruritus genitalis

2.3.3 Aloe socotrina – Aloe

Acne indurata

2.3.4 Asterias rubens – Seestern

Psoriasis, Versuch bei selektiver Lokalisation des linken Armes und der Brust.

2.3.5 Cicuta virosa – Wasserschierling

Bewährt bei Erythema multiforme mit dem Vorzug der Lokalisation am Handrücken.

2.3.6 Corydalis cava – hohle Lerchensporn

Furunkulose

2.3.7 Croton tiglium – Purgierkörner

Ein probates Mittel bei Bläschenekzemen und nässenden Ekzemen am Genitale, Balanitis und Herpes genitalis.

2.3.8 Dolichos pruriens – Juckbohne

Eines der symptomatischen juckreizhemmenden Arzneimittel.

2.3.9 Euphorbium – Euphorbia resinifera – amerik. Wolfsmilch

Akne bei Ausbreitung in Schmetterlingsform im Gesicht, Blaseneryisipel, wobei die Blasen zu nekrotisierenden Erscheinungen führen können. Euphorbium ist das Hauptmittel bei Herpes gestationis und Herpes labialis.

2.3.10 Fagopyrum sagittatum – Buchweizen

Bei Ekzemen auf dem Boden variköser Ulzerationen. Ulcus cruris als hauptsächliches Symptomatikum.

2.3.11 Hura – Hura Brasiliensis – Sandbuchsenbaum

Blasenausschlag – Porphyria cutanea tarda.

2.3.12 Hydrocotyle asiatica – Wassernabel

Starkes Hitzegefühl, kreisrunde, erhabene, wundrosenartige Effloreszenzen und Schuppenbildung an den Rändern. Psoriasis gyrata. Versuch aber auch bei Elefanthiasis, bei Lupus, soweit noch keine Ulzerationen eingetreten sind.

2.3.13 Jaborandi – Pilocarpus Jaborandi – Jaborandiblätter

Symptomatikum bei Schweißbildung, Nachtschweiße ähnlich wie Salvia und Pilocarpin.

2.3.14 Juglans regia – Walnuß

Acne juvenilis (symptomatisch) aber auch zur Verbesserung der Sekretion bei Status seborrhoicus.

2.3.15 Medusa – Nesselgift der Aurelia aurita

Hauptsächliches Palliativum bei Urticaria

2.3.16 Paeonia officinalis – Pfingstrose

Palliativum oder Symptomatikum bei Hämorrhoiden

2.3.17 Rumex – Rumex crispus – Krauser Ampfer

bei Pruritus und Urticaria

2.3.18 Sabina – Juniperus Sabina – Sadebaum

Wichtigstes Mittel bei Kondylom evtl. in Verbindung mit Thuja. Hauteffloreszenzen in der Folge von Abort und Abortneigung.

2.3.19 Sanicula (Aqua) – Heilquelle von Ottawa (Mineralakkord)

Schrunden an den Fingerspitzen, trockene Ekzeme an Ohren, Handgelenk und Fingern.

2.3.20 Scrophularia nodosa – Braunwurz

Ekzeme, Skrofulose, Drüsenbeteiligung und chron. Eiterung.

2.3.21 Terebinthina – Oleum terebinthinae – Terpentinöl

Urtikarielles Exanthem bei Nieren- und Blasenbelastungen oder chronischer Bronchitits.

2.3.22 Thallium – Thallium (Schwermetall)

Oft empfohlenes Symptomatikum gegen Haarausfall jeglicher Genese, abgeleitet von den unspez. toxikologischen Symptomen.

2.3.23 Urtica urens – Brennessel

Frieselartige und nesselsuchtartige Hautausschläge als Symptomatikum zu verwenden. Juckreiz symptomatisch.

2.4 Die Nosoden in der Behandlung von Hautkrankheiten

Man kann über die homöopathische Behandlung nicht sprechen, ohne die Nosoden zu erwähnen, die schon zu HAHNEMANNs Zeiten, aber auch in den späteren Ärztegenerationen eine große Rolle gespielt haben. Es handelt sich dabei um Präparate, die aus Mikrobenkulturen, aus Viren, aus Sekreten oder pathologischen Exkreten gewonnen werden. Nach der alten chinesischen Medizin ist bekannt, daß dort vom Kranken gewonnene, eingetrocknete Platternsekrete geschnupft, eine bestimmte Vorbeugemaßnahme gegen die Erkrankung darstellen. JENNER hat 1798 diese Form der Therapie in seiner Pockenimpfung modifiziert und weiter verfolgt. Die homöopathische Nosodentherapie wurde von dem deutschen Tierarzt W. LUX etwa seit dem Jahre 1820 angewandt und in der Folge sind die Nosoden aus dem homöopathischen Arzneischatz nicht mehr wegzudenken.

Die Nosoden lassen sich wie folgt klassifizieren:
1) Die Gruppe der reinen Mikrobenkulturen.
2) Bestimmte Produkte der Pharmakopöe wie Tuberkuline, Toxine, Vakzine oder therapeutische Seren.
3) Vom Kranken selbst gewonnene Krankheitsprodukte (wie etwa Blut oder z.B. Schuppen bei Psoriasis) sog. Autonosoden.
4) Stocknosoden wie Pyrogenium, Diphtherinum, Influenzinum, Anthrazinum, Skarlatinum, Variolinum, Pertussinum, Staphylokokzinum, Streptokokzinum.
5) Diathetische Nosoden
   a) psorische Gruppe: Psorinum
   b) sykotische Gruppe: Medorrhinum
   c) tuberkulinische Gruppe: Tuberculinum
   d) luetische Gruppe: Luesinum
   e) isopathische Gruppe: Allergene

Die Nosoden werden nach der Empfehlung von O. JULIAN in D 10, D 12, D 15 und D 20 angewandt, wobei die D 10 täglich, D 12 bis D 15 alle 10 bis 14 Tage, D 30 alle ein bis drei Monate verabreicht werden sollen.

Für die Behandlung der Hautkrankheiten sind vier Nosoden als Zwischen- und Reaktionsmittel empfehlenswert, nämlich **Tuberculinum,**

Luesinum, Medorrhinum und **Psorinum.** Eine weitere Nosode wie Variolinum ist auch in abgewandelter Form, nämlich als Pockenimpfung z. B. beim Herpes zoster zu erwägen.

2.4.1 Tuberculinum

Verwendet werden humane und bovine, aber auch galline Stämme, die periodisch kontrolliert und auf ihre Aktivität getestet werden. Die Nosode wird aus einem Glycerinextrakt einer Tuberkelbazillenkultur im Sinne des Alttuberculins von KOCH hergestellt. Das Präparat wird auf Sensibilisierung, auf Nichtgiftigkeit und auf Aktivität kontrolliert. Für die Nosodentherapie mit Tuberculinum gelten Erfahrungsgrundsätze, die in folgender Tabelle zusammengefaßt sind: (Tabelle siehe Seite 57/58.)
Nach der von NEBEL erarbeiteten Symptomatik kommt für die Haut die Beziehung wie Schweißneigung, Juckreiz, scharlachähnliches Exanthem, bullöse, papulöse, juckende, schuppende Hautausschläge, auch Ekzeme an Ohren, Hautfalten und auf behaartem Kopf, Fissurneigung, trockene, nässende und schmerzhafte Knötchenerytheme in Frage. Endogene Ekzeme mit skrofulös-lymphatischer Belastung reagieren meist gut auf ein verabreichtes Tuberkulin, wobei die Drainage nach NEBEL mit Hydrastis, Crataegus, Solidago und Chelidonium jeweils in der D 4, dreimal täglich 10 Tropfen oder 1 Tablette empfohlen wird.

2.4.2 Luesinum

In der homöopathischen Therapie wurde diese Nosode von SWAN 1818 eingeführt. Dabei handelt es sich um eine seröse Flüssigkeit eines syphilitischen Schankers, bevor dieser spezifisch behandelt wurde. Das Sekret wird verdünnt, durch Gefrieren und Entfrieren lysiert, sterilfiltriert und dann auf Unschädlichkeit und Sterilität kontrolliert. Für die Haut gilt als Leitsymptom der Haarausfall, kupferfarbige Ausschläge der Kopfhaut, bläschenartige, braunrötlicher Hautausschlag mit Kupferflecken, Abszesse, die stinkenden Eiter entleeren. Knochenschmerzen gehören zum Luesinbild, genauso Gedächtnisschwäche, Neigung zu Gedächtnisfehlleistungen wie Vergeßlichkeit, schlechte Merkfähigkeit etc. aber auch psychopathische Reaktionen wie Manien, Phobien und Zwangshandlungen gelten für die Behandlung mit dem Mittel allgemein. Bewährt hat sich Luesinum bei Alope-

Liste der Tuberculin-Nosoden (nach M. STÜBLER)

Art d. Tuberculins	I Tuberculinum Koch alt	II Tuberculinum Koch rest.	III Tuberculin Serum Marmoreck	IV Tuberculinum Denys	V Tuberculinum Burnett = Bacillin
Herstellung	Kultur von Tuberkelbazillen auf Rinderbouillon, eingedampft und filtriert	Extrakt d. wasserlöslichen Teile aus verschied. Tbc-baz.-Stämmen	Verdünntes Pferde-Tb-Serum nach Marmoreck	Bouillonfiltrat nach Denys	Mischpräparat aus Sputum u. Tbc-Lungengewebe
Hauptwirkung	Asthenie u. Neurasthenie, Erkältungskatarrhe, Drüsen, nicht aktive Tbc-Prozesse, Allergie, Hautleiden	Arthritis Arthrose Spondylose Dupuytren Steinleiden Rheuma	chron. Rezidive, Fisteln wechselnde Lokalisation	akutes Mittel, Toxinexplosionen Asthma-Ekzem	Atmungsorgane, eitrige Bronchitis, Bronchiektasen Chron. Eiterung
Reaktionstyp	Oxygenoider Typ, magerer u. nervöser Astheniker	Arthrotiker	schwächliche, blasse, appetitlose Kinder	Blühend gesunde Menschen, eher fett, plötzl. Erkrankung. Allergiker	kein Typ, lokale Störungen

Dosis	D 30, D 200 alle 4 – 6 Wochen. Möglichst seltene Gaben	D 12, D 15, D 30; alle 8 Tage	D 6, D 12, D 30 nach Reaktion	D 12, D 15, D 30; je nach Prozeß	D 30, alle 14 Tage eine Gabe
Vorsicht!	nicht bei aktiver Tbc, nicht bei Fieber!	nicht bei heftigen Reaktionen	auch bei Fieber u. raschem Verlauf möglich	kann Krisen hervorrufen	Vorsicht bei Fieber!
Drainage	Pulsatilla D 4 Berberis D 4 Solidago D 4	Solidago D 4 Berberis D 4, Ameisensäure	Solidago D 4 Pulsatilla D 4	gründliche Drainage	Berberis D 4 Solidago D 4 Pulsatilla D 4
Leit-symptome	kälteempfindlich, lufthungrig, Schweißneigung, Ekel vor Speisen, Verlangen nach Fett u. kalter Milch, Unruhe, typische Träume	Versteifung, Bewegung bessert, chron. Polyarthritis u. Spondylitis, wetterunempfindlich	akute Polyarthritis oder akute Schübe bei chron. Polyarthritis	Zyanose, Stauung, Hypotonie, jede kleine Anstrengung verschlimmert	nach klin. Diagnose bei eitriger Bronchitis u. Bronchiektasen

zie, bei Pemphigus, Herpes, Lichen planus und Keloid, wobei Luesinum als Grundtherapie jeder anderen Therapie vorangehen sollte.

2.4.3 Medorrhinum

Medorrhinum wird aus den eitrigen Uretralsekreten einer akuten Gonorrhoe hergestellt. Das Sekret wird vor jeglicher Behandlung und von mehreren Personen abgenommen. Es handelt sich um ein biologisches Komplexpräparat aus dem Erreger und den Reaktionsprodukten der Umgebung. Das Bakteriolysat wird auf Unschädlichkeit und Sterilität geprüft. Die Beziehung zum Krankheitsbild entspricht dem sogenannten sykotischen Typ (nach HAHNEMANN) mit chronischem Katarrh, Kälte- und Feuchtigkeitsverschlimmerung, juckenden Ausscheidungen und Wucherungen auf Haut und Schleimhaut. Zu dem Mittelbild der Medorrhinnosode gehören gelbe Flecken auf der Haut mit Juckreiz, spitze gestielte Warzen, Feigwarzen und Polypen sowie brüchige Nägel. Besonders hat sich Medorrhinum bewährt bei dem perianalen Ekzem, bei Urticaria, bei Warzen und Feigwarzen und gutartig gestielten Geschwülsten aber auch bei erheblicher Schweißneigung, wobei die Schweiße einen Fischgeruch ausstrahlen. Selbst bei Fehlen ätiologisch anamnestischer Anhaltspunkte entspricht Medorrhinum einem Konstitutionstyp der sogenannten hydrogenoiden Belastung und läßt sich deshalb auch schon beim Säuglingsekzem, besonders bei Kindern, die es lieben, auf dem Bauch zu schlafen, erfolgreich anwenden, O. JULIAN zieht es diesbezüglich dem weniger zuverlässigen Psorin vor.

2.4.4 Psorinum

Psorin wird aus den Hautaffektionen der unbehandelten Krätze hergestellt, die durch die Milbe sarcoptes scabiei hervorgerufen wird. Die Prüfungen gehen auf HERING 1833 zurück und wurden von HAHNEMANN als erste Nosode in die Materia medica eingeführt. Bei dem bereits von HAHNEMANN erarbeiteten Typus herrscht ebenfalls die Kälteempfindlichkeit vor. Die Haut ist schmutzig, fettig, nässend mit penetrantem Geruch. Seborrhoe, polymorphe Hautausschläge mit Pusteln, Bläschen, Papeln, Krustenbildung begleitet von heftigem Jucken, das sich bei Wärme verschlimmert. Die Hautausschläge sind vor allem im Winter manifest. Als Lokalisation sind Ohren, Gelenkfalten und die Kopfhaut typisch. Chronische Hautausschläge aller Art wie Impetigo, Psoriasis – wobei auch hier eine Eigennosode mit Psorin kombiniert werden kann – Ekzem, Furunkel, Akne, Seborrhoe, chronisches Ekzem der Kopfhaut sind unter Umständen Indikationen, bei denen Psorin als Reaktionsmittel und Zwischenmittel gute Dienste leistet.

3 Kurzes Repertorium zur Symptomatik der Hauterkrankungen

Keine Krankheit bietet soviel Symptome wie die Hauterkrankung. Das Zusammenspiel der einzelnen Symptome ist oft schon eine Möglichkeit der Behandlung, wenn es sich beim Repertorium nur um die mosaikartige Zusammensetzung des Krankheitsgeschehens handelt. Ein Repertorium oder das Repertorisieren bietet erst dann Gelegenheit zur Therapie, wenn das Arzneibild zusammenzufügen ist und eine biologische Einheit darstellt. Ohne das Ziel einer solchen Einheit ist das Repertorium wertlos. So betrachtet sollten die folgenden Anhaltspunkte nur Anreiz geben für die Arzneifindung.

3.1 Die Rötung der Haut

Erysipel

Ein flächenhaft fortschreitendes Erythem, evtl. mit bullösen Veränderungen. Ein intensiv rotes, scharf begrenztes Erythem mit bevorzugter Lokalisation im Gesicht und an den unteren Extremitäten begleitet von heftigen Allgemeinerscheinungen wie Fieber, Schüttelfrost, Leukozytose und erhöhter BSG.

Erysipeloid

Schweinerotlauf. Blaurotes Erythem ohne Fieber. Befallen werden meist Handrücken und Finger von Menschen in exponierten Berufen (Metzger, Hausfrauen).

Erythem

Lokalisierte oder diffuse Hautrötungen, die nicht infiltriert sind und bei Glasspateldruck abblassen. Die Ursache liegt in einer vermehrten Gefäßfüllung.

Exanthem

Eine generalisierte Dermatose, die kleinfleckige, disseminierte Erytheme aufweist und auf Infekt – oder Arzneimittelallergie beruht.

Form und Anordnung

Flecke (generalisiert und lokalisiert):
Belladonna
Mercurius

knotenförmig:
Apis
Arnica
Chininum sulfuricum
Rhus toxicodendron
Rhus venenata

Plantar:
Acidum fluoricum

Palmar:
Acidum fluoricum
Carbo vegetabilis
Croton tiglium
Graphites
Natrium carbonicum
Phosphorus

Gesicht:
Belladonna
Euphorbium
Graphites
Rhus toxicodendron

Schwellung (ödematös):
Apis
Rhus toxicodendron
Sulfur

phlegmonös:
Rhus toxicodendron

wandernd:
Hepar sulfuris
re → li: Apis, Graphites
li → re: Lachesis, Rhus toxicodendron
hier und da: Pulsatilla
periodisch: Apis
chronisch: Graphites, Rhus toxicodendron
strahlenförmig: Graphites
sich ausbreitend: Clematis, Hepar sulfuris, Psorinum, Sarsaparilla, Sulfur

glänzend: Bryonia

hart:
Bryonia
Phosphorus
Pulsatilla
Rhus toxicodendron

Farbe:

rot
Belladonna
Agaricus

feuerrot
Aconitum
Belladonna
Stramonium
Sulfur

blaurot
Lachesis
Sulfur

scharlachfarben
Apis

purpurfarben
Hyoscyamus
Sepia

Empfindung:

brennend
Aconitum
Apis
Belladonna
Cantharis
Sulfur

juckend
Euphorbia, Agaricus, Bryonia, Caladium, Sulfur, Rhus toxicodendron

wie geschwollen
Belladonna
Pulsatilla
Rhus toxicodendron

Spannung:
Acidum nitricum
Phosphorus
Strontium

stechend
Graphites

kalt
Ledum palustre

heiß
Acidum fluoricum
Aconitum
Aloe
Belladonna
Causticum, Lachesis, Stramonium, Urtica urens

schmerzhaft
Acidum nitricum, Carbo animalis, Chamomilla, China, Passiflora

Modalität:

Wärme verschlimmert
Acidum fluoricum
Apis mellifica
Graphites
Ledum palustre
Lilium tigrinum
Euphrasia
Teucrium

Wärme bessert
Acidum phosphoricum
Acidum sulfuricum
Arsenicum album

kalt baden bessert
Apis mellifica
Ledum palustre

nachts
Arsenicum album
Carbo vegetabilis
Conium
Dolichos pruriens
Mercurius
Oleander

hohes Fieber:
Euphorbium

Insektenstiche:
Ledum
Urtica urens
Apis
Anthracinum
Arnica
Belladonna
Caladium
Acidum carbolicum
Lachesis
Natrium chloratum

3.2 Knötchen und Papeln

Definition:

Knötchenbildungen der Haut beruhen bei verschiedenen Erscheinungsformen auf konstitutioneller Grundlage. Deshalb sind bei der Mittelwahl auch Störungen in den verschiedenen Stoffwechselbereichen (harnsaure Diathese, Hyperlipidämie, Amyloidose etc.) zu berücksichtigen.

Bei **vereinzelt** auftretenden **Knötchenbildungen:**
Antimonium crudum, Arsenicum album, Arsenum jodatum, Apis, Bryonia, Calcium carbonicum, Calcium fluoratum, Calcium jodatum, Calcium phosphoricum, Ledum, Lycopodium, Mercurius, Silicea, Sulfur, Staphisagria.

Typische Modalitäten:

bläulich: Manganum
fleckig: Phosphorus, Sarsaparilla
brennend: Hepar sulfuris
hornig: Antimonium crudum
rot: Sabadilla
hart und empfindlich: Petroleum

Lichen simpl. chron.:

Anatherum, Antimonium crudum, Arsenicum album, Belladonna, Caladium, Juglans cinerea, Kreosotum, Ledum, Lycopodium, Phytolacca, Rumex crispus, Sulfur

Lichen ruber planus:

Antimonium crudum, Arsenicum album, Arsenum jodatum, Calcium, Hydrocotyle, Ledum, Mercurius, Phosphorus, Sulfur.

Definition der Papeln

Derbe, über das Hautniveau erhabene, flache Effloreszenzen, die auch schubweise auftreten, zentral einschmelzen und dann kleine weißliche Narben hinterlassen (diese Hautveränderungen können Hinweis auf Lues und Tbc sein).

Hauptmittel: Kalium jodatum, Calcium, Causticum, Chamomilla, Lycopodium, Mercurius, Silicea, Sulfur, Syphilinum.

Knötchen und Papeln, die mit Hautjucken auftreten:
Ambra, Arsenicum album, Clematis, Dolichos, Lycopodium, Mercurius, Mezereum, Rhus toxicodendron, Sulfur, Urtica urens, Zincum metallicum.

Typische Modalitäten:

Gesicht, Kopfhaut, Hände: Clematis
Knie, Ellbogen, behaarte Hautpartien: Dolichos
Oberschenkel, Kniebeugen: Zincum metallicum
Genitalien: Ambra, Caladium, Sepia

3.3 Pusteln

Definition:

Pusteln sind Eiterbläschen. Ihrer entzündlichen Herkunft nach sitzen sie meist einer mehr oder weniger entzündlich veränderten Haut auf. Treten sie mehrkammerig auf, spricht man von **Pocken.** Oft treten einzelne Pusteln über einem Haarfollikel auf und sind dann von dem Haar durchbohrt. Pusteln, die sich aus Bläschen entwickeln, sind immer Sekundärefloreszenzen (dies z. B. bei Impetigo contagiosa); – bilden sie sich durch eitrige Einschmelzung von Papeln, nennt man sie Papulopusteln.
Neigung zu **pustulösen Ausschlägen** zeigen allgemein folgende Mittelbilder: Antimonium crudum, Antimonium tartaricum, Arsenicum album, Rhus toxicodendron, Staphisagria, Sulfur.
Handelt es sich um **pustulöse Ausschläge,** die **nässend** in Erscheinung treten: Aethiops, Clematis, Dulcamara, Graphites, Hepar sulfuris, Mezereum, Oleander, Psorinum, Rhus toxicodendron.

3.4 Pickel

Definition:

Pickel, auch Blütchen genannt, sind vereinzelt auftretende Pusteln.
Acidum nitricum, Acidum phosphoricum, Antimonium crudum, Cau-

sticum, Mercurius, Natrium chloratum, Phosphorus, Pulsatilla, Rhus toxicodendron, Sepia, Sulfur, Zincum.

Pickel mit ausgeprägter Berührungsempfindlichkeit: Berberis, Caladium, Hepar sulfuris.

Pickel blutend: Cistus canadensis, Pareira, Rhus toxicodendron, Strontium, Thuja.

Pickel mit Brenngefühl: Acidum phosphoricum, Agaricus, Arsenicum album, Bovista, Cantharis, Causticum, Graphites, Kalium carbonicum, Magnesium, Mercurius, Rhus toxicodendron, Sulfur, Tilia.

Pickel mit Wundgefühl: Acidum phosphoricum, Alumina, Argentum metallicum, Belladonna, Bovista, Calcium, Clematis, Hepar sulfuris, Mezereum, Rhus toxicodendron, Sabina, Sepia, Spigelia, Stannum, Teucrium, Zincum.

Pickel mit ausgeprägter Entzündung: Acidum nitricum, Agaricus, Berberis, Bryonia, Chelidonium, Petroleum, Stannum, Sulfur
mit rotem Hof (Quilisch): Antimonium tartaricum.

Pickel nässend: Calcium, Graphites, Kalium carbonicum, Natrium sulfuricum, Pulsatilla, Silicea, Sulfur, Thuja, Zincum.

Pickel geschwürig: Acidum nitricum, Mercurius, Sabina, Sepia.

Pickel hart: Acidum nitricum, Agaricus, Bovista, Rhus toxicodendron, Sabina, Valeriana, Veratrum.

Pickel juckend: Graphites, Tellurium.

Pickel verkrustet: Hepar sulfuris, Lycopodium, Mezereum, Sulfur.

Pickel mit Drüsenschwellungen: Bromum, Calcium sulfuricum, Mercurius sulfuricus.

Pickel bei Kachexie; Arsenicum album, Carbo vegetabilis, Natrium chloratum, Silicea.

Pickel bei Anwendung von Kosmetika: Bovistum.

Pickel bei Genuß von Käse: Nux vomica.

Pickel bei anämischen Mädchen: Calcium phosphoricum.

Pickel bei gastrischen Störungen: Antimonium crudum, Carbo vegetabilis, Cimicifuga, Lycopodium, Nux vomica, Pulsatilla, Robinia.

Pickel bei Menstruationsunregelmäßigkeit: Aurum metallicum, Belladonna, Bellis perennis, Berberis aquifolium, Cimicifuga, Graphites, Pulsatilla, Sanguinaria.

Pickel in der Schwangerschaft: Belladonna, Sabina, Sarsaparilla, Sepia.

Pickel bei sexuellen Exzessen: Acidum phosphoricum, Aurum, Calcium carbonicum, Kalium bromatum, Rhus toxicodendron, Sepia, Thuja.

Pickel bei Trinkern: Antimonium crudum, Barium carbonicum, Ledum, Nux vomica, Rhus toxicodendron.

Pickel in symmetrischer Verteilung: Arnica
Pickel vorwiegend lokal um den Mund: Antimonium tartaricum.

3.5 Bläschen

Definition:

Sie gehören zu den Primäreffloreszenzen. Es sind kleine, sich über die Hautoberfläche vorwölbende ein- und auch mehrkammerige Hohlräume von Stecknadelkopf- bis Erbsengröße. Die Hohlräume sind mit einer klaren Flüssigkeit gefüllt. Im Mundbereich und an anderen, der Mazeration ausgesetzten Stellen platzen diese Bläschen bald und es bildet sich dann als Sekundäreffloreszenz eine Erosion.

Allgemeine Behandlung herpetiformer Hautveränderungen:
Acidum carbolicum, Acidum nitricum, Arsenicum album, Cantharis, Causticum, Clematis, Croton, Dulcamara, Euphrasia, Lachesis, Mezereum, Natrium carbonicum, Natrium chloratum, Phosphorus, Ranunculus bulbosus, Rhus toxicodendron, Sulfur.

Anordnung:

vereinzelt: Clematis
gruppenförmig: Anagallis, Rhus toxicodendron, Sulfur
traubenförmig: Bufo
konfluierend: Arsenicum album, Cicuta, Sulfur

Körperbereich des Auftretens:

Afterbereich: Natrium chloratum
Augenbereich: Mezereum, Prunus
Cornealbereich: Arsenicum album, Capsicum, Dulcamara, Rhus toxicodendron
Genitalbereich: Clematis, Pulsatilla, Sepia, Sulfur
Gesichtsbereich: Capsicum
Interkostal: Ranunculus
Konjunktiven: Croton
Lippen: Aconitum, Belladonna, Natrium chloratum, Mercurius (rezid. Arsenicum album)
Nasenspitze: Aethusa

Praeputium: Antimonium crudum, Arsenicum album, Mercurius, Rhus toxicodendron
vorwiegend linksseitig: Graphites
vorwiegend rechtsseitig: Iris

Verfärbungen der Bläschen:

rötlich: Croton
dunkelrot: Rhus toxicodendron
blau-violett: Ranunculus bulbosus
gelblich: Mercurius

Modalitäten:

schmerzhaft: Apis, Arsenicum album, Borax, Bryonia, Croton, Hypericum, Kalmia, Mezereum, Prunus, Ranunculus, Rhus toxicodendron, Sulfur
berührungsempfindlich: Borax, Croton, Mezereum, Prunus, Ranunculus
Brennschmerz: Apis, Arsenicum album, Borax, Ranunculus
stechender Schmerz: Kalmia
Schmerz im Nervenverlauf: Hypericum
Schmerz paravertebral: Zincum phosphoricum
schmerzhafte Folgezustände: Prunus spinosa
Juckreiz: Anagallis, Ranunculus, Sulfur
Wärmebesserung: Rhus toxicodendron
Wärmeverschlimmerung: Arsenicum album, Mezereum, Tellurium
Kälteverschlimmerung: Phytolacca, Rhus toxicodendron

3.6 Bindegewebshyperplasien

Harte und weiche Fibrome sind die häufigsten gutartigen Bindegewebsneubildungen, die oft erst im höheren Alter auftreten.
Die Neigung zu fibrösem Gewebe wird mit Rhus toxicodendron behandelt.

Fibrome: Graphites

Keloide – Wulstnarben

sind histologisch harte Fibrome im Sinne einer Bindegewebswucherung: Acidum fluoricum, Acidum nitricum, Bellis perennis, Calcium fluoratum, Carbo vegetabilis, Causticum, Graphites, Silicea.

Verrucae – Warzen

sind Fibroepitheliome.
Allgemeine Mittel: Acidum nitricum, Antimonium crudum, Calcium carbonicum, Causticum, Dulcamara, Ferrum picrinicum, Magnesium sulfuricum, Silicea, Thuja.

Modalitäten:

feucht: Acidum nitricum, Thuja
wundmachend: Acidum nitricum, Ruta graveolens, Silicea
blutend: Acidum nitricum, Causticum, Cinnabaris
schorfig: Lycopodium
gestielt: Acidum nitricum, Thuja

Epitheliome

gehen im Hautbereich meist von den Ephitheltaschen der Haarbälge aus. So ist ihr Vorkommen an die behaarte Haut gebunden. Morphologisch treten sie dann als Papeln in Erscheinung.
Arsenicum album, Arsenum jodatum, Cinnabaris, Conium, Hydrastis, Lapis albus, Lycopodium, Ranunculus bulbosus, Sepia, Silicea, Thuja.

Ganglion: Acidum benzoicum, Ammonium carbonicum, Ruta

Lipom: Barium carbonicum

Atherom:
Barium carbonicum, Graphites, Silicea

Naevus: Abrotanum, Calcium fluoratum, Ferrum phosphoricum, Lycopodium, Phosphorus, Thuja

3.7 Schuppende Hautkrankheiten

Allgemeine Therapie: Aethiops antimonialis, Arsenicum album, Borax, Calcium, Clematis, Dulcamara, Graphites, Lycopodium, Mercurius, Phosphorus, Pulsatilla, Phytolacca, Psorinum, Sepia, Silicea, Sulfur.

Schuppung nach unterdrückender Therapie: Alumina, Calcium, Lachesis, Lycopodium, Sulfur

fleckförmig angeordnete Schuppung der Haut: Acidum nitricum, Hydrocotyle, Mercurius, Kalium sulfuricum, Pulsatilla, Zincum

trockene, mehlig imponierende Schuppung: Arsenicum album, Calcium, Dulcamara, Lycopodium, Silicea, Thuja

weißlich schuppend: Kalium sulfuricum

Schuppung bei schmerzender Haut: Acidum nitricum, Arsenicum album, Belladonna, Bryonia, Causticum, Clematis, Mercurius, Pulsatilla, Sepia, Sulfur.

3.8 Fissuren, Risse, Rhagaden

Neigung zu Schrunden: Acidum fluoricum, Acidum nitricum, Alumina, Causticum, Condurango, Graphites, Lycopodium, Manganum, Petroleum, Sarsaparilla, Sulfur

Feine Risse: Calcium, Graphites, Hepar, Pulsatilla, Rhus toxicodendron, Sarsaparilla, Sepia, Sulfur

Tiefe Risse: Calcium, Carboneum sulfuratum, Graphites, Petroleum, Pulsatilla, Sarsaparilla, Sepia, Sulfur

Schrunden an Lippen und Mundwinkel: Condurango, Natrium chloratum

Affinität zu Körperöffnungen und Übergang Haut / Schleimhaut: Acidum nitricum, Petroleum

Verschlechterung durch trockene Kälte; Winter: Alumina, Calcium, Carboneum sulfuratum, Petroleum

3.9 Borken oder Krusten

Calcium carbonicum, Clematis, Graphites, Hepar sulfuris, Mercurius, Oleander, Petroleum, Rhus toxicodendron, Spongia, Staphisagria, Vinca minor, Viola tricolor
hart: Graphites, Ranunculus bulbosus
hornig: Antimonium crudum, Graphites
nässend: Arsenicum album, Calcium, Carboneum sulfuratum, Graphites, Lycopodium, Mercurius, Mezereum, Oleander, Rhus toxicodendron, Staphisagria, Sulfur
trocken: Aurum
Rupia (borkendedeckte, geschwürige Pustel): Arsenicum album, Kalium jodatum, Phytolacca
Krusten auf geschwürigem Untergrund: Calcium, Conium, Lycopodium, Mercurius, Mezereum, Rhus toxicodendron, Silicea, Sulfur, Kalium bichromicum (schwarz)
Farbe: weiß: Calcium, Natrium chloratum
 braun: Mezereum
großflächig: Acidum nitricum, Mercurius
sich ausbreitend: Clematis, Psorinum, Sulfur
eiternd: Arsenicum album, Silicea, Sulfur

3.10 Geschwüre

Definition:

Kontinuitätsdurchtrennung aller Schichten der Haut, u.U. bis in das Bindegewebe. Es handelt sich um einen länger dauernden Prozeß, dem ursächlich eine infiltrative bzw. einschmelzende Entzündung, eine Durchblutungsstörung oder ein Neoplasma zugrunde liegt.

Farbe:

blauschwarz: Arsenicum, album, Carbo vegetabilis, Lachesis
rot: Acidum nitricum, Arsenicum album, Corallium rubrum, Mercurius
gelb: Acidum nitricum, Sulfur
gangränös: Arsenicum album, Lachesis, Lycopodium

glänzend: Lac caninum, Phosphorus
glasig: Lac caninum
speckig: Mercurius
mit weißen Flecken: Lachesis, Mercurius, Silicea
schmutzig: Acidum nitricum, Lachesis, Mercurius
entzündet: Aconitum, Arsenicum album, Belladonna, Hepar, Mercurius, Phosphorus, Silicea
grau: Causticum

Form und Ausdehnung:

aphthös: Apis, Borax, Carbo vegetablis, Kalium chloratum
warzenförmig: Natrium carbonicum
kreisrund: Kalium bichromicum
flach: Lachesis, Mercurius
tief: Acidum nitricum, Arsenicum album, Kalium bichromicum, Lachesis, Mercurius
zackig: Hepar sulfuris, Mercurius
ausbreitend: Arsenicum album, Mercurius, Silicea
geschwollen: Mercurius, Pulsatilla, Silicea

Konsistenz:

schwammig: Arsenicum album
verhärtet: Alumina, Belladonna, Calcium carbonicum, Calcium fluoratum, Lycopodium, Pulsatilla, Silicea

Absonderung und Grund:

trocken: Kalium bichromicum, Phytolacca
blutend: Acidum nitricum, Arsenicum album, Carbo vegetablis, Lachesis, Mercurius, Petroleum, Phosphorus
mit Krusten: Calcium, Conium, Lycopodium, Mercurius, Mezereum, Rhus toxicodendron, Silicea, Sulfur
brandig: Anthracinum, Arsenicum album, Kreosotum, Lachesis
bräunlich: Silicea
dünn: Asa foetida, Causticum, Hepar, Jodum, Mercurius, Pulsatilla, Rhus toxicodendron, Silicea, Sulfur
mit Granulationen: Arsenicum album, Sepia, Silicea
grün: Arsenicum album, Asa foetida, Causticum, Kalium jodatum, Lycopodium, Pulsatilla, Silicea, Sulfur
käsig: Mercurius
reichlich: Hepar, Jodum, Pulsatilla, Sepia

Geruch:

stinkend: Acidum nitricum, Asa foetida, Crotalus horridus, Graphites, Kreosotum, Lachesis, Secale
faulig: Acidum muriaticum, Hepar, Silicea

Rand:

blutend: Arsenicum album, Silicea
erhöht und verhärtet: Arsenicum album, Lycopodium, Silicea
unterminierend: Asa foetida
zerissen: Acidum phosphoricum, Mercurius
zackig: Hepar sulfuris, Hepar sulfuris kalinum, Mercurius

Umgebung:

Blasen: Arsenicum album, Lachesis, Mercurius
Flechten, Ekzem: Asa foetida, Hepar sulfuris, Hepar sulfuris kalinum, Lachesis, Rhus toxicodendron
schmerzhaft: Arsenicum album, Asa foetida, Hepar sulfuris, Hepar sulfuris kalinum
Stippchen: Hepar
Krampfadern: Causticum, Lycopodium, Pulsatilla
marmoriert: Carbo vegetabilis, Conium, Lachesis, Pulsatilla
Pickel: Acidum muriaticum, Hepar, Mezereum, Silicea
roter Hof: Arsenicum album, Hepar, Mezereum, Pulsatilla, Silicea, Staphisagria, Sulfur
kleine Ulcera:
Phosphorus, Silicea

Empfindungen:

indolent: Acidum phosphoricum, Anagallis, Arsenicum album, Calcium jodatum, Conium, Kalium jodatum, Lachesis, Opium, Silicea, Sulfur
schmerzhaft:
das Ulcus selbst: Acidum nitricum, Arnica, Asa foetida, Calendula, Hepar, Lachesis, Mezereum
der Ulcusrand: Arsenicum album, Asa foetida, Hepar, Mercurius, Silicea
die Ulcusumgebung: Asa foetida, Hepar sulfuris, Lachesis, Pulsatilla

Schmerzqualitäten:

beißen: Pulsatilla
bohren: Kalium carbonicum, Silicea, Sulfur
brennen: Arsenicum album, Carbo vegetabilis, Causticum, Rhus toxicodendron, Sulfur
Druck: Paeonia, Silicea
Jucken: Hepar, Mezereum, Silicea
Kälte: Bryonia
pulsieren: Mercurius, Mezereum, Sulfur
reißen: Lycopodium, Sulfur
schießen: Arsenicum album, Lycopodium
schneiden: Belladonna
Spannung: Pulsatilla, Strontium, Sulfur
stechen: Acidum nitricum, Arsenicum album, Mercurius, Pulsatilla, Silicea, Sulfur

Modalitäten:

Kälte bessert: Lachesis, Pulsatilla
Wärme bessert: Lachesis, Silicea
Wärme verschlechert: Chamomilla, Lycopodium, Mercurius, Sabina, Secale
Waschen verschlechtert: Hydrastis

Folgende Mittel geben die oben genannten Autoren übereinstimmend als die allgemein wichtigsten Mittel bei Geschwüren an:
Acidum nitricum
Arsen
Asa foetida
Ca-Salze
K-Salze
Hepar sulfuris
Lachesis
Mercurius
Phytolacca
Silicea
Sulfur

4 Konstitution, Disposition und Diathese

Das Bedürfnis des Arztes nach einer Begrifflichkeit der Körperbeschaffenheit u. Krankheitsbereitschaft im Hinblick auf ererbte Anlagen ist elementar. Kein Arzt wird an der Tatsache vorbei sehen, daß bestimmte Krankheiten, individuelle Reaktionsbereitschaften in Kategorien einzuordnen sind, die meist nur morphologisch oder phänomenologisch erfaßbar sind und gleichartige Züge in bezug auf Verlauf und Therapie zeigen. So ist es verständlich, daß Konstitution funktionell oder morphologisch, aber nicht exakt wissenschaftlich erfaßbar ist und damit eine Schwierigkeit der Klassifizierung mit sich bringt. Dieser Schwierigkeit ist weder die klinische Medizin noch die Anatomie, aber letztlich auch nicht die Anthropologie ausschließlich gerecht geworden.

So findet sich in der Medizin vornehmlich die Lehre von den Krankheiten und nicht die Lehre vom kranken Menschen. Dabei müßte man sehen, daß jede Krankheit eine wesentliche Bedingung hat, nämlich die besondere individuelle Veranlagung im Sinne der **Konstitution** und die besondere momentane individuelle Bereitschaft der Reaktion im Sinne der **Disposition.**

In der Auseinandersetzung mit dem Konstitutionsbegriff spiegelt sich eindrucksvoll die Wandlung des medizinischen Denkens wider. Im klinischen Wörterbuch von DORNBLÜTH aus dem Jahre 1935 (zitiert nach WILHELM) wird Konstitution wie folgt definiert: »Konstitution, die Gesamtbeschaffenheit des Körpers, das Maß der Widerstandskraft des Körpers und des Geistes gegen krankmachende Einflüsse, die Gesamtheit der morphologischen, funktionellen und evolutiven Eigenschaften, soweit sie vererbt oder vererbbar sind, d.h. in der genotypischen Struktur verankert sind. Die Konstitution beruht nach der veralteten Auffassung der Humoral-Pathologie auf der besonderen Mischung der Körpersäfte; ungünstige Mischungen wurden als Dyskrasie oder Diathese bezeichnet, das äußere Bild als Habitus. Die fortschreitende Erkenntnis hat gelehrt, daß Konstitutionsanomalien wohl immer auf angeborener, minderwertiger Anlage bestimmter Organe beruhen. So gibt es von Haus aus schwache, gegen die Einflüsse des Lebens nicht genügend widerstandsfähige Mägen, Nieren, Lungen, Gehirne ... Als Konstitutionskrankheit bezeichnet man noch jetzt Zuckerkrankheit, Gicht und Fettsucht, doch sind auch daran Störungen von Organverrichtungen, nämlich gewisser Blutdrüsen schuld«.

Das Reallexikon der Medizin von 1975 (Verlag Urban & Schwarzenberg) definiert dagegen Konstitution wie folgt: »Anlagebedingt, individuelle Ganzheit (Erscheinungs-, Funktions- und Leistungsgefüge) des einzelnen Menschen i.w.S. die in der Erbanlage begründete und unter Einbeziehung der Umwelt verwirklichte Gesamtverfassung eines Organismus einer Art oder Rasse (= Art- bzw. Rassen-Konstitution), ferner die Geschlechts- und Alterskonstitution; – außer den hereditären Konstitutionstypen werden unterschieden: Enechet, epileptiform, prodyscline, hyper- und hypoadrenale-pituitäre-thymische-parathyreoide, thyreoide, vago- und sympathicotrope, ferner allergische, exsudative, ictaphene, lymphatische, neuropathische, reizbare, depressive, explosive, psychopathische, reflexhysterische, emotionale, zyklothyme, hämolytische u.a.m.«

Konstitutionstypen (historisch abgeleitet)

Autor	I. Schmaler Typ	II. Mittlerer Typ	III. Breiter Typ
Hippokrates 4. Jahrh. v. Chr. Carus (1856)	Habitus phthisicus zerebrale, sensible asthenische Konstitution	athletische Konstitution b. Carus noch nicht von I getrennt	Habitus apoplecticus Plethorische Konstitution mit bevorzugter Entwicklung der Ernährungsorgane
Stiller (1907)	asthenischer, atonischer Habitus		Apoplektischer, arthritischer hypertonischer Habitus
Sigaud (1908)	Type respiratoire (zerebral)	Type musculaire	Type digestif
Kretschmer (1921)	Leptosomer	Athletiker	Pykniker
Hellpach (1922)	Fränkisches Gesicht		Schwäbisches Gesicht
Aschner (1924)	Schmale Individuen	Mittlere Individuen	Breite Individuen
Rautmann (1928)	Hyposthenischer oder leptosomer Typ	Mesosthenischer oder mesosomer Typ	Hypersthenischer oder pyknosomer Typ
Lampert (1938)	A-Typ, asthenisch, Hypotonie veg. labil, vagoton wärmehungrig (W-Typ)	Indifferenztyp	B-Typ, plethorisch, muskulär pyknisch – Hypertonie kältebedürftig (K-Typ)

Aus diesen meist erbbedingten Formen- und Typenlehren, die das Merkmal ihrer Erkrankung als Konstitutionsbezeichnung tragen, haben sich Diathesen und Dispositionen abgezweigt und vor allem Typenlehren entwickelt, die bei HIPPOKRATES beginnen und oft bei den von LAMPERT fixierten Reaktionstypen hydrotherapeutischer Maßnahmen (W- und K-Typ) enden. Gemeinsam ist fast allen eine Typologie, die zwei Extreme aufzeigt, wie etwa dick und mager, und einen indifferenten Zwischentyp. Dies erklärt sich teilweise aus der Ambivalenz körpereigenen Funktionsgeschehens, sei es ergotrop oder trophotrop oder weder das eine noch das andere.

K. CONRAD führte später die Körperbautypen auf zwei Variationsreihen zurück, die sich im individuellen Fall miteinander kombinieren lassen und so das heterogene Bild von Körperbautypen ergeben. Auch CONRAD bezog seine beiden Typen auf charakterologische Eigenschaften, dem mehr homothymen und dem schizothymen Verhalten. Das erste entspricht seinem pyknomorphen Wuchs, das andere dem leptomorphen. Auch SHELDON, SIGAUD u.a. haben Körperbautypen zu fixieren versucht. KNUSSMANN setzte Maßeinheiten fest, die aber auch das für eine Konstitutionspathologie notwendige Aussageäquivalent zu wenig unterbauten, um davon therapeutische Konsequenzen abzuleiten.

Ein wesentlicher Einwand muß der Einteilung nach Körperbautypen entgegengehalten werden. Die zunehmende Verfettung unserer Bevölkerung, deren multifaktorielle Grundlagen hier nicht zur Erörterung stehen, machen nicht halt vor Leptosomen und Indifferenztypen, was eine somatische bzw. morphologische Einteilung in Frage stellt. Vierzig Prozent der Bevölkerung werden damit konstitutionell indifferent. Sicherlich kann man dabei nicht von einem Wandel sprechen, doch von einer Larvierung der ursprünglichen Konstitution. Dazu kommt, daß auch jahrelange Hormontherapien nicht ohne Folgen auf das Bindegewebe bleiben, von dem allein die phänotypische Prägung einer Figur abhängt.

Seit HIPPOKRATES mit seiner Säftelehre ist es üblich geworden, beim Zustandekommen einer Krankheit dem Individuum eine eigene Körperbeschaffenheit und Krankheitsbereitschaft zu unterstellen. Die arabische bis zur mittelalterlichen Medizin hat diesen empirischen Aspekt nie ignorieren können. Das gilt insbesondere auch für Hautkrankheiten, so daß der Haut selbst eine Art Partialkonstitution zu unterstellen ist. Der KRETSCHMER'schen Körperbautypologie hat man dermatologische Krankheitsbilder zugesellt und z.B. bei Pyknikern Psoriasis (O. GANS und H. W. GRUHLE) vermehrt angetroffen, beim Lichen Vidal das Vorherrschen des leptosomen Typus gefunden (E. BRILL, R. BRANDT usw.). Die Konstitutions-Therapeutik findet sich aber erst bei den Naturärzten im Konstitutionsdenken, wobei hier allerdings der Begriff auch am meisten strapaziert wurde und nicht selten mit Disposition, aber auch Diathese verallgemeinert wurde. Der erste, auf den man historisch zurückgreifen muß, ist RADEMACHER in seiner Erfahrungsheillehre. (Johann Gottfried RADEMACHER 1772–1850).

RADEMACHER lehrte drei Arten von Blutentmischung als Grund der epidemischen Krankheiten, bei denen er beobachtete, daß ein Teil der Kranken befallen, ein anderer Teil unberührt blieb. Er nahm folgerichtig eine besondere Abwehrkraft aufgrund der Konstitution an und leitete von diesem Gedanken Mangel an Salpeter, Eisen oder Kupfer ab. Vermutlich war die Anwendung von Natrium nitricum RADEMACHERs der Vorläufer der späteren GRAUVOGEL'schen Carbonitrat-Bereitschaft. Das bedeutet eine Krankheitsbereitschaft, die sich mit den entsprechenden chemischen Salzen beeinflussen läßt. Die dabei beobachteten Erfahrungen und Teilerfolge waren, wie wohl anzunehmen ist, nicht erklärbar, aber in dem empirisch nachgewiesenen Erfolg beachtenswert. Aus den drei Hauptmitteln hat sich später eine Reihe anderer Ergänzungsmittel abgeleitet.

VON GRAUVOGEL hat sich mit drei Körpergrundcharakteren – von chemisch biologischen Gesichtspunkten geleitet – ein therapeutisches Konzept geschaffen, das sich sowohl dem RADEMACHER'schen als auch dem HAHNEMANN'schen Konzept angleichen läßt. VON GRAUVOGEL unterscheidet die hydrogenoide, die oxygenoide und die carbonitrogene Körperkonstitution. Die daraus abzuleitende Therapie ist keine homöopathische, eher eine chemotherapeutische. Sie steht jedenfalls zwischen der rein chemischen Therapie RADEMACHERs und der Konstitutionsätiologie eines HAHNEMANN mit rein homöopathischen Mitteln.

Die Vorstellung, daß der hydrogenoide Typus zuviel Wasserstoff im Blut hat, was auch als Hydrämie bezeichnet wurde, ist heute nicht mehr haltbar. Dagegen ist seine Beschreibung des Typus bereits eine konstitutionelle Definierung einer Krankheitsbereitschaft. So findet sich beim hydrogenoiden Typus: »Eingenommener Kopf, dem die Arbeit schwer fällt, gedrückte Stimmung bis zur Depression. Es besteht allgemeine Frostigkeit, auch im Sommer wird über kalte Hände und Füße geklagt. Stechende Gelenkaffektionen an Knien und Hüften werden berichtet. An der Haut besteht Neigung zu Exanthemen, besonders der Brust in Form von Bläschen und knotigen, warzenartigen Effloreszenzen. Gefühl der geschwollenen Hände und Füße, insbesondere beim Erwachen, was an die rheumatoide Belastung denken läßt. Die Beschwerden bessern sich bei Bewegung und nach Schweißsekretion. Feuchtigkeit allgemein wird schlecht vertragen, ebenso die Wasserkuren. Es herrscht eine starke Venosität vor. Als Hauptmittel werden die hygroskopischen Salpetersalze angegeben (RADEMACHER!): Natrium nitricum, Kalium nitricum, Natrium sulfuricum (HAHNEMANN!), Natrium chloratum und Salmiak. Auch Pflanzenmittel wie Thuja, Pulsatilla, Arnica, Nux vomica, Ipecacuanha, Dulcamara, Aranea diadema, Rhododendron und Apis, ferner China und Chininum arsenicosum (sog. Blut- oder Milzmittel). Bei den Krankheiten herrscht die Erkältlichkeit vor, besonders das Asthma, Epilepsie und Leberleiden.

Es ist unschwer festzustellen, daß diese Konstitution der RADEMACHER'schen Nitrat-Therapie entspricht.

Dermatologisch finden wir die Krankheitssymptome der Seborrhöe, das Bild des dysseborrhoischen Ekzems diesen Bildern ähnlich.

Die oxygenoide Konstitution ist nach der Meinung VON GRAUVOGELs durch eine gesteigerte Oxydation der Stoffwechselprozesse gekennzeichnet. Hierbei dominieren die Verdauungsvorgänge mit Abneigung gegen Fleisch und Vorliebe für die schneller verbrennbaren Kohlenhydrate. Der Wetterwechsel von Trockenheit zu Regen wird als wohltuend bezeichnet. Warmes, feuchtes, ja Nebelwetter wird als besser bezeichnet. Unbehagen vor Gewitter und bei »elektrischen Spannungen« vor Sturm. Die Krankheitsformen werden vom Hyperthyreodismus abgeleitet, aber auch erethische Zustände wie nach Infektionskrankheiten, Anämien und Störungen der Drüseninnersekretion. Als Hauptmittel gibt GRAUVOGEL das Kalium jodatum an, während die Konstitution dem RADEMACHER'schen Eisen nahekommt. HAHNEMANN hat für diese Bilder Hepar sulfuris und vor allem Sulfur empfohlen.

Dermatologisch müßte man hier an den Formenkreis des Ekzems im weiten Sinne denken.

Die carbo-nitrogene Konstitution soll sich auszeichnen durch eine Anhäufung von Kohlensäure und Stickstoffschlacken, wobei die Leukozytose, Exantheme verschiedener Art, Bronchitiden, Leber- und Nierenleiden – insbesondere Gicht – auf diese Belastung hinweist. VON GRAUVOGEL hat es Retentionsprozesse genannt. Auch Lähmungen und Paresen, Kopfkongestion, Störungen des arteriellen und venösen Kreislaufs, ferner rheumatische Prozesse werden hier einbezogen. Bei chronischen Krankheiten, die hierzu zählen, ist die Sekretion und Exkretion gestört. Die carbo-nitrogene Konstitution von GRAUVOGEL entspricht ganz der Psora HAHNEMANNs und dem Cuprum-Typus RADEMACHERs. Die Mittel der Therapie sind deshalb auch Cuprum, Sulfur, Phosphor, Kampher, die Metalle vor allem Argentum nitricum, außerdem die pflanzlichen Mittel Belladonna, Rhus toxicodendron, Lycopodium, also bereits Arzneimittel, die zu den Polychresten der homöopathischen Arzneimittellehre zählen. Dermatologisch ist in diesem Bereich die Psoriasis am besten einzuordnen.

4.1 Haut und Konstitution

Es darf nicht unerwähnt bleiben, daß verschiedentlich Versuche gemacht wurden, bestimmte Reaktionsbereitschaften und Hautkonstitutionen in ein gleichsinniges Bild einzuordnen. So hat S. BETTMANN gegensätzliche Grundtypen aufzustellen versucht, wie einen blühhäutigen Thallodermen, einen zarthäutigen Hapalodermen, einen schwellhäutigen Oiodermen, einen dürrhäutigen Xerodermen. Die Schwierigkeiten liegen nach BETTMANN in der Klassifizierung der Übergangstypen, bei denen zuviel subjektive Betrachtungsweisen dominieren, so daß im Schema Unzuverlässigkeit besteht.
C. MONCOPES stellte z.b. den Typus rusticanus auf und meint damit den gedrungenen Körperbau junger Mädchen mit lebhafter Rötung des Gesichts, kurz das Bild eines gesundheitsstrotzenden Bauernmädchens mit der funktionellen Unterentwicklung des weiblichen Genitalapparates und sekundärer Auswirkung auf die Haut im Sinne der Erythrocyanosis puellarum. Man unterstellte ihm dabei ein Zusammentreffen einer anatomischen und funktionellen Unterentwicklung und negierte einen echten Typus. Wie sehr hier die mangelnde Therapiemöglichkeit den Blick verdunkelt, ersieht man daraus, daß es sich bei dem von MONCOPES richtig beobachteten Typus um eine klassische Reaktionsbereitschaft des sogenannten Pulsatilla-Typus handelt, bei dem diese Merkmale der Therapie zugängig gemacht werden können.
Man könnte noch eine Vielzahl von Reaktionstypen erwähnen, die in der Dermatologie Eingang gefunden haben, im Grunde aber nichts anderes darstellen als Reaktionsbereitschaften im Sinne homöopathischer Konstitutionsbilder, so z.B. der trockenhäutige, faltige reaktionsarme Alumina-Typ, der rheumatoide, trockene, allen Kaltwettereinflüssen ausgesetzte Causticum-Typus, der fettleibige, zu rhagadiformen Erscheinungen neigende Ekzematiker mit träger Stoffwechselleistung wie der Graphit-Typus, um nur einige wenige zu

nennen. Im homöopathischen Arzneibild sind solche Typen vorwiegend bei den Polychrestbildern zu beobachten.

4.2 Die Homöotherapie und die Konstitutionslehre

SAMUEL HAHNEMANN hat in der Haut ein richtiges Organ gesehen, das enge Beziehungen zu Krankheiten anderer Art hat. Er hat den Konstitutionsbelastungen der Haut den Sammelbegriff der Psora unterstellt und diese als Möglichkeit einer allergischen Bereitschaft betrachtet bzw. jedes Hautleiden in den Psorabegriff eingeordnet. Es ist deshalb erforderlich, daß über die Psora-Lehre HAHNEMANNs einige Gedanken zusammengefaßt werden.

4.2.1 Psora

HAHNEMANN hat in seinen chronischen Krankheiten über die Psora erklärt, daß es »unverzeihlich und unverständlich sei, die Krätze nur als ein Übel der Haut anzunehmen, woran der innere Körper keinen Anteil nehme«. HAHNEMANN sah also die Krätze, von der die Psora und die Psoralehre abgeleitet wurde sowohl als miasmatische wie auch als innere reaktive Erkrankung. Es dürfte hier interessieren, daß man heutzutage die Skabies als allergische Erkrankung versteht und dafür einige ernsthafte Beweise anführt, nämlich die flüchtigen Exantheme, ferner die Milbengänge, das Auftreten des Juckreizes bereits 24 Stunden nach Reinfektion, der stärkere Juckreiz nach erneutem Befall mit weniger Milben als in der ersten massiven Infektion. Die Reinfektionen sind in der klassischen Allergielehre selten durch die gleiche Heftigkeit wie die Erstinfektionen ausgezeichnet. Der Juckreiz wird als Folge der Sensibilisierung des Menschen durch die Milben aufgefaßt und nicht wie bisher als Folge der Bewegung der Grabfüßchen der Tiere in den Bohrgängen der Haut. So ist also die Psoralehre eng mit dem Allergieproblem gekoppelt und wenn wir uns geschichtlich orientieren, so liegen die Erkenntnisse der Allergielehre erst um die Jahrhundertwende des 19. Jahrhunderts. So lassen sich die Konstitutionsbelastungen, die wir heute in das große Allergieproblem einordnen, zur Zeit HAHNEMANNs durchaus mit dem Titel der

»Psora« belegen. Aus dem Organon HAHNEMANNs gibt es eine Reihe von Auseinandersetzungen mit einem allergieähnlichen Problem. Im Paragraph 26 wird eine schwächere dynamische Affektion von einer stärkeren dauerhaft ausgelöscht, wenn diese (der Art nach abweichend) jener sehr ähnlich in ihrer Äußerung ist. Das Beispiel, welches HAHNEMANN bringt, ist der Scharlach, der dort nicht angeht, wo vorher mit Belladonna behandelt wurde. Das Phänomen ist nur im Bereich der Allergie bekannt, wenn man auch vorsichtig sein muß in der Beurteilung einer spezifischen oder unspezifischen Immunität. In Paragraph 46 des Organon werden Phänomene der Pockenimpfung erwähnt und man darf nicht vergessen, daß das Geburtsjahr der Kuh-Pockenimpfung mit dem der Homöopathie zusammenfällt und die Entdeckung JENNERs 1796 in ihrer Anwendung als Impfung eine echte Ähnlichkeitsgesetzlichkeit aufweist. Davon lassen sich auch die Erfahrungen bei Herpes zoster mittels der Kuhpockenimpfung nach DINGFELDER und später in unserer Klinik durchaus vereinbaren.

Der Zeitgenosse Hahnemann's RAU hat die Krankheitsbegriffe wie Psora, Sykosis und Syphilis in pathogenetische Beziehung zur Dyskrasie gesetzt. Er sprach dabei von einem Kontagium, welches eine Krankheit erzeuge, die nicht gründlich und vollständig geheilt worden sei und deshalb ein Siechtum hinterlasse. Die Bedeutung dieser Betrachtungsweise wird uns heute klar, wenn man das Anwachsen von sog. Ersatzkrankheiten erlebt, die als chronische Übel wie etwa Rheuma oder Allergosen in Erscheinung treten.
Somit ist das Konstitutionsproblem der Psora, der Tuberkulose, der Syphilis, aber auch anderer Infektionskrankheiten in weitem Sinne ein Allergieproblem, wobei wir in der Frage des Tuberkulins sicherlich auf genetische Merkmale stoßen, die eine durchgemachte Erkrankung oder eine chronische Erkrankung dieser Art nach sich gezogen hat. Wir werden auf diese Beziehung nochmals in der lymphatischen Diathese zurückkommen müssen. Schließlich kann man mit der Psora nach LEESER folgern, daß HAHNEMANN mit der Idee der chronischen Krankheit, die in variablen Syndromen im Gefolge von Infektionskrankheiten auftreten können, seiner Zeit voraus war. Daß er sich aber irrte, indem er alles chronische Siechtum auf dreierlei Arten von Ansteckung zurückführte, muß man ihm in Anbetracht seiner Zeit, in der er lebte, nachsehen. Wesentlich ist aber nach LEESER, daß HAHNEMANN trotz Irrtum im Partikularen für den Arzneieinsatz bei chronischen Krankheiten einen neuen Weg aufgezeigt hat, nämlich: den Ursprung einer chronischen Krankheit in der Geschichte

des Kranken zurückzuverfolgen bis zu dem Wendepunkt, an dem ein Symptom zuerst akut war. Die Arzneireize, die HAHNEMANN mit seinen Mitteln setzt, gehen auf dieses ursprüngliche Syndrom ein und versuchen es wieder hervorzurufen bzw. therapeutisch anzugehen. Damit wird gleichsam an der Quelle erfaßt, was erst in der Folge von Kompensationsmechanismen zu einem Krankheitsbegriff geführt hat.

4.3 Die Konstitution im homöopathischen Sinne

In den bisherigen Konstitutionsgruppierungen faßt man eine Gruppe ähnlicher Personen zusammen, die eine Individualkonstitution aufweisen. Es stimmen also äußere und innere Faktoren zusammen, die eine Gleichheit dieser Gruppe gegenüber anderen darstellt. Betrachtet man aber solche Konstitutionstypen im Detail, so ergeben sich auch hierbei mitunter sehr eklatante Unterschiedlichkeiten, die es unter Umständen ermöglichen, von einer spezifischen Individualkonstitution für jeden einzelnen Menschen zu sprechen. Dies geschieht vor allem unter dem Einfluß der Funktionen, die eine phänotypische Konstitutionsgruppe unter Umständen in wesentlichen Dingen noch unterscheidet. Man hat hierbei auch von einer Partialkonstitution gesprochen, die das Bild einer Gesamtkonstitution bestimmt bzw. aus ihm hervorgeht. Damit verwirklicht jede Person ihre Konstitution in allen ihren Teilstücken und mit all ihren Zusammenhängen auf einmalige Weise und als Ganzes. Man spricht hier vom Individuum, was schließlich gleichbedeutend ist mit dem Unteilbaren. Mit dem Unteilbaren ist nicht gleichzeitig das Unwandelbare verquickt, vielmehr ist die Konstitution dynamisch und statisch zugleich. GOETHE spricht von geprägter Form, die lebend sich entwickelt. Die Verhältnisse, die eine Konstitution bietet, in ihrer Bedeutsamkeit auch auf die Deformierungen und die Plastizität sind einmalig und für die ärztliche Behandlung von wesentlicher Bedeutung. Leider hat die Medizin davon wenig Gebrauch gemacht und es gelingt nur in einzelnen Konstitutionstypen, die insbesondere von der Homöopathie gepflegt werden, solche Gedanken weiter zu verfolgen und in ein therapeutisches Konzept zu übertragen. Denn auch Heilmittel und Heilmethoden sind Beziehungen der Konstitution zur Anlage und Umwelt. Gerade die Homöopathie zeichnet das konstitutionelle Denken aus. So hat HAHNEMANN bereits formuliert: »Glaubt man dennoch zuweilen

gewisser Krankheitsnamen zu bedürfen, um sich in der Kürze verständlich zu machen, so bediene man sich derselben nur als Kollektivnamen und sage z.b. ›der Kranke hat eine Art Veitstanz, eine Art von Wassersucht, eine Art von Nervenfieber‹; nie aber ›einen Veitstanz oder eine Wassersucht‹.«
Solche verschiedene Arten der Erkrankung werden schließlich nach HAHNEMANN bestimmt durch die verschiedenen Konstitutionen, d.h. durch die Individualität des Kranken. Betrachten wir ein homöopathisches Arzneibild, insbesondere ein solches, das ein typenmäßiges Bild zeigt (ein Polychrest), so sehen wir neben einem phänotypischen Skelett, das sich durch die Gewebsfreundlichkeit eines Mittels auszeichnen kann, einen fließenden Übergang bis zu den funktionellen und psychischen Bereichen, ja sogar bis in die Individualisierbarkeit der Gemütssymptome im Rahmen der erarbeiteten Arzneibilder. So kommt es auch vor, daß die Homöopathie ihre Heilmittel von Arzneikonstitutionen ableitet, d.h. sie bezeichnet ihre Typen nach den Heilmitteln, für die sie am besten ansprechen, z.B. Calcium carbonicum-Typ, Phosphor-Typ, Natrium chloratum-Typ, Sepia-Typ, Alumina-Typ, Graphit-Typ etc. In den bekannten Arzneimitteln finden wir die Möglichkeiten, mit denen wir eine darniederliegende Lebenskraft, leidende Organe zu Tätigkeit und zu Hilfe aufrufen und die Mittel aufsuchen und anwenden können, welche diesen Organen und diesem Krankheitszustand am nächsten verwandt sind, wie es HUFELAND als ein wesentliches Verdienst für die Homöopathie gekennzeichnet hat.
Der ganze Mensch in seiner Entwicklung zwischen Erbe und Umwelt, die sich in verschiedenen Typen und Partialkonstitutionen abspielt und bei deren Ausprägung die verschiedensten Umwelteinflüsse zur Auswirkung kommen und sich in ihren Auswirkungen zeigen, stellt den Begriff der Konstitution dar (SALLER). Die Aufgabe der ärztlichen Kunst ist es, jeweils für den ganzen Menschen in all seinen wesentlichen Teilstücken das bestpassendste Mittel zu finden und ihm zuzuordnen. Dabei ist die von HAHNEMANN erstellte und im folgenden Jahrhundert verbesserte Arzneimittellehre in der Lage, den wesentlichen Grundzügen solcher Krankheitstypologien entgegenzukommen. Nicht zu vergessen sind aber die Einflüsse, die gerade in den letzten Jahren und Jahrzehnten durch einschlägige Arzneimittelüberdosierungen, Arzneimittelintoxikationen, Umweltintoxikationen (Schädlingsmittel, Detergentien, Auspuffgase mit der Anreicherung von Blei oder Schwefel etc.) auf die Konstitution im Sinne eines chronisch ändernden Einflusses, also einer Änderung der Partialkonstitution wirksam geworden sind. Hierfür ist es notwendig, entweder die

entsprechenden Nosoden oder die entsprechenden isopathischen Heilmittel, evtl. sogar die Eigennosoden zwischenzuschalten, um die Reaktionsfähigkeit eines Organismus im Sinne einer Heilung wieder herzustellen. Die Konstitutionslehre der Homöopathie ist eine radikale und echt naturwissenschaftliche Fortentwicklung über die anderen Einteilungen von Konstitutionstypen hinaus (LEESER). Während die Zuordnung nach morphologischen Merkmalen mit funktionellen Reaktionsweisen lediglich statistisch festgestellt werden kann, wird durch das Zurückgehen auf die physiologisch-chemische Ebene eine naturgemäße und einsehbare Verknüpfung der konstitutionellen und dispositionellen Aspekte ermöglicht.

Die Konstitutionstherapie im homöopathischen Sinne ist eine lebendig gewordene Therapie, die an Individualität und damit an Einmaligkeit jeder anderen Therapie überlegen ist. Fassen wir die Möglichkeiten der Polychresten-Behandlung zusammen, die Reaktionsbehandlungen mit den einschlägigen Nosoden wie Psorin, Luesin oder Tuberculin und die Möglichkeit der Reaktionstherapie mit Autonosoden, so wird es kaum ein Krankheitsbild geben, bei dem es keine therapeutische Möglichkeit gibt.

4.4 Die Disposition

Ist schon Konstitution schwer klassifizierbar, so erst recht Disposition, unter der wir angeborene oder erworbene Krankheitsbereitschaft verstehen. Daß dieser Begriff in der Dermatologie viel diskutiert wurde, versteht sich aus der Tatsache, daß eine Reihe von gleichen Hautkrankheiten bei einzelnen Individuen in unterschiedlicher Form auftreten. Mehr noch aus der Erfahrung der Mykosen, bei denen z.B. trotz gleichsinnigen Kontaktes der eine betroffen wird, während der andere frei bleibt. – Spätestens nach Überschreitung des Zenits unserer bakteriologischen Ära, die mit der Entdeckung des Tuberkelbazillus erreicht war, wußte man, daß mit dem Bazillus allein noch keine Krankheit entsteht, sondern die Disposition beim Zustandekommen einer Infektion einen wesentlichen pathogenetischen Anteil stellt. Trotz dieser lapidaren Erkenntnis hat sich die Medizin-Therapie noch nicht von der kausal-ätiologischen Fehleinschätzung losreißen können, daß mit der Beseitigung des Bazillus oder Erregers auch die Krankheit beseitigt ist. Dieses Haftvermögen begründet sich leicht damit, daß ein zweidimensionales Denken hie causa – dort Therapie eben Wissenschaft, Objektivität bedeutet und die Vorstellung sich mit vielschichtigen, kaum exakt einzuordnenden Dispositionsfaktoren herumzuschlagen, dem empirischen Subjektivismus in der Therapie Tür und Tor öffnen.

Gleichwohl bleibt der Überblick der unübersehbaren Dispositionsfaktoren eines der vielen ungelösten Therapieprobleme zumindet so lange, als der Dispositionfaktor nicht ein therapeutisches Element wird. Auch hier ist es wieder die Homöopathie, welche Möglichkeiten bietet, einzelne bekannte Dispositionsfaktoren sowohl exogener als auch endogener Natur in den Therapieplan einzukalkulieren.

4.4.1 Dispositionsfaktoren:

A) Exogen:

Atmosphärische Schwankungen:

Natrium phosphoricum, Phophorus, Rhododendron

Bäder:

Formica rufa, Rhus toxicodendron
kalte: Antimonium crudum, Clematis
Meer: Magnesium chloratum, Rhus toxicodendron
warme: Aesculus, Apis, Lachesis, Opium

Bettwärme:

Antimonium crudum, Apis, Chamomilla, Lachesis, Lycopodium, Magnesium carbonicum, Mercurius, Phytolacca, Thuja

Druck:

Apis, Hepar sulfuris, Lachesis

Feuchte Anwendungen:

Calcium carbonicum, Dulcamara, Natrium sulfuricum, Rhus toxicodendron

Feuchtigkeit:

Aranea diadema, Calcium carbonicum, Dulcamara, Ammonium carbonicum

Frühling:

Ambra, Gelsemium, Lachesis, Lycopodium, Pulsatilla

Gewitter:

Gelsemium, Phosphorus, Rhododendron

Herbst:

Kalium bichromicum, Lachesis

Höhe:

Arsenicum album, Coca., Medorrhinum

Impfungen:

Kalium chloratum, Mezereum, Silicea, Sulfur, Variolinum, Thuja

Kälte:

Agaricus, Arsenicum album, Causticum, Clematis, Hepar sulfuris, Kalium bichromicum, Magnesium phosphoricum, Mercurius, Nux vomica, Petroleum, Rhus toxicodendron, Silicea, Strontium

Kalte Luft:

Calcium carbonicum, Capsicum, sonst wie oben

Kleidung:

Petroleum, Psorinum, Sulfur

Mond:

Antimonium crudum, Argentum nitricum, Natrium chloratum, Phosphorus, Sulfur, Thuja

Nebel:

Abrotanum, Dulcamara, Hypericum, Rhus toxicodendron, Sabina

Ofenwärme:

Antimonium crudum, Glonoinum, Lachesis, Natrium chloratum, Phosphorus, Secale, Sulfur, Sulfur jodatum

Regen:

Dulcamara, Phytolacca, Rhus toxicodendron

Schnee:

Conium, Mercurius, Pulsatilla, Rhus toxicodendron, Sepia, Silicea, Urtica urens

Seruminjektionen:

Apis, Histamin

Sommer:

Antimonium crudum, Cinnabaris, Graphites, Kalium arsenicum, Lachesis, Natrium carbonicum, Sarsaparilla, Sulfur jodatum

Sonne:

Apis, Belladonna, Bromum, Carbo vegetabilis, Kalium bichromicum, Lachesis, Natrium chloratum, Selenium, Sulfur jodatum

Trauma:

Arnica, Calendula, Hypericum, Ledum, Ruta, Symphytum

Überanstrengung:

Rhus toxicodendron

Wärme:

Antimonium tartaricum, Apis, Bryonia, Jodum, Lachesis, Lycopodium, Mercurius, Pulsatilla, Spongia, Sulfur

Wärme und Kälte:

Antimonium crudum, Mercurius, Natrium carbonicum, Natrium sulfuricum, Sepia

Waschungen:

Calcium carbonicum, Dulcamara, Natrium sulfuricum, Sarsaparilla, Sulfur

Wetterwechsel:

feucht – trocken: Causticum
kalt – warm: Kalium sulfuricum, Mercurius, Phosphorus
trocken – feucht: Calcium carbonicum, Colchicum, Mercurius, Nux vomica
warm – kalt: Kalium carbonicum, Petroleum, Psorinum, Silicea

Wind:

Abrotanum, Chamomilla, Hepar sulfuris, Nux moschata, Nux vomica, Phosphorus, Rhododendron

Winter:

Agaricus, Aurum, Luesinum, Nux vomica, Petroleum, Psorinum, Silicea, Viscum album

Zeit:

morgens: Antimonium tartaricum, Bryonia, Ferrum phosphoricum
mittags: Arsenicum album, Stramonium
nachmittags: Alumina, Ambra, Natrium carbonicum, Psorin
abends: Ammonium chloratum, Apis, Hepar sulfuris, Lycopodium, Sulfur
nachts: Arsenicum album, Chamomilla, Colchicum, Mercurius, Rhus toxicodendron

Zimmerwärme:

Ammonium carbonicum, Antimonium crudum, Apis, Carbo vegetabilis, Cinnabaris, Jodum, Lachesis, Mercurius

4.4.2 Dispositionsfaktoren

B) Endogen:

Harnsaure Diathese:

Acidum benzoicum, Acidum uric., Colchicum, Formica rufa, Lithium benzoicum, Lithium carbonicum, Lycopodium, Natrium phosphoricum

Menses: vorher

Calcium carbonicum, Causticum, Chamomilla, Clematis, Dulcamara, Psorin, Thuja

Menses: allgemeine Hautausschläge

Apis, Borax, Bovista, Dulcamara, Sarsaparilla, Stramonium, Sulfur, Thuja

Menses: während

Bovista, Chamomilla, Graphites, Ignatia, Kalium carbonicum, Magnesium, Pulsatilla, Sulfur

Menses: nachher

Aletris, Ammonium crudum, Carbo animalis, Ferrum, Graphites, Sepia, Stannum

Ovulation:

Apis, Aurum, Folliculin, Lachesis

Rachitis:

Calcium phosphoricum

Schwangerschaft:

Pulsatilla, Sepia

4.4.3 Nutritive Dispositionsfaktoren

Bier:	Aloe, Carduus marianus, Kalium bichromicum, Pulsatilla
Brot:	China, Zingiber
Eier:	Ferrum
Ernährungsfehler:	Natrium carbonicum
Essig:	Antimonium crudum
Fett:	Carbo vegetabilis, Nux vomica, Pulsatilla
Fisch:	Arsenicum album, Carbo vegetabilis, Kalium carbonicum, Natrium sulfuricum, Pulsatilla
Fleisch:	Carbo animalis, Ferrum, Sanicula, Rumex, Ruta

Gewürze:	Hepar sulfuris, Nux vomica, Phosphorus
Kaffee:	Chamomilla, Coffea, Ignatia, Nux vomica
Kalbfleisch:	Kalium nitricum
Kohl:	Carbo vegetabilis, Natrium carbonicum
Milch:	Calcium carbonicum, Carbo vegetabilis, China, Natrium chloratum, Sepia
Säuren:	Acidum phosphoricum, China, Ferrum
Saure Getränke:	Antimonium crudum, Carbo vegetabilis, Pulsatilla, Selenium, Sepia
Stärke:	Alumina
Wein:	Alumina, Carbo vegetabilis, China, Pulsatilla, Rhododendron, Zincum
Zucker:	Argentum nitricum, Graphites, Selenium, Zincum

Einer der wichtigsten endogenen Dispositionsfaktoren für das Auftreten von Hauterscheinungen sind jene Eingriffe, die das pH-Milieu der Haut oder auch der Zelle verändern. Bereits A. DESAULT hat die Labilität des kolloidalen Gleichgewichts bzw. der biochemischen Gewebskonstanten für entsprechend krankhafte Erscheinungen der Haut verantwortlich gemacht. Er sprach von Störungen im pH-Gehalt und dadurch ausgelöster vermehrter Zelltätigkeit und Anhäufung von sauer reagierenden Abfallprodukten. O. NAEGELI, der diese Gedankengänge DESAULTs weiter verfolgte, nahm sogar an, daß »die Disposition alles sei, der auslösende Krankheitsreiz nichts«. Wenn man von der Häufigkeit der allergischen Exantheme ausgeht, die heute aufgrund von Arzneimittelinteraktionen entstehen, so dürften diese Gedankengänge wieder aktuell werden. In der internen Medizintherapie entstehen in zunehmendem Maße Eingriffe in das Zellgleichgewicht (Kationenaustausch, Saluretika, Betarezeptorenblocker etc.). Auffallend häufig treten bei solchen Therapien Arzneimittelexantheme auf, bei denen der Disposititonsfaktor lediglich ein Eingriff ins biochemische Zellgleichgewicht war, der auslösende Faktor unter Umständen nur eine Essigwürze oder Obstsäure. Dasgleiche gilt für die urtikariellen, flüchtigen Exantheme, die im Zuge einer hormonellen Umstellung (Ovulation, Menstruation, Klimax, exogene Hormontherapie usw.) auf dem veränderten pH-Milieu der Haut entstehen.

Je mehr sich die Medizin von ihrem unheilvollen Hang zur exakten Wissenschaft beeinflussen läßt, desto weniger lösbar werden die Begriffe wie Konstitution und Disposition oder Diathese. Schließlich entstammen sie ärztlicher Erfahrung, die sich immer schon im Gegensatz zum kausalbezogenen wissenschaftlichen Denken gesetzt hat, bleibt sie doch die einzige Garantie für das Einmalige, welches dem Individuum nachgesagt werden kann.

4.5 Die Diathesen

Die Diathese wird in ihrem Ursprung gerne in das humoralpathologische Denken der Medizin und damit in die zweite Hälfte des 19. Jahrhunderts verwiesen. Sie stellt damit gerade in der Dermatologie ein gewisses Gegengewicht gegen rein organpathologisches Denken, wie es der Hebra-Schule eigen war. Allergische Diathese und Status seborrhoicus als Zeichen der „seborrhoischen Diathese« haben sich aber ähnlich wie Disposition als schwer einzuordnender Krankheitsbegriff nicht aus dem klinischen Bereich verdrängen lassen.
Während allergische und exsudative Diathesen gemeinsame Züge tragen und mit dem Bild des Lymphatismus übereinstimmen, dürfte die seborrhoische Diathese zunächst schwer dem Diathesenblock nach ZILCH unterzuordnen sein, nachdem der pathochemische Ausdruck in Form von vermehrter Cholesterinaktivität in der Haut nachzuweisen ist. Auffallend dagegen sind die Lokalisationen im Ohrbereich, der Nasolabialfalte, der Augenlider, der Schweißrinne der Brust, die in den entwicklungs-dynamischen Diathesenblock als embryonale Fehlleistung der Kiemenbogenorgane unschwer einzuordnen sind. Damit ergeben sich auch hierfür gleiche Bedingungen, was sich auch therapeutisch bestätigt, indem der Calcium-Therapie, später den Alkali-Kationen und Halogen-Anionen-Therapien eine gute Wirkung nachzusagen ist. Wenn man von Saponin-Drogen wie Dulcamara oder Sarsaparilla als Mittel der Cholesterinreduktion in der Hautzelle absieht.
So sind die Gesetzlichkeiten der Diathesenbehandlung am Lymphatismus zu studieren und am Beispiel des Lymphatismus auch abzuleiten.

4.5.1 Der Lymphatismus

Der Lymphatismus ist der wohl am meisten bekannt gewordene Begriff, ursprünglich aus der Kinderklinik als lymphatische Diathese beschrieben. Wir wissen heute, daß sich diese Konstitutionsanomalie, wie sie auch bezeichnet wird, in das Erwachsenen- und Greisenalter fortsetzt und sich gerade durch die homöopathische Arzneibeeinflussung zu einem wichtigen Grundelement einer Konstitutionstherapie gestaltet. Zunächst ist der Lymphatismus als Diathese aufzufassen, die man zu dem Überbegriff der Krankheitsbereitschaft zählt. Man beobachtete bestimmte Manifestationen von frühkindlichen Erkrankun-

gen, die unter gewissen Gesetzlichkeiten verliefen und einheitliche Bilder ergaben. So war der Diathesenbegriff in der Pädiatrie von CZERNY und VON PFAUNDLER erstmals benutzt worden. VON PFAUNDLER sprach von einer »erhöhten Krankheitsbereitschaft oder Prädisposition zur Beantwortung von Reizen in krankhafter Form«. Lymphoide Wucherungen, Anfälligkeiten im HNO-Bereich, der Haut und Schleimhaut und des Vegetativums waren morphologisch nicht einzuordnen, so wurden die Diathesen als Überbegriff solcher Störungen geschaffen. Man diskutierte sogar Erbfaktoren für die Diathesen, war sich aber darüber im klaren, daß die exsudative, lymphatische, allergische, neuropathische, hämorrhagische, seborrhoische und harnsaure Diathese untereinander enge Beziehungen aufwiesen. M. ZILCH hat die Diathesen, wie bereits erwähnt, unter dem gemeinsamen Bezugspunkt sehen wollen, indem er von einem Diathesenblock sprach. Klinisch ist die lymphatische Diathese am besten studiert, auch als Lymphatismus bekannt, nachdem im Blutbild eine besondere Betonung der lymphatischen Elemente vorherrscht. Vermutlich haben die Diathesen gemeinsame Bezugspunkte, die klinischen Symptome scheinen wandelbar. Darüber aber noch später.
Wenn auch die Lymphozytose ein physiologischer Vorgang ist, so gilt die Belastung der lymphatischen Organe beim Lymphatismus als Wegweiser für die Nosologie dieser Konstitutionsanomalie. VON PFAUNDLER spricht von einem Komplex der System- und Leistungsstörungen. Die Unsicherheit exakter Definitionen widerspiegelt sich sehr deutlich in der zahlreichen Nomenklatur, wie Status lymphaticus, Cardiothymicus, Thymolymphaticus, Scrophulose, Habitus asthenicus, Chondrodystrophie u.a. Begriffe. Von diesen Leistungsstörungen unterscheidet VON PFAUNDLER funktionell zu klärende Minderwertigkeiten, wie die Gruppe der katarrhalischen Schleimhautprozesse, die Gruppe mit Schwellung der lymphatischen Organe, die neuropathischen, hämorrhagischen und vegetativen Erscheinungen.
Obwohl die geschichtlichen Quellen schon auf das Jahr 1889 zurückgeführt werden können (A. PALTAUF), dort mit der höchst fragwürdigen Rolle der Thymusdrüse erklärt werden, fand der Lymphatismusbegriff doch erst seine klinischen Erörterungen in der Pädiatrie. Ganz im Sinne einer konservativen Entwicklungstendenz von CONRAD ist auch die Definition von M. ZILCH aufzufassen, der beim Lymphatismus von einem torpiden Krankheitsverlauf mit überfließenden und unterwertigen Abwehrreaktionen spricht, von der Neigung zum Rezidiv bei katarrhalischen und entzündlichen Erkrankungen an Schleimhäuten und Haut, von hypertrophen Wucherungen

lymphatischen Gewebes, dem Klebenbleiben an der Krankheit im abklingenden Stadium und damit dem Chronischwerden der Krankheit und der erhöhten Krankheitsbereitschaft der Lymphopathie. Insbesondere im Bereich der Hautkrankheiten sind sowohl beim konstitutionellen Ekzem als auch bei der Ekzem- und Allergiebereitschaft der Lymphatismus konstitutionell wesentlich beteiligt.

Vor vielen Jahren haben wir versucht, mit der Aufstellung von Funktionskreisen eine Diskussionsgrundlage für die Diathesen, speziell für die lymphatische Diathese oder kurz für den Lymphatismus zu schaffen. Die Funktionskreise, auf die im einzelnen einzugehen ist, unterliegen dem Reglermechanismus und weisen anatomische und embryologische Gemeinsamkeiten auf. Mit Hilfe solcher Betrachtungsweisen kann man sowohl die lymphatischen Erkrankungen erklären, als auch im Hinblick auf die Wertigkeit der Diathesen im Konstitutionsbegriff Rückschlüsse ziehen. Zunächst ist es erforderlich, diese Funktionskreise zu definieren.

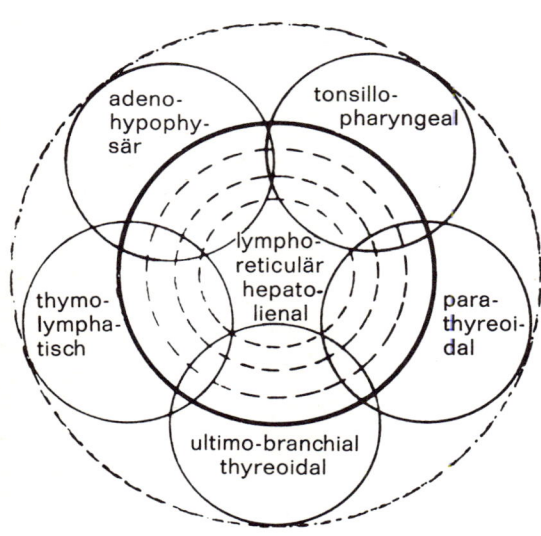

Die Funktionskreise des Lymphatismus

4.5.2 Lymphatische Funktionskreise

4.5.2.1 Der tonsillogen-lymphatische Funktionskreis

Er umfaßt die sichtbare Schwellung der Rachen- und Gaumenmandeln, die Hypertrophie der Nasenmuschel, der lymphatischen Seitenstränge und stellt somit wohl das verbindliche Zeichen des Lymphatismus dar. Wir wissen heute, daß die Tonsillen und das entsprechende Rachengewebe einer Immunisierung des Individuums dient. Eine solche Immunisierung entsteht nicht, wenn ein zu massiver Antigenkontakt mit der Tonsille vorhanden ist. (Dabei entsteht eine Tonsillitis oder Angina). Oder wenn die Tonsille hypoplastisch ist, wie das häufig in der Kindheit als Konstitutionsschwäche der Fall ist. Über die normale Tonsille vollzieht sich eine kontinuierliche Immunisierung, was bei einer hypoplastischen nicht so gut möglich ist. Daraus läßt sich der Gedanke ableiten, daß die Entfernung einer hypoplastischen Tonsille, die evtl. nur ein mechanisches Hindernis für das Kind darstellen kann, wenig beiträgt zur besseren Immunisierung oder konstitutionellen Beeinflussung. Lediglich der Eingriff als solcher, der bekanntlich die Hypophyse und das gesamte RES-System streßartig reizt, kann u. U. im entsprechenden Augenblick (vorpubertär) die Hypophyse reizen und damit eine Umstimmung im vegetativen Bereich erfolgreich werden lassen. Dieser Mechanismus erklärt die positiven Erfahrungen, die man nach Tonsillektomien gemacht hat, vor allem im Hinblick auf einen Wachstums-Streß. Die negativen Erfahrungen nach Tonsillektomien im Sinne einer atrophischen Pharyngitis etc. werden meistens dann gemacht, wenn hypoplastische Tonsillen in späteren Jahren noch entfernt werden, ohne die entscheidenden Kriterien für eine Tonsillektomie heranzuziehen, nämlich der erhöhte Antistreptolysin-Titer bzw. der Nachweis von Streptokokken im Rachenabschnitt und damit die Entfernung eines kranken Organs.

4.5.2.2 Der thymo-lymphatische Funktionskreis

Für den Thymus wird ein Hormon diskutiert, das mit dem Hypophysenvorderlappen-Hormon in Verbindung steht. Nach den Arbeiten von BURNETT gilt das Organ als Produktionsstätte spezifisch immunologischer Elemente, die den Anteil des wachsenden Individuums an die Umwelt garantieren. Nach vollzogenem Angleich wird die Produktion reduziert und schließlich völlig eingestellt. Diese Leistung ist nach neueren Erkenntnissen nicht etwa schon in der Jugend abgeschlossen, sondern kann sich bis ins hohe Alter fortsetzen – erst dann involutiert unter Umständen das Organ. Bleibt die Immunität auf halbem Wege stehen, so resultiert daraus die Allergie. Nach MILLER ist der Thymus Schrittmacher des lymphatischen Apparates.

4.5.2.3 Der ultimo-branchiale und thyreoidale Funktionskreis

Die Bedeutung des sog. ultimo-branchialen Organs, das in einer Dystopie dem Schilddrüsengewebe angehört, läßt sich heute noch nicht abschätzen. Die Schilddrüse selbst ist durch ihre ontogenetische Verwandtschaft mit der Thymusdrüse verquickt. Der kolloidale Säftehaushalt ist unmittelbar an das Lymphstromnetz angeschlossen. Die trophotrope-hypothyreotische Phase der Kindheit setzt sich mit der hyperthyreotischen-ergotropen Phase des starken Wachstums und den euthyreotischen Zwischenstadien der Pubertät fort. Hier gilt der gleiche Einwand wie oben bei der Tonsillektomie. Eine euthyreotische Struma in der Pubertät operiert, ist als ausgesprochen unzeitig zu bezeichnen. Vielmehr wäre die Behandlung mit einfachen jodhaltigen Medikamenten wie Kalium jodatum oder Spongia, in diesem Falle der adäquate Reiz, um hier ein mineralisches Defizit auszutarieren.

4.5.2.4 Der hypophysäre Funktionskreis

Diesem Funktionskreis sind im Sinne des Reglerprinzips die Nebennierenhormone und die Keimdrüseninkrete zugeordnet. Die Somatotropine des Hypophysenvorderlappens (HVL) steigern die Nebennierenhormone, insbesondere die Glukoproteid-Produktion und hemmen die Lymphozytenbildung im gesamten Lymphapparat. Die präpubertäre Hypertrophie aller Lymphorgane, nicht etwa nur der Mandeln, ist eine solche Systemreaktion, bei der auch häufig die Schilddrüsenschwellung auffällt.

4.5.2.5 Der parathyreoidale Funktionskreis

Der Mineral- und Säurehaushalt steht in engem Zusammenhang mit der Funktion der Epithelkörperchen. Andererseits sind die Entgleisungen in diesem Stoffwechselbereich meist vergesellschaftet mit dem Lymphatismus. Dazu gehören Rachitis und Skrofulose, aber auch Acidismus, kurz Symptome, die sich sowohl beim Hyperparathyreodismus als auch bei der Tetanie finden. Bekanntlich spielt Calcium bereits in der Embryogenese eine bedeutsame Rolle, auf die H. SPEEMANN in seinen Versuchen an Seeigeleiern hingewiesen hat. Danach besteht beim befruchteten Ei ein Oberflächenfilm aus gerichteten Kettenmolekülen von Eiweißkörpern. Dieser Oberflächenfilm ist entscheidend für alle Eigenschaften der Eioberfläche, insbesondere für die Furchung und Gastrulation. Kalium, Natrium und Lithium lösen diesen Film auf, so daß die Eizellen auseinanderfallen, während saueres Medium, vor allem aber Calciumionen die Elastizität erhalten. Das kann soweit gefolgert werden, daß ohne Calcium eine Eientwicklung nicht möglich ist. Diese Zellmembranwirkung von Calcium erinnert uns aber an die Funktion von Calcium bei Hauterkrankungen mit ihren Störungen im pH-Milieu. Als typisches Beispiel mag der Milchschorf angeführt sein, der mit einer Übersäuerung des Stoffwechsels einhergeht, andererseits aber dort manifest wird, wo pH-Verschiebungen auf Grund einseitiger Ernährung, Zahnung und anderer Einflüsse mitwirken. So ist dieser Funktionskreis für alle Hauterkrankungen, insbesondere die konstitutionellen bedeutungsvoll und auch therapeutisch wichtig.

4.5.2.6 Aktions- und Reaktionssysteme

Die fünf Funktionskreise stehen nun in mehrfacher Weise untereinander in Beziehung. Zunächst läßt sich auf die ontogenetische Verwandtschaft hinweisen. Alle Organe dieser Funktionskreise stammen aus dem exo- und entodermalen Anteil der Kiemenbogen. Alle Organe wie Tonsillen, branchogene Körper, Epithelkörperchen, Thymus und Schilddrüse sowie der HVL sind Ausstülpungen des Kopf-Darm-Epithels und auch in der histiogenetischen Differenzierung bemerkenswert gleichartig. Wir können diese Organe als die **Aktionsorgane** des Lymphatismus bezeichnen, denen die **Reaktionsorgane** gegenüber stehen, die sich erst später entwickeln und nach dem vierten Fötalmonat differenzieren als die lymphatisch blutbildenden Organe, zu denen Leber, Milz und Knochenmark, insbesondere aber die polyvalente Mesenchymzelle gehört (siehe auch Schema der Funktionskreise).

In der Biologie wird ein erblich geregeltes Hormonsystem auch als Aktionssystem und eine erblich vorbestimmte Bereitschaft als Reaktionssystem bezeichnet. Ein Aktionssystem setzt das Reaktionssystem in Schwingung, so daß, auf den Lymphatismus übertragen, die Funktionskreise der Kiemen-Darm-Organe erst die lymphatischen Blutreaktionen induzieren. Diese Tatsache ist für die Therapie des Lymphatismus von ausschlaggebender Bedeutung. Die Kiemenbogenorgane sind im ersten Fötalmonat differenziert. Es handelt sich dabei überhaupt um die erste Differenzierung eines hochwertigen Schleimhaut-Drüsensystems der Fötalentwicklung. Wir gehen nicht fehl, das Kiemenbogensystem als das Anpassungssystem des Organismus anzusprechen, welches in der Entwicklung eines Individuums alle Impulse des Milieuangleichs verwertet und regelt. So dienen die Organe des ersten Funktionskreises dem Immunitätsangleich, des zweiten thymolymphatischen der Autoaggression und seiner Verhütung, des dritten Funktionskreises der Verarbeitung von Affekten, des vierten dem Streß- und Adaptationsphänomen und schließlich dem fünften, dem Säure-Basen-Gleichgewicht, Wachstum und Skelett, wobei das Gefüge der Zellmembran mit Calcium erhalten wird, was an den Experimenten mit Seeigeleiern bewiesen worden war.

4.5.2.7 Geninduktion

Nachdem die Differenzierungen im Kiemenbogen- und Schlundtaschensystem nicht nur erbgenetisch beeinflußt werden, sondern auch im Sinne einer **Geninduktion** während der Keimentwicklung, ist für die abwegigen Verhaltensweisen der Lymphorgane eine Entwicklungsstörung anzunehmen, die im ersten Fötalmonat bis zur abgeschlossenen Entwicklung im vierten Fötalmonat zeitlich einzuordnen ist. Den Prototyp einer solchen Störung hat man in der Rubeolenerkrankung während der Schwangerschaft erkannt, die bekanntlich mit einem hohen Grad an Wahrscheinlichkeit zu geistigen und körperlichen Defekten führt, was VON PFAUNDLER den Leistungsstörungen der Diathesen zuschrieb. Es läßt sich jedoch vermuten, daß in der fraglichen Fötalzeit nicht nur Rubeolen, sondern auch andere Infektionen und Toxizitäten Einfluß auf die Keimentwicklung nehmen, deren Auswirkung wir noch nicht genügend studiert haben. Mögliche exogene Faktoren sind darüber hinaus sicherlich noch ionisierende Strahlen, mutagene Chemikalien, Viren mit langer Einwirkungszeit, wie z.B. Hepatitisviren, sowie immunologische Fehlfunktionen bei Schilddrüsenerkrankungen. Mit einem hohen Grad an Wahrscheinlichkeit können wir aber auch noch Tuberkulin bzw. Tuberkulose-Belastungen in der aufsteigenden Ahnenreihe als genmodulierenden Einfluß bei den lymphatischen Diathesen annehmen. Dafür spricht nicht zuletzt auch die mögliche Immunstimulation bei entsprechenden lymphatischen Erkrankungen wie z.B. Leukämien, Hodgkin etc. mittels der BCG-Impfung.

Bereits 1910 hat Leon VANNIER seine therapeutischen Erfahrungen mit den von ihm als Tuberkuliniker bezeichneten Quanten mitgeteilt. Das als tuberkulinisch bezeichnete Krankheitsbild entsteht nach VANNIER durch Toxine, die entweder von tuberkulinischen Vorfahren geerbt sein können oder sich nach tuberkulöser Infektion im Organismus selbst gebildet haben. Eine solche Toxin-Belastung der Vorfahren hat sich bei unseren Beobachtungen in einem hohen Maße in der lymphatischen Diathese gefunden. Wenn wir von infektiösen und bakteriotoxischen Einflüssen absehen, so ergeben sich noch eine große Zahl andersartiger, von denen sogar anorganische und organische Giftstoffe bei den Anamnesen von Eltern lymphatischer Kinder festgestellt werden können. Unabhängig von unseren klinischen Beobachtungen fand KÜNZLI in fünf Fällen, bei denen Anomalien des Kindes beobachtet waren, daß während der Schwangerschaft Calcium injiziert wurde. Er beobachtete dabei Mongolismus, kongenitale Vitien, Störungen der Darmentwickung und Milchschorfbildung. K. STAUFFER hat vermutet, daß der kindlichen Neuropathie und Neurasthenie ein Alkoholismus der Eltern zugrunde liegt. In den letzten zwanzig Jahren haben wir bei den neuropathischen Diathesen der Kinder diesbezügliche Nachforschungen bei den Eltern angestellt. Leider waren die Befragungen nicht sehr aufschlußreich, da sich die Befragten veständlicherweise scheuten, sich als Alkoholiker zu bezeichnen.

Es wurde bereits erwähnt, daß keineswegs beim kindlichen Lymphatismus die Auswirkung stehen bleibt, sondern lymphatische Veranlagung auch in larvierter oder mehr oder weniger manifester Form im Laufe des Erwachsenen-, ja sogar Greisenalters noch zu verfolgen ist. So haben wir folgende Beobachtungen machen können:

4.5.2.8 Der **frühe,** besser **frühkindliche Lymphatismus** mit seinen Diatheseerscheinungen. Man kann ihn auch als die exsudative Form bezeichnen. Die Unterfunktion der Aktionssysteme überwiegt dabei. So stellt sich klinisch Hypothyreose, Hypokalzämie, Thymushyperplasie, Tonsillenhyperplasie als Ausdruck der Schwäche des lymphatischen Systems dar. Es bietet sich hier die Calcium-Therapie an, verbunden mit Halogenen der sechsten Ordnungsgruppe im periodischen System, Fluor, Chlor oder Brom.

4.5.2.9 Die pubertäre Form des Lymphatismus
Bei ihr überwiegen die Aktionsorgane, so z.B.hypophysäre Reaktionen, Thymusrückbildung, verstärkte Knochenbildung, Epiphysenverknöcherung, Milzhypertrophie als Zeichen der reaktiven Unterfunktion, auch starke lymphozytäre Blutreaktionen. Als Therapie dominieren Magnesium in zunehmendem Maße auch die Alkalistoffe im Sinne einer Kationentherapie mit Natrium und Kalium, auch hier wieder in Verbindung mit Halogenen als Anion.

4.5.2.10 Der kompensierte oder larvierte Lymphatismus mit vorwiegendem Ausgleich der aktiven und reaktiven Systeme.
Zunehmend vermehrte Bindegewebsreaktionen treten auf. Dekompensiert der Lymphatismus der Erwachsenen, so überwiegen die chronischen indurativen Verlaufsformen an der Haut (chronische Neurodermitis – Lichenifizierung), Schleimhaut und Drüsensystem. Außerdem bestehen nicht selten starke Gefäßreaktionen. Als Mittel kommen hier in Frage neben Strontium die Reaktionsmittel der zweiten Ordnungruppe des Periodischen Systems wie Zink, Cadmium,

Quecksilber, aber auch die ersten Nebengruppen wie Cuprum und Argentum vor allem als Zwischenmittel.

4.5.2.11 Der Spätlymphatismus
Er zeigt eindeutige sklerosierende Tendenzen, fibröse Umwandlungen der Reaktionsorgane. Der Prototyp dieser Späterscheinungen ist an der Haut die Sklerodermie, das Ulcus callosum oder das Myom. Therapeutisch ist hier auch aus der zweiten Ordnungsgruppe an Barium zu denken, aber auch die Nebengruppen der vierten Gruppe wie Blei und Silicea.

4.5.2.12 Die harnsaure Diathese ist eine Sonderform des Spätlymphatismus, die nach besonderer Belastung mit chronischem Eiterungsprozeß auftritt und in Form der Reutilisation der Lymphozyten zu einer endogenen harnsauren Belastung führen kann. Hier wird Lithium aus dem Bereich der anorganischen Mittel zu empfehlen sein.

Es mag auffallen, daß vorwiegend mineralische Arzneimittel beim Lymphatismus aufgezählt sind. Die Therapie der Diathesen ist aber eine Behandlung mit Anionen, Kationen und Spurenelementen, wo die Noxe bekannt ist, auch mit Nosoden. Eine Dissoziation der Anionen und Kationen ist neben einem genetisch wirksamen Eingriff von Infektionsanteilen ein Teil der Ätiologie der Diathesen.

Fassen wir die Diathesen zusammen, so zeigen sie sich als Anomalie der frühkindlichen, meist jedoch schon der embryonalen Entwicklung mit der Auswirkung auf Organsysteme, die prädestiniert sind für den Milieu-Angleich des Individuums. Wenn wir den Gedankengängen PORTMANNs folgen, so ist das spezifisch Humane der Umstand, daß die Schwangerschaft, mit anderen Säugern verglichen, kurz ist, und daß die entscheidenden humanen Entwicklungsschritte, nämlich der aufrechte Gang, das Sprechen und einsichtige Handeln nicht rein erbmäßig im Unterleib reifen, sondern sich im ersten extrauterinen Jahr vollziehen.

Die Erbdiathesen bedingen aber eine verzögerte Entwicklung menschlicher Milieubereitschaft, der Lymphatiker gehört zu den »Spätentwicklern«, er lernt sich später aufzurichten, zu sprechen, die Knochen- und Zahnbildung dauert länger, er bedarf eines längeren Nestschutzes, seine Bindungsqualitäten an Mutter und Pflege werden intensiver. Das psychische Verhalten kennt eine stärkere Introversion, an der auch der somatisch so vorteilhaft verlaufende Hypophysenstreß in der Pubertät nicht viel ändern kann. Die volle oder teilweise Retardierung der Persönlichkeit, die in einer solchen Entwicklung zutage tritt, wird schließlich zur infantilen und neurotischen Belastung. Sicher wirken Erlebnisse Neurose auslösend, aber sie vermögen dies nur aufgrund der konstitutionell bedingten inneren Gegensätzlichkeit. Die frühinfantilen Erlebnisse, auf die FREUD besonders Wert legte, sind in den meisten Fällen weniger Ursache von Neurose als vielleicht charakteristische Frühsymptome und Belege für die ersten Anpassungsschwierigkeiten einer neurotischen Konstitution, wie dies KRETSCHMER bereits vermutet hat. In der Beeinflussung einer solchen Entwicklung, die mit dem homöopathischen Arzneimittelschatz, insbesondere mit den bereits erwähnten Mitteln der zweiten Ordnungsgruppe des Periodischen Systems als Kation, den Alkalianteilen und den Halogenen der sechsten Ordnungsgruppe des P.S. wirksam beeinflußt werden können, haben wir zugleich eine Behandlungsmöglichkeit konstitutioneller Hauterkrankungen, besonders bei der Gruppe der Ekzeme. Aber auch eine entsprechende Prophylaxe ist möglich, wenn bei ekzem- oder allergiebelasteten Eltern eine Störung in der Kindheitsentwicklung vermieden werden soll. Eine solche Prophylaxe verdanken wir den Arbeiten von VANNIER, der mit seiner sog. »eugenischen Kur« Möglichkeiten einer pränatalen Behandlung postuliert hat. Bekanntlich soll in den ersten Schwangerschaftsmonaten eine systematische Behandlung mit Hochpotenzen (Tuberculin 200, Sulfur 200, Luesin 200) und daneben einer höher potenzierten Therapie mit Calciumcarbonat, Calciumphosphat und Calciumfluorat die Kur durchgeführt werden. Sicherlich ist es schwierig, zu geeigneten statistischen Beweisen zu gelangen, da man schließlich nicht aussagen kann, in wieweit eine fötale Entwicklung ohne die Kur im Sinne eines signifikanten Beweises ohne Erscheinungen bliebe. Wahrscheinlich ist dies auch die Ursache, daß es sehr ruhig und still um diese eugenische Kur geworden ist. In der Überblickung eines Zeitraumes von zwanzig Jahren wurde bei uns eine große Zahl von Behandlungen dieser Art durchgeführt. Es waren dabei auch Schwangerschaftsbelastungen, bei denen beide Elternteile durch Ekzem bzw. Neurodermitis gezeichnet waren. Es kam dabei nicht nur zur Geburt normaler Kinder, sondern in einem Falle einer Toxoplasmosebelastung sogar zu einer erstaunlichen Rückbildung der Toxoplasmose-Titer. Eine hereditäre Belastung von Neurodermitis und Asthma bei Eltern, eine Milchschorfbelastung bei den Eltern, die mit großer Wahrscheinlichkeit auch zu Belastungen des Kleinkindes führen wird, ist mit der eugenischen Kur so erfolgreich entgegenzutreten.

Nach diesen vorwiegend hypothetischen und theoretischen Auseinandersetzungen ist zu folgern, daß die Homöopathie über die Lehre der konstitutionellen Belastung eine Lehre der therapeutischen Anthropologie geworden ist und deshalb eigene Wege in Physiologie und Pathologie rechtfertigt.

4.5.3 Kalk als konstitutionsbeeinflussendes Therapeutikum

RADEMACHER war bereits ein Freund des Chlorcalciums. Er wandte es in 3%iger Lösung bei Furunkulose an. Auch die äußere Anwendung von Chlorcalcium-Lösung war RADEMACHER bekannt. Er hat damit polypöse Wucherungen des Zahnfleisches zum Verschwinden gebracht. Die Aqua calcis gab RADEMACHER bei Flechten, Kopfausschlägen und sog. Milchschorf der Kinder.
Die homöopathische Schule wendet den Kalk meist in Form des Calcaria carbonica in Verreibung an. Die Indikationen für seinen Gebrauch sind zahlreich und betreffen in der Regel chronische Zustände, aber auch insbesondere Affektionen des Gewebes im Sinne der Skrofulose-Behandlung; chronische Anschwellung der Lymphdrüsen, der Speicheldrüsen sowie der Thyreoidea werden in der homöopathischen Schule obligat mit Kalk behandelt. Nach SCHULZ werden chronische Hautleiden und chronische Entzündungsvorgänge in der Haut, aber auch im Bindegewebe mit entsprechender Neigung zu Rezidiven und polypösen Wucherungen, insbesondere mit Kalk beeinflußt. So ist Calcium eines der wichtigsten Konstitutionsmittel geworden, die in der Hauttherapie vor allem dort Eingang gefunden haben, wo es gilt, Konstitutionsanomalien sowohl von seiten der genetischen Konstitution als auch der Diathese zu beeinflussen. Alle Krankheitsbereitschaften im Sinne von Hautreaktionen, die zu Rezidiv neigen, aber auch Hautreaktionen, die frühkindlich bereits ihre erste Manifestation zeigen, sind somit durch Calcium carbonicum initial zu behandeln.
Zu den wesentlichen Modalitäten zählen die Verschlimmerung bei Witterungswechsel sowie durch Waschen mit kaltem Wasser, in freier Luft, ferner in feucht-kalter Witterung und naß-kaltem Klima. Ebenso gilt die Verschlimmerung für den Morgen, nach geistigen Anstrengungen, eine Besserung nach dem Aufstehen, nach dem Essen, im Zimmer und bei dem Freimachen von beengenden Kleidern.
Das Arzneibild von Calcium carbonicum oder anderer Calcium-Salze wurde bereits in dem allgemeinen Teil erarbeitet; während Calcium fluoratum vorwiegend bei Hämorrhoiden, Krampfadern, Karies und Knochenauswüchsen wirksam ist, wird Calcium phosphoricum bei Rachitis und Rheumatismus obligat angewandt. Calcium jodatum gilt als Mittel der chronischen Drüsenschwellung vor allem beim Kropf, bei chronischem Schnupfen, Mittelohrkatarrh und Bronchialkatarrh. Calcium sulfuricum, das als SCHÜSSLER'sches Gewebemittel vertrieben wird, steht dem homöopathischen Hepar sulfuris sehr nahe, besondere Wirkungen bei Eiterungsprozessen der Haut, bei Abszessen, bei Entzündungen mit sekundärer Eiterung, bei Pickeln und Pu-

steln im Gesicht, Eiterungen der Haut, Schleimhaut, Drüsen, Knochen und Lunge. In Verbindung mit Silicea ist es das Hauptmittel bei chronischen Eiterungen und Fistelbildungen.

Es ist nicht falsch, jede Hautbehandlung innerhalb der ersten sieben Lebensjahre eines Kindes mit Calcium zu beginnen. Lediglich Eiterungsprozesse, die primär als solche entstehen, sind mit Hepar sulfuris, also Calcium in Verbindung mit Schwefel, zu behandeln, während alle blanden chronischen konstitutionellen Hautbelastungen der Kindheit in jedem Fall als Initialtherapie Calcium carbonicum in möglichst hoher Dosierung erfordern. Damit allein kann eine Grundlage zu einer sinnvollen Weiterbehandlung geschaffen werden. Auch im späteren Alter sollte man bei konstitutionellen Belastungen, wie z.B. Neurodermitis, nicht auf Calcium carbonicum verzichten, obwohl es im Prinzip nur ein Mittel der frühen Kindheit ist und später gerne von Magnesium oder Barium ersetzt wird. Dazu mehr bei der Abhandlung einzelner Krankheitsbilder im zweiten Teil.

5 Unterdrückung und Immunsuppression

Das Prinzip der Unterdrückung ist weitgehend mit der heute therapeutisch vielfach angewandten Immunsuppression identisch. Verstand man früher die Suppression als Herabminderung der natürlichen Ausscheidung was in der »Säftestörung« im humoralpathologischen Sinne mit zu den wesentlichsten Krankheitsursachen zählte, so sieht man heute in der Immunsuppression entweder eine Störung der Nukleinsäuresynthese oder der Proteinsynthese oder etwa eine Wirkung von membranaktiven Substanzen wie im Antilymphozytenserum. Die daraus resultierende Wirkung auf eine unspezifische Unterdrückung im Immunsystem wurde bekanntlich therapeutisch angewandt, ganz im Sinne des »Teufelaustreibens mit Hilfe des Beelzebubs«. Durch eine Behandlung mit Corticoiden kann das akute Krankheitsgeschehen allergischer Prozesse meist gut beherrscht werden und der Übergang in ein chronisches Stadium erreicht werden. Damit wird das Krankheitsgeschehen erträglich gemacht, der vorübergehende Erfolg zu einer – wenn auch manchmal trügerischen – Hoffnung. Wenn auch gerade für Cortison die Wirkung mehr als antiphlogistisch und membranaktiv aufgefaßt wird, so ist es doch die häufigste Form einer – wenn auch nicht ganz typischen Immunsuppression. Eine andere ist die bereits von PIRQUET beschriebene Unterdrückung der Tuberkulin-Hautreaktion bei Kindern, die an Masern erkrankt waren. Heute sind eine Reihe von Viren bekannt, welche die Immunreaktion unterdrücken, ähnlich ist wohl auch die Beseitigung der Herpesefforeszenzen nach einer Pockenimpfung zu verstehen, wie wir dies mehrfach beobachten.
Eine Reihe anderer Eingriffe in das Immunisierungsschema sind möglich, wobei allgemein gefolgert wird, daß die induktive Phase der Immunisierung leichter unterdrückbar ist, als die proliferative Phase. Wir müssen besonders bei den allergischen Prozessen der Haut an mannigfache Beeinflussungsmöglichkeiten denken, die das Immunisierungsgeschehen bestimmen. Auch homöopathische Mittel sind in der Lage, in das Immungeschehen einzuwirken, sei es über die thymusabhängige T-Lymphozytenzelle (siehe lymph. Diathese) oder die Beeinflußbarkeit der primären Antikörperbildung. Schließlich sei die immunsuppressive Wirkung der Antimetabolite erwähnt, die über den Stoffwechsel der Leber als schwefelhaltige Substanzen eine Interferenz an verschiedenen Stellen der DNS-Synthese bewerkstelligen. 6-Mercaptopurin- mit der aktiven einwertigen SH-Gruppe als Antime-

tabolit wirkt so auf die zelluläre Immunantwort. Zugleich wird für die gleiche Substanz eine antiinflammatorische Wirkung beschrieben. Vielleicht läßt sich eine Schwefelwirkung bei der homöopathischen Unterdrückungsbehandlung auf diesen Mechanismus zurückführen.

5.1 Die Unterdrückung, Verdrängung und metastatische Krankheit

Zum Verständnis der Unterdrückung empfiehlt es sich, eine Anleihe aus der Psychologie zu machen. Dort versteht man unter Unterdrückung eine bewußte Weigerung, eine beweisbare Tatsache zu akzeptieren, wenn es sich um unbewußte Weigerungen handelt, verwenden wir in der Psychosomatik den Begriff Verdrängung. Es handelt sich dabei um einen Kunstgriff der Selbsterhaltung, u.U. mit krankmachenden Situationen fertig zu werden. Verdrängt ist nicht aufgearbeitet, und wenn im Krankheitsbegriff eine Art von Energie steckt, so ist nach dem Gesetz der Erhaltung der Energie das gleiche Energiequant, welches verdrängt ist, noch vorhanden, nur anders lokalisiert. Die Unterscheidung zwischen einer bewußten Unterdrückung und einer unbewußten Verdrängung wie in der Psychosomatik, ist in der homöopathischen Literatur nicht gemacht worden, obwohl sie berechtigt wäre und in Ansätzen bekannt geworden ist. Bewußte Unterdrückung wäre z.B. der chirurgische Eingriff in ein regulatives System (Strumektomie, Ovariektomie etc.), während die ungewollte und damit unbewußte Verdrängung ein Eingriff wäre, der z.B. im Zuge einer metastatischen Erkrankung auftritt. So ist der Begriff Unterdrückung, seit ihn HAHNEMANN gebraucht hat, Allgemeingut für jede Art Ersatzkrankheit geworden, während aus der klinischen Medizin öfters die Formulierung einer metastatischen Krankheit erfolgt.
So ist die Meinung des französischen Dermatologen BAZIN bekannt geworden, der das »Zurücktreten von Flechten auf innere Organe als eine Tatsache bezeichnet, die man nicht mehr leugnen kann ohne sich dem Vorwurf mangelhafter Erfahrung auszusetzen« (Dictionnaire de Chambre, Tome XXV, p. 669). P. JOUSSET, dem wir dieses Zitat verdanken, folgert weiter, daß in dem Gedanken, jede Erkrankung habe notwendigerweise ihre Lokalisation, oft verharrt worden war, indem man die Hautaffektionen für ein Noli me tangere trotz ihrer be-

gleitenden Beschwerden gehalten hat, da diese äußeren Krankheitserscheinungen den Patienten niemals in Gefahr brachten und ihn nach ihrer Meinung vor den mehr zu fürchtenden inneren Affektionen bewahrten.

BAZIN gibt einige Beispiele einer solchen metastatischen Erkrankung an. Im ersten Fall handelt es sich um eine junge Dame mit allgemeiner Psoriasis. Dreimal hatte Arsenik die Hauteruption zum Verschwinden gebracht, jedesmal war die Familie nach dem Verschwinden des Ausschlages gezwungen gewesen, die manisch gewordene Patientin in eine Irrenanstalt zu bringen. Als der Ausschlag zum vierten Mal wiederkehrte, hütete man sich wohlweislich, die Arsenik-Behandlung wieder aufzunehmen.

Eine andere Patientin verfiel in Melancholie, sooft man sie von ihrem Ekzem heilte. »Wir würden« sagt BAZIN »nicht mit unseren Ausführungen zu Ende kommen, wollten wir alle die phthisischen Prozesse, alle chronischen Gelenkentzündungen erwähnen, die wir im Gefolge von Hautaffektionen haben entstehen sehen.« Später wurde bekanntlich diese Vikariation von Hautkrankheiten mit anderen inneren Erkrankungen weitgehend verneint bzw. vernachlässigt, obwohl immer wieder die Erfahrung alter Ärzte dafür sprach.

Gleichwohl können wir bei den Hautkrankheiten die Bedeutung einer metastatischen Krankheitserscheinung nicht ignorieren. Haut als Keimblatt ist ein Reaktionssystem, das im lokalen Bereich vikariieren kann, aber nicht selten auch innerhalb der Keimblätter (Entoderm, Mesoderm) zu reagieren vermag. Das klassische Beispiel, an dem niemand vorübergehen kann, ist dabei die Lunge in Form des Asthma und die Haut bei der Neurodermitis.

Hautkrankheiten zeigen wie keine anderen ihre Symptome in Form sichtbarer Effloreszenzen, die der Therapeut bearbeitet, wo nur immer sie in Erscheinung treten. Die vorwiegende Lokalbehandlung hat sich schon vor HEBRA bis heute deshalb so hartnäckig gehalten, weil der Patient das unangenehme, unannehmbare, sichtbare Zeugnis seiner Erkrankung so rasch wie möglich entfernt sehen will, ohne dem manchmal sicherlich deutlichen vitalistischen Bedürfnis des Therapeuten nach Selbstregulierungstendenz des Organismus oder etwa dem Schaden nach einer etwaigen Vikariation des Leidens Rechnung zu tragen. Nur so ist verständlich, daß die Cortisonsalbe trotz erhobenen Zeigefingers mit Warnung auf Beipackzettel und Laienpresse – von den unentwegten Warnungen in der dermatologischen Fachliteratur ganz abgesehen – immer wieder Verwendung findet. Dabei aber sehen wir den klassischen Eingriff der Unterdrückung, was bei der lokalen Anwendung nicht selten zum Glück lokal bleibt und nur die exsudative Form einer Entzündung etwa in eine proliferative oder produktive übergeführt wird.

5.2 Die Unterdrückung in der Homöopathie

Ähnlich wie Naturärzte aus der Zeit HUFELANDs von Ableitung auf die Haut sprachen – wie bei PRIESSNITZ und KNEIPP Krankheitsprozesse über die Aktivierung der Hautgefäße mittels ihrer Wasseranwendungen auf die Haut geleitet werden sollen, – so kann die Haut auch in umgekehrtem Sinne nach innen schlagen.
HAHNEMANN, der, wie bereits erwähnt, für solche Bedienungen den Begriff Unterdrückung prägte, ging soweit, daß er von milder Unterdrückung durch die Hydrotherapien sprach und davor warnte, Hauterscheinungen oder lokale Übel von außen nach innen zu verdrängen. Unabhängig von HAHNEMANN sprach auch die klinische Medizin lange Zeit von metastatischen Erkrankungen, die nach Verdrängung anderer Krankheiten auftraten, wie aus der vorher erwähnten Bemerkung von BAZIN hervorgeht.
Bei HAHNEMANN findet sich als erster Hinweis im Paragraph 7 des Organon, daß in den Krankheiten ein einzelnes, von mehreren Symptomen zu beseitigen, zu einer Unterdrückung führen kann und als symptomatische Kurart zu bezeichnen ist. Eine ähnliche Bemerkung zeigt sich auch beim Paragraph 58, wo HAHNEMANN es als fehlerhaft bezeichnet, bloß symptomatisch zu verfahren, d.h. einseitig nur für ein einzelnes Symptom, also nur für einen Teil des Ganzen eine Arzneianwendung anzubringen. In seinem Paragraph 197 hat schließlich HAHNEMANN eindeutig die äußerliche Behandlung angesprochen, indem er sagt, »diese Behandlung ist aber nicht nur bei den Lokalsymptomen, welche Psora, sondern auch bei denen, die Syphilis oder Sykosis zur Ursache haben, durchaus verwerflich. Die neben dem inneren Gebrauch gleichzeitige örtliche Anwendung des Heilmittels bei Krankheiten, welche ein dauerndes Lokalübel zum Hautsymptom haben, führt den großen Nachteil herbei, daß durch solche örtliche Auflegung dieses Lokalübel gewöhnlich früher aus den Augen verschwindet, als die innere Krankheit vernichtet ist. Sie täuscht uns also mit dem Schein einer völligen Heilung oder wenigstens macht sie uns die Beurteilung, ob die Gesamtkrankheit durch den gleichzeitigen Gebrauch der inneren Arznei vernichtet sei, durch das vorzeitige Verschwinden dieses örtlichen Symptoms schwierig und in einigen Fällen sogar unmöglich.« HAHNEMANN geht in den fol-

genden Paragraphen seines Organon noch auf diese Lokalübel ein und auf die notwendige Gesamtschau der Symptome. Er verlangt die Erhaltung eines Einzelsymptoms, wenn andere unter Umständen sehr geringfügig in Erscheinung treten. Damit verweist er auf die Gesamtschau der Psora, wie er es in seinem Werk nennt, je nach Krankheitslehre, die eine Zusammenfassung aller chronischen Krankheiten, zurückgehend auf infektiösen Ursprung unvollständiger Ausheilung, darstellt.

A. BRAUN hat in seiner sehr modernen Darstellung des Unterdrückungssyndroms darauf hingewiesen, daß das Unterdrückungssymptom nicht auf die homöopathische Medizin zurückgeht, sondern durchaus dem Gedankengut der Medizin entspringt, wenn es auch weitgehend in Vergessenheit geraten ist. Nach ihm ist die Definition wie folgt gegeben: »Im Unterdrückungssyndrom erkennen wir die nachteiligen Folgen suppressiver äußerer Einwirkungen bzw. Eindrücke, die ein wichtiges Reaktionsphänomen in einem erkrankten Organismus zum Verschwinden brachten, die Krankheit selbst aber in ihren wesentlichen pathogenetischen Bezügen unbeeinflußt ließen. Der Kranke fühlt sich in der Folge nicht erleichtert, sondern erfährt eine allgemeine Verschlimmerung unter Verlagerung der Symptomatik auf andere Organe und Funktionsbereiche.« Die Zusammenstellung von A. BRAUN geht teilweise auf die Arbeiten von HODIAMONT zurück, der drei Arten der Unterdrückung unterscheidet:
1. das zufällige Unterdrückungssyndrom aus emotionellen, klimatischen, nahrungsbedingten Umwelteinflüssen
2. das medikamentöse Unterdrückungssyndrom
3. das chirurgische Unterdrückungssyndrom.

Zu 1. gehört die teilweise »natürliche« Unterdrückung eines krankhaften Ausflusses wie z. B. Regelfluß, Lochialfluß, Durchfall, Schnupfen, chronische Eiterung, Schweiß, Milch bei Stillenden, blutiger Auswurf, Bluterbrechen oder sonst eine blutige Ausscheidung. Unter natürlicher Unterdrückung könnten wir den anfangs geprägten Begriff der unbewußten Unterdrückung verstehen, für den wie erwähnt das Wort Verdrängung in der Psychosomatik verwendet wird.

Zu 2., der medikamentösen Unterdrückung, wäre eine Vielzahl von Möglichkeiten anzuführen, nicht zuletzt bei den Hautkrankheiten. Die Behandlung mit adstringierenden, entzündungswidrigen Salben, z. B. Cortison, auch die antibiotische Therapie, die das Anfangsgeschehen einer Erkrankung durchaus wertvoll kupieren kann, führt zu einer Art Unterdrückung, nämlich der Immunitätsvorgänge, die gerade durch die Auseinandersetzung mit Bakterien oder Erregern erst in ein Stadium der Aktivität gerückt werden können. Hierzu gilt der Begriff der bewußten Unterdrückung ebenso wie für 3., der chirurgischen Unterdrückung. Hierbei handelt es sich um eine Vielzahl von Eingriffen, die in das Regulativ des Organismus einbrechen wie z.B. Schilddrüsenentfernung, Entfernung von Hämorrhoiden, Verödung von Venen, Operation von Ovarien, Exstirpation von Uterus etc.

Um kurz die Folgen der Unterdrückung aufzuzeigen, gibt es hier eine große Zahl, die sowohl im Nervensystem, im Respirationstrakt oder im Zirkulationssystem auftreten können.

Wir verdanken MATTES eine frühzeitige Zusammenstellung der Wechselbeziehungen zwischen Haut und Schleimhaut. Er erwähnt eine Beobachtung, die in der Volksmedizin auch heute noch Bedeutung hat. Nämlich die Sorge, daß sich bei akuten exanthematischen Krankheiten, wie Masern, Röteln, Scharlach die Patienten nicht verkühlen, und daß der Ausschlag nicht rasch zurückgeht, damit die Krankheit sich nicht auf die Lunge, die Nieren usw. ablagert. In der Klinik werden diese Erscheinungen als Nachkrankheiten erwähnt, doch dürfte es sich hier mehr um die Begrifflichkeit metastatischer Krankheiten oder Krankheiten aus dem Unterdrückungsphänomen handeln.

Bekannt ist die Meinung der alten Ärzte, daß je trockener die äußere Haut, desto feuchter die Schleimhäute und umgekehrt. Auch hier empfinden wir eine Wechselbeziehung zwischen Haut und Schleimhaut, die sich gerade bei den Hautaffektionen häufig in Wechselbeziehung befinden.

Die Verbindung von Hautaffektionen mit Asthma oder Kehlkopfentzündung ist wohl die bekannteste. Auch die damit verbundene Therapie ist den erfahrenen Homöopathen geläufig (Sulfur, Cuprum, Arsen, Carbo vegetabilis, Causticum und Lycopodium). Manchmal zeigt sich während der Behandlung wieder ein Hautausschlag, um dann durch Fortsetzung der richtigen Medikation zu verschwinden. Bei Asthma, nach Unterdrückung von Flechten im Gesicht, ist auch Dulcamara erwähnenswert, wobei auch Lachesis bei Asthma in der Folge des Prurigo interessant ist, vor allem dann, wenn das Jucken aufgehört hat. Pulsatilla bei Asthma der Kinder nach unterdrückten Ausschlägen bei sowohl akuter wie chronischer Natur. Silicea bei Lungenkatarrh nach vertriebenem Fußschweiß. Kehlkopf- und Rachenkatarrhe verdanken ihre Entstehung häufig vertriebenen Ausschlägen; hier sei an Sulfur, Hepar sulfuris, Arsen, Causticum und Jod gedacht. Häufig tritt eine Hautkrise in Form von Prurigo ein, was während einer solchen Behandlung den Hinweis gibt, daß die Heilung im Gange ist.

Auch chronische Nierenkatarrhe und Nierenentzündungen in der Folge unterdrückter Hautkrankheiten sind nicht selten, wenn auch nicht so häufig. Für sie gilt Sulfur, Apis, Arsen, Lycopodium und Dulcamara.

Die Magen- und Darm-Erkrankungen sind in ihrer Beziehung zur äußeren Haut sehr deutlich; dabei soll auch an die Möglichkeit einer Endoallergie (siehe dyshydrotisches Ekzem) gedacht werden. Der Verdauungstrakt bietet in seiner hohen Schleimhautaktivität geradezu prototypisch das Organ der Unterdrückung. Nicht zuletzt sind es die in unserer Zeit so häufig auftretenden Kolitiden und Enterokolitiden, die als Kompensation einer aggressiven medikamentösen Unterdrückung aufzufassen sind. Weniger bekannt ist die Tatsache, daß Blutdrucksteigerungen mit Vermehrung der Herztätigkeit, Arrhythmien und Myokardschädigungen auch als Folge von unterdrückten Hautausschlägen zu betrachten sind.

Bei den Sinnesorganen ist es z.B. die Iritis als typische Erkrankung, die auf eine Unterdrückung zurückgeführt werden kann. Nasenkatarrhe, Heuschnupfen, Taubheit und Ohrfluß bis zur Taubheit weisen in ihrer Vorgeschichte meist ähnliche iatrogene Phänomene auf. Von seiten des Nervensystems sind Paresen und Paralysen, apoplektische Zustände und nicht zuletzt auch Rückenmarksleiden vielfach mit einer Unterdrückung in Zusammenhang zu bringen.

Bei Hautkrankheiten sind, wie bereits erwähnt, Strahlenbehandlungen, Kortisontherapie und grundsätzlich intensive Salbentherapie als auslösende Faktoren für Unterdrückungsphänomene aufzufassen. KENT nennt in seinem Repertorium eine große Zahl von möglichen Folgen unterdrückter Hautausschläge, die in einer Tabelle hier kurz zusammengefaßt sind. Aus der Volksmedizin ist uns darüber hinaus bekannt, daß z.B. variköse Geschwüre nicht geschlossen werden sollten, da schwierigere Erkrankungen nach der Ausheilung solcher Geschwüre auftreten können. Außerdem wird auch aus dieser Quelle empfohlen, solche Geschwüre offen zu halten, um Gröberes zu vermeiden. Das KENT'sche Repertorium hat sich gerade für die Krankheitssymptomatik bei Unterdrückung vielfach bewährt. Ersatzkrankheiten aus dem geistigen und seelischen Bereich wie etwa Halluzinationen, Ängste und Depressionen aber auch Organleiden wie sie in Erwähnung gekommen sind, müssen uns einen ernsthaften Denkanstoß geben, insbesondere dann, wenn es sich um psychosomatische Bilder bei unseren Patienten handelt, die nicht selten aus der Vielzahl von Therapieinteraktionen enstanden sind.

Wie nun erkennen wir einen Behandlungsfall, bei dem wir bezüglich einer Unterdrückung vorsichtig sein müssen. Es handelt sich, wie bereits erwähnt um solche Fälle, die in ihrer Vorgeschichte bereits mehrfache Wechsel von Krankheitszeichen innerhalb verschiedener Keimblattsituationen aufweisen. HAHNEMANN hat diese Krankheiten in den Gesamtbegriff Psora eingegliedert, wobei ein konstitutionelles Übel, d.h. eine in früherer Kindheit stattgefundene infektiöse Belastung oder aber auch eine genetische Belastung im Sinne einer lymphatischen Diathese mitspielen kann. Es sind in jedem Falle chronische Krankheiten und solche, die einen längeren Verlauf zeigen und dazu neigen, ihre Lokalisationen zu verändern, insbesondere dann, wenn nur lokal oder symptomatisch auf das Krankheitssymptom eingegangen wird. Dabei ist zu verstehen, daß im Zuge solcher Behandlungen auch chirurgische Eingriffe erfolgen, die das Krankheitsübel im Sinne einer Bereitschaft nicht beseitigen, sondern nur das auslösende Moment bzw. das Organ, welches im Zuge dieser Krankheitsbereitschaft einen Manifestbefund aufweist, entfernt.

J. Compton BURNETT aus London hat in seiner Schrift »Diseases of the Skin« in dem Vorwort ausgeführt: »Die Behandlung von Hautkrankheiten als nur lokale Erscheinungen, welche ausschließlich die Haut betreffen, so wie sie jetzt gang und gäbe, ist bei fast allen Medizinern fast aller Schulen und in der ganzen Welt gleich, ist in meinen Augen nichts anderes, als ein Verbrechen gegen die Menschheit und ganz besonders charakteristisch für die ausgebildete Seichtigkeit der heutigen medizinischen Professoren.« Er sagt weiter, er behaupte nicht, daß es gar keine Hautkrankheit von rein lokaler Natur gibt wie z.B. Parasiten, aber er hält sich an folgende von ihm postulierte Punkte: »Die Haut ist ein sehr wichtiges lebendes Organ, das Beziehungen zu allen inneren Organen hat. Die Gesundheit der Haut ist ein Äquivalent eines gesunden Körpers. Eine gesunde Haut kann auf einem ungesunden Körper nicht denkbar sein, umgekehrt ist aber eine ungesunde Haut auch nicht denkbar auf einem gesunden Organismus.« Danach folgert er, daß die Hautkrankheit von innen heraus behandelt werden muß. Die Haut sei als Ausscheidungsorgan zu betrachten. Hautkrankheiten haben in den meisten Fällen konstitutionellen Charakter. Demnach meint er, daß die äußere Erkrankung auf der Haut nur ein Ausdruck einer inneren Krankheit sei, dem entsprechend die äußere Behandlung der Hautkrankheit sinnlos wäre. Zusammenfassend läßt sich sagen und sich der Meinung von A. STIEGELE anschließen, daß man auf die Heilung von Hautkrankheiten nicht deshalb verzichten darf, weil evtl. die Möglichkeit eines verhängnisvollen Zurücktretens auf innere Organe daraus resultieren kann. Durch die homöopathische Heilmethode ist bekannt, daß es die Kräfte des Organismus sind, die heilend wirken und durch die Tätigkeit der Arzneimittel in diesem Sinne angeregt werden. Das Heilmittel wird durch das Ähnlichkeitsgesetz bestimmt und muß daher der äußeren wie der inneren Krankheitserscheinung, also dem Gesamtbild der Erkrankung entsprechen. Das bedeutet weiterhin, daß nicht nur ausschließlich das Hautbild angesprochen werden darf, sondern daß zu dem Hautbild möglichst viele Faktoren, d. h. Symptome der Gesamtpersönlichkeit hinzutreten, die es ermöglchen, die Gesamtperson in der Therapie zu erfassen. In einer solchen umkreisenden Therapie der Gesamtperson ist es nicht mehr erforderlich, den Gedanken und die Gefahr eines Zurücktretens der lokalen Symptome an der Haut in Erwägung zu ziehen. Die modernen Methoden unserer Therapie zielen aber auf die Beseitigung der Symptome, insbesondere der Hautsymptome hin, was u. U. zu den mehrfach erwähnten und verhängnisvollen Schwierigkeiten führen kann.

5.2.1 Folgen der Unterdrückung von Hautausschlägen (nach Kent)

Allgemeine
Verschlimmerung: Acidum phosphoricum, Arsenicum album, Arsenum jodatum, Belladonna, Bryonia, Carbo vegetabilis, Causticum, Chamomilla, Cuprum, Dulcamara, Gelsemium, Graphites, Hepar, Kalium sulfuricum, Lycopodium, Mezereum, Natrium, Nux vomica, Petroleum, Psorinum, Pulsatilla, Rhus toxicodendron, Sepia, Staphisagria, Stramonium, Sulfur, Tuberculinum, Viola tricolor, Zincum
Asthma: **Apis,** Arsenicum album, Carbo vegetabilis, Dulcamara, Ferrum, Hepar, Lycopodium, **Psorinum, Pulsatilla,** Secale, Sulfur
Bewußtlosigkeit: Zincum
Chorea: Causticum, Sulfur, Zincum
Diarrhoe: Bryonia, Dulcamara, Hepar, Lycopodium, Mezereum, Psorinum, Sulfur, Urtica urens
Gemütskrankheiten: Belladonna, Causticum, Stramonium, Sulfur, Zincum
Trigeminusneuralgie: Dulcamara, Kalmia, Mezereum, Thuja
Herzklopfen: Arsenicum album, Calcium
Husten: Dulcamara
abwechselnd mit Hautausschlägen:

	Arsenicum album, Croton tiglium, Mezereum, Psorinum, Sulfur
Hydrocele:	Abrotanum, Calcium, Helleborus
Juckreiz auf Haut:	Arsenicum album
Konvulsionen:	Agaricus, Bryonia, Calcium, Causticum, Cuprum, Stramonium, Sulfur, Zincum
	bei nicht Herauskommen von Hautausschlägen:
	Antimonium crudum, Cuprum, Zincum
Kopfschmerz:	Antimonium crudum, Bryonia, Lycopodium, Mezereum, Psorinum, Sulfur, Nux mosch.
Lähmung einseitig:	Causticum, Hepar
Lähmung Muskel (Extremitäten):	Causticum, Dulcamara, Hepar, Sulfur, Psorinum
Lähmung – Arme:	Hepar
Lähmung – Beine:	Psorinum
Schwindel:	Belladonna, Bryonia, Calcium, Carbo vegetabilis, Chamomilla, Hepar, Ipecacuanha, Lachesis, Phosphorus, Rhus toxicodendron, Sulfur
Wahnsinn:	Zincum

5.2.2 Schwefel als Hauptmittel der Unterdrückung

In einer Vielfalt der Unterdrückungsphänomene bzw. der Hautkrankheiten, die zu entsprechenden Projektionen auf innere Organe Anlaß geben, finden wir den Schwefel als das initiale Arzneibild. Auch in der KENT'schen Zusammenstellung kommt der Schwefel als das wesentliche Unterdrückungsmittel immer wieder in den Vordergrund. Offensichtlich liegt es im Prinzip der Schwefelwirkung und des Schwefel-Arzneibildes, verdrängte infektiöse Prozesse neu aufflackern zu lassen und hier einer neuen Krankheitssymptomatik zuzuführen. Hat sich Sulfur in allen möglichen Dosierungen als das wichtige Mittel der Unterdrückung gezeigt, so ist keineswegs damit Genüge getan, sondern in einzelnen Fällen weiter die Mittelwahl zu betreiben und evtl. auch andere Unterdrückungsmittel heranzuziehen, wie etwa Bryonia, Dulcamara, Psorin, Stramonium, und Zink. Von den drei großen Hautmitteln Calcium, Sulfur und Silicea nimmt Calcium den Anteil der skrofulösen und entwicklungsbedingten Hauterkrankungen aus dem Kindesalter ein. Sulfur dagegen ist das Hauptmittel, das sich bei allen Hauterkrankungen chronischen Charakters insofern als wirksam erweist, als solche Krankheitserscheinungen in ein aktualisiertes Stadium zurückgeführt werden.

Sulfur paßt deshalb für alle chronischen Hautkrankheiten aller Lebensalter, insbesondere dann, wenn die Haut reaktionsarm geworden ist (nach Lokalbehandlung) und eine chronische Induration der Haut evtl. zustande gekommen ist. Sulfur hat ganz allgemein eine hautkräftigende, aber auch reinigende Wirkung, indem es über den Stoffwechsel die Haut anregt. Man nimmt hier eine katalysatorische Schwefelwirkung an. In dieser Behandlung wird die Anwendung von Schwefel als Reaktionsmittel oder als Zwischenmittel erforderlich sein, wobei nicht selten auch Schwefel als reines konstitutionelles Polychrest in Frage kommt.

Nicht zu vergessen ist, daß manche Hautkrankheit, die in der Folge von Schwefelbädern, die bei Rheumatismus gerne gegeben werden, verdrängt wird, zu erheblichen Störungen Anlaß geben kann. Hier gilt es, mit kleinen Dosen Sulfur jodatum D 3 – D 4 solche Wirkungen zu neutralisieren. Dabei nimmt die Jodkomponente der Schwefelverbindung einen auflösenden und aufweichenden Anteil für sich in Anspruch. Eine ähnliche Kombination besteht im Calcium und Schwefel in Form des Hepar sulfuris. Hier ist die Entzündung und die Eiterung und Erkältlichkeit, die Überempfindlichkeit gegen Kälte und Berührung ausschlaggebend für die Arzneimittelwahl. Wenn nur sehr mangelhafte Bindegewebsreaktionen vorhanden sind und die Tätigkeit der Haut nahezu abgestumpft ist, so ist für diese Zustände auch mit chronischem Jucken, Fistelbildungen u.ä. Erscheinungen schließlich das dritte Mittel Silicea angezeigt.

Die bei Sulfur öfter auftretende Exazerbation von Hautleiden hat im Sinne einer Verschlimmerung dort Bedeutung, wo infektiöse Prozesse früher abgelaufen sind und jetzt der chronifizierte Zustand aktualisiert wird. Diesen Zustand einer sogenannten Arzneiverschlimmerung erleben wir bei der Behandlung von Hautkrankheiten mit Schwefel sehr häufig, bezeichnen aber diese Reaktion als willkommen und fördernd für den Gesamtablauf des Heilungsprozesses. Wenn die Verschlimmerung nach einer Schwefelhochpotenz abgemildert werden sollte, so empfiehlt sich hierfür Schwefel, in D 3 oder D 4 oder wie bereits erwähnt, Schwefel jodatum, anschließend zu geben, um die Heftigkeit der Verschlimmerungsreaktionen zu mindern. Mit Schwefel selbst ist es leicht möglich, das Hautbild zu entfachen und eine gesamte Arzneisymptomatik neu in Erscheinung treten zu lassen, die es in der Folge leichter macht, ein Symptomenbild für den Gesamtzustand aufzufinden. Somit bleibt Schwefel in der homöopathischen Therapie der Unterdrückungsphänomene das zentrale Mittel und wird vor allem bei der Art unserer heutigen dermatologischen Vorbehandlungen zu einem notwendigen Mittel, das uns zugleich, durch seine mehr oder weniger starke Reaktion, den Hinweis für die stattgehabte Unterdrückung gibt.

FARRINGTON sagte: »Wenn anscheinend angezeigte Mittel nicht anschlagen, bringt Sulfur den Umschwung.« In der Tat erweist sich Sulfur häufig als hilfreich in der Beseitigung von Blockaden in der »Verbrennung« von bakteriellen und anderen Toxinen, wie es SCHMEER in seiner Monographie über Sulfur erwähnte. Dabei weist er besonders auf die iatrogenen Schäden nach Behandlung mit Sulfonamiden und Antibiotikas, die zur Ausheilung häufig Sulfur benötigen. Er folgert, daß der potenzierte Schwefel gegen den organischen Schwefel im Penizillinmolekül gesetzt werden müsse. Nicht zu vergessen sind die Versuche mit Schwefeljodat, die August BIER an der Charité durchgeführt hat und mittels der dritten und sechsten Verdünnung (Dezimalpotenz) eine vermehrte Ausscheidung über die Haut feststellen konnte. Dieser nahezu klassische Schwefelversuch hat dem Schwefel auch Eingang in die Dermatologie gebracht, so daß dem Sulfurjodat oder Hepar sulfuris bei eiternden Prozessen auf diese Art und Weise das Tor geöffnet wurde. August BIER wies bekanntlich bei einem Kranken, der nach Schwefelwasserstoff roch und kolloidales Sulfur in D 3 bekam, eine sechshundertfach erhöhte Schwefelausscheidung gegenüber unbehandelten Gesunden nach. Auch von ROYAL wird berichtet, daß er einem Patienten, der sich vom Typhus nicht mehr erholen konnte, Sulfur gab. Dabei wurde beobachtet, daß der Patient eine erhebliche schwefelähnliche Ausdünstung hatte, die offenbar für den Therapeuten ausschlaggebend war.

In der Auseinandersetzung mit dem sogenannten Sulfurbild im homöopathischen Sinne ergeben sich interessante Zusammenhänge zur Somatik aber auch zur Psyche des Allergikers. Nicht nur die Tatsache, daß Schwefel besonders bei chronischen Allergien, respektive bei allergischen Dispositionen einen eindeutigen Einfluß darstellt und damit im Sinne des Unterdrückungsphänomens auch von dieser Seite her indiziert erscheint, sondern auch von der Möglichkeit, allergische Dispositionen zu beeinflussen, haben wir früher schon Sulfur mit den allergischen Diathesen in Verbindung gebracht. Auffallend ist dabei, daß nach Sulfur chronische Allergien zur Ausheilung kommen und kurze Zeit später bei dem gleichen Personenkreis Karzinome entstanden sind. Dabei ist die Frage interessant, daß die Allergie u. U. für das Karzinomgeschehen einen gewissen Schutzmechanismus darstellt, auf den STÄHELIN bereits hingewiesen hat und daß mit der Beseitigung einer Allergie u.U. der Boden für eine Karzinomentstehung geschaffen ist. In einer einschlägigen Studie haben wir früher bereits auf diese Tatsache hingewiesen. Beim Allergiker können wir von einem Konstitutionstyp sprechen, der in vielen Phasen seiner Reaktionsbereitschaft unserem Bild des Sulfurtypes entspricht. Im folgenden sei eine Gegenüberstellung der psychosomatischen Merkmale des Sulfurbildes und der allergischen Diathese gegeben.

5.2.2.1 Gegenüberstellung der psychosomatischen Merkmale des Sulfurbildes und der allergischen Diathese. (n. ZIMMERMANN)

Sulfur AMB	Allergiker
1.) Habitus: Schlank mit hängenden Schultern, mitunter fett, rundlich, wohlgenährt (KENT). Schlechter Ernährungs- und Pflegezustand. Latente Psora (HAHNEMANN).	Leptosome mit meist deutlich pyknischem Einschlag (HANSEN). Schizothyme Konstitution (nach KRETSCHMER für Heuschnupfen) Schutz vor Erkältung.
2.) Somatisches Verhalten: Reaktionsarme Krankheiten, schlecht heilende Haut mit Neigung zu Eiterungen. Atembeschwerden periodischer Kopfschmerz Schnupfen Ausschläge jeglicher Art mit Brennen und Jucken. Erkältungsneigung Schweißneigung Geruchsempfindlichkeit Lärmempfindlichkeit Hitzewallungen mit roten Flecken. Neigung zu Schwindel. Hypotonie Wetterfühligkeit Hitzegefühl Venöse Beschwerden, Hämorrhoiden.	 Asthmasyndrom Formenkreis der Migräne Rhinitis vasomotorica Sämtliche Formen der allergischen Hauterscheinungen. Empfänglichkeit gegen Kälteschaden. Ausdruck vasaler Neurose (Zeichen ständiger Spannung) Übergewöhnliche Empfindlichkeit der Asthmatiker. Urtikaria-Exantheme Parasympathikotonus Vasolabilität Störung der Vasokonstriktion (arteriell und venös) (ACKNER). Gefäßschwäche u. Akrozyanose. Mangelhafter Bau der Kapillaren (Otfried MÜLLER).

Verlangen nach frischer Luft, Durst.	
Verschl. mittags und abends.	
Abneigung gegen Milch und Fleisch.	nutritive Allergie
Leeregefühl 11.00 Uhr vormittags, Heißhunger und Inappetenz, Morgendurchfall, Dyspepsie, Flatulenz.	Hypothalamussymptom

3.) Psychisches Verhalten:

Depressionsneigung	Zykliker (HANSEN) Allergische Manifestation als Äquivalent der depressiven Phase. (STAEHELIN)
Erkältungsangst und -furcht	Vitalverstimmung trägt zur Entstehung allergischer Erkrankungen bei.
Verlangen nach Stimulantien (Alkoholabusus)	Mangel an Schwung und allg. Initiativen.
Nervös, leicht erregbar.	Vegetative Stigmatisation.
Egoismus	Mangelnde Hingabefähigkeit (JORES).
Philosophische Monomanie (KENT).	Angst aufgrund mangelnder Geborgenheit mit Störung metaphysischer Bezüge (JORES).
Okkulte Fragen, religiöse Philosophie.	Verstand und Introversion zeigen höchste Ausbildung, Willensfestigkeit und Gefühlsaufgeschlossenheit, Entwicklung (BORELLI 1950).
Abneigung gegen Logik und Systemarbeit.	Mangelnde Konstanz des Gefühlslebens, Sprunghaftigkeit des Wesens.
Melancholie	Neigung zum Alleinsein (Asthmatiker!)
Abneigung gegen Beruf und Geschäft.	Rasche Ermüdbarkeit. Schwierigkeit der Berufswahl (Bäckerekzem!)

Kritiklust und üble Laune, dabei Intelligenz bis zur genialen Begabung.

Sensitive Ängstlichkeit. »Mißtrauen, unspontan, vorsichtig, überkritisch, zurückhaltend, intelligent, geistig regsam, distanziert, empfindsam, einzelgängerisch (STAEHELIN).«

Zusammenfassend kann gesagt werden, daß der Schwefel in der homöopathischen Behandlung der Hautkrankheiten eine wichtige Stelle ausfüllt. Sei dies vom Gedanken der »unterdrückten Ausschläge« hergeleitet oder vom homöopathischen Arzneibild, von dem wir eine deutliche Beziehung zum Organ Haut feststellen können. Die Ausschläge sind trocken, aber auch nässend und akut exazerbiert, sie sind ausgezeichnet durch den brennenden Charakter. So wird Schwefel sowohl zum initialen Arzneimittel als auch zum Reaktionsmittel und großen Umstimmungsmittel.

5.3 Wechselwirkungen zwischen Haut und Schleimhaut

Die bereits im vorigen Kapitel angedeuteten Wechselbeziehungen, insbesondere bei chronischen Erkrankungen, sind nicht nur in der Therapie mit homöopathischen Mitteln eindeutiger Hinweis für die Mittelwahl, sondern stellen ein Phänomen dar, mit dem sich der homöopathisch tätige Arzt auseinandersetzen muß. Wenn es gelingt, durch passende homöopathische Mittel die Krankheit wieder teilweise auf ihren ursprünglichen Herd zurückzuführen, kann der Kranke durch die eintretende Entlastung der Schleimhäute wieder geheilt werden. So bildet sich die Scharlachnephritis u.U. nach Eintreten der Abschuppung der Haut. Umgekehrt kann auch durch rasche Abkühlung der Schleimhäute mittels eines kalten Trunkes, durch kalte Lufteinatmung neben einer Schleimhautaffektion Schnupfen, Bronchitis, Tonsillitis aber auch eine Hautaffektion mit Nesselausschlag, Erythem, Herpes usw. entstehen und gleichzeitig oder miteinander in wechselhafter Beziehung heilen bzw. sich verschlimmern. Im allgemeinen gilt dabei der Grundsatz, gleichzeitige Erkrankungen auch mit einem gemeinschaftlichen Mittel zu heilen. Die Beziehung zwischen Asthma, Bronchitis, Emphysem und Hautkrankheiten sind bereits mehrfach erwähnt worden. Aber auch bei Magen-Darmkrankungen ist die Beziehung der äußeren Haut zu den Schleimhäuten ins Auge springend. Dasgleiche gilt für Frauenkrankheiten und Erkrankungen der Uterusschleimhaut. In der Erforschung der vorausgegangenen Krankheiten, d. h. in einer subtilen Krankheitsanamnese findet sich oft der Grund für ein altes Hautübel. Durch die Summation der durchgemachten Erkrankungen oder der Vikariationserkrankungen ist oft die Beziehung zu einem spezifischen Arzneimittel gegeben, da einzelne Mittel sich durch besondere Organaffektionen auszeichnen.

STIEGELE hat in seinen Beiträgen zur Homöotherapie der Haut auf solche Wechselzustände hingewiesen. Nach seinen Angaben ist Caladium bei Wechsel zwischen Asthma und Haut, Rhus tox. bei Herpes alternierend mit ruhrartigen Darmerkrankungen, Graphites bei Hauterscheinungen und Hypomenorrhoe, Silicea bei unterdrücktem Fußschweiß und nachfolgender Affektion innerer Organe angezeigt. Diese Liste von gegensinnigen Beeinflussungen und Möglichkeiten eines Austausches der Krankheitssymptome kann unschwer erweitert werden und sollte hier nur andeutungsweise betrachtet werden, um auf die entsprechenden Rubriken in den Repertorien schließlich zu verweisen.

6 Die Lokalisation der Hautkrankheiten

Die alte Beobachtung, daß bestimmte Hauteffloreszenzen ihren örtlichen Niederschlag wechseln und gewisse Beziehungen zwischen den Projektionsbereichen der Innenorgane auf der Haut damit verbunden waren (Head'sche Zonen), hat den viszero-kutanen Reflex in der Pathogenese von Dermatosen diskutieren lassen. Die Untersuchungen GOTTRONs fußten dabei auf der Erkenntnis über die Reaktionsabläufe der terminalen Strombahn nach RICKER. Nach seinem Stufengesetz führen kleine Reize zur Gefäßerweiterung und Fluxion, mittlere Reize zur Ischämie und Prästase und starke Reize bewirken die sog. rote Stase mit Austritt weißer und roter Blutkörperchen, was schließlich zur Nekrose und Abszeßbildung führt. Unschwer könnte man den Ablauf aller dermatologischen Erkrankungen auf diesen gesetzmäßigen Mechanismus einer gestörten Gefäßtätigkeit zurückführen. RICKER fand, daß örtliche Kreislaufstörungen auf reflektorischem Wege von jeder anderen Stelle des Körpers her ausgelöst werden können. Bekanntlich vermag Procain, aber auch die Akupunktur eine solche Gesetzmäßigkeit in der Entwicklung einer Stase des peripheren Kreislaufes zu verhindern, ähnlich wie z.B. eine allergische Reaktion in Form eines Wespenstiches durch Procain gehemmt werden kann. W. HAUSER hat in der Fortsetzung der GOTTRON'schen Arbeiten ein Lokalisationsprinzip bei vielen Dermatosen erkannt und darin die Voraussetzung für die Manifestation solcher Dermatosen gefunden. Er folgert mehrere viszero-kutan reflektorische Möglichkeiten:
1. Auf dem Reflexwege können die segmental zugeordneten Dermatome irritiert werden.
2. Über den Nervus phrenicus verstehen sich auch aus Thorax und Abdomen Reflexe in die Segmente C 3 und C 4 im Hals- und Schultergürtel. Sollten die Reize persistieren, so erfolgt Induktion auf benachbarte Segmente wie C 5, C 6, C 7 (an den Außenseiten der Hände und Arme).
3. Im Gesicht sind Projektionen von Viszeralorganen über den Trigeminus möglich. Andererseits können über den Trigeminus und das Halsmark auch Reize in Viszeralorgane geleitet werden.
4. Nachdem sich viele Organmanifestationen im Gesicht ergeben, ist anzunehmen, daß auch eine zentral-sensible Projektion des Nervus trigeminus möglich ist, ausgehend von den mittleren

Kernen des Nucleus terminalis tractus spinalis n. Trig. in der Medulla oblongata. Hierzu besteht auch eine Verbindung über den Nervus vagus zu Viszeralorganen. So erklären sich Projektionen von Schmetterlingsfeldern z.B. beim Lupus erythematodes, bei Rosacea u. a. Gesichtsmanifestationen.

Die typische Erkrankung des Segments ist der Herpes zoster. Bei ihm hat man lange schon Bezüge zu den beteiligten Innenorganen vermutet, was sich nach W. HAUSER auch bestätigt hat. Er verweist insbesondere auf die Dermatome C 3 und C 4, die über den Phrenicus fortgeleitete Reize manifestieren. Der häufig befallene Bereich in Th 4 und 5 verweist auf die Herzsegmente, wie überhaupt die linke Seite mehr befallen ist, was auf die Mitbeteiligung des Herzens Rückschlüsse zuließe.

Am auffälligsten sind die lokalistischen Rückschlüsse an generalisiert auftretenden Hautefloreszenzen, wie etwa Mykosen oder Pyodermien und vor allem Arzneiexantheme. Mykosen zeigen dabei häufig entsprechend des Lebensalters Viszeralhinweise, wie etwa bei der Pityriasis in die oberen Thoraxorgane, bei Soormykosen auf die Verdauungssegmente. Pyodermien am Hals und Nacken korrespondieren häufig mit Lungenaffektionen, sind aber auch Auswirkung der Verdauungsorgane (Diabetes), etwa bei Nackenfurunkel oder Karbunkel. Beim Arzneimittelexanthem liegt eine echte kreislaufbezogene Peristase vor, deren Lokalisation eng mit Organbereichen verbunden ist. Dies gilt auch für die häufigen Urtikariabelastungen im Unterbauch bei Störungen im Genitalbereich (Th 10 – L 3). Sowohl für den Lichen ruber planus als auch für das endogene Ekzem lassen sich damit Rückschlüsse ziehen auf eine stattgehabte oder latent vorhandene Tuberkulose der Lunge, wenn die Thoraxsegmente betroffen sind. Beispiele lassen sich in beliebiger Weise anführen und sind in den entsprechenden Zusammenstellungen von W. HAUSER für eine Vielzahl von dermatologischen Krankheitsbildern nachzulesen, andererseits die Erklärung, daß mit Neuraltherapie oder etwa auch Akupunktur Erfolge in der Therapie von Hautkrankheiten erzielbar sind.

6.1 Viszero-kutane Reflexprojektionen
(nach W. Hauser)

Organ	Segment	Organ	Segment
Lunge	C 3, C 4 Th 3–10	Colon	
Pleura	C 3, 4 Th 3–12	Coecum, Appendix Colon ascendens Colon transversum (proximaler Teil)	C 3, 4 Th 9–L 1 rechts
Herz	C 3, 4, 8 Th 1–Th 8 (rechts) (links) C 3, 4 C 8 Th 1–Th 4 (rechts) (links)	Colon transversum (distaler Teil) Colon descendens Sigma und Rectum	C 3, 4 Th 9–L 1 (links) (nach Porges nur Linksprojektionen) ferner L 1–3, S 2–5 (Foerster)
Aorta			
Oesophagus	C 3 Th 1–Th 8		
Leber, Galle	C 3, 4 Th 6–Th 10 (rechts)	Niere und Ureter	C 3, 4 Th 9–L 3
Pankreas	C 3, 4 Th 7–Th 9 (links)	Uterus	C 3, 4 Th 10–L 3 S 1–4 (5)
Milz	C 3, 4 Th 7–Th 10 links	Blase	C 3, 3 Th 11–L 3 S 2–5
Magen	C 3, 4 Th 5–Th 9 links	Prostata	Th 10–12, L 5 S 1–3
Duodenum	C 3, 4 Th 6–Th 10 (rechts)	Hoden, Nebenhoden	Th 11–L 3
Jejunum	C 3, 4 Th 8–Th 11 links		
Ileum	C 3, 4 Th 4–Th 8 Th 9–Th 11 Th 12–Th 12, L 1		

6.2 Homöotherapie nach Lokalisation

Die Frage, inwieweit homöopathische Arzneimittel lokalistische Hinweise bringen, ist noch nicht bearbeitet worden. In einer Gesamtschau der Krankheitssymptome verbietet sich zunächst die Überbewertung eines Einzelsymptoms, um so mehr als es einen lokalen Charakter trägt und damit in der Hierarchie der Symptomenfindung minderwertige Bedeutung hat. Trotzdem sollte diese Sicht nicht versperrt werden, weil die Erfahrung mehrfach auf einzelne Bezüge hinweist. Zunächst drängen alle Repertorien auch auf die lokalen Symptome, doch fehlt dieser Betrachtungsweise der innere Zusammenhang, denn es handelt sich meist um die morphologischen Grundstrukturen eines Arzneimittels, wie etwa Cantharis bei Blasen, Graphites bei Schrunden oder Hepar sulfuris bei Eiterung. Anders verhält es sich schon bei Acidum nitricum, das bekanntlich ein Mittel ist, welches in der Übergangszone von Haut und Schleimhaut wirksam ist, z. B. am Mund, am Augenlid, am After und damit an bestimmte lokale Bezirke fixiert ist. Während die Körpersegmente einheitlich zu überblicken sind und entsprechende Zeichen der Haut leicht auf die viszeralen Organe hin überprüft werden können, sind die lokalen Symptome am Kopf schwieriger zu bewerten, andererseits aber auch wichtiger zur homöopathischen Arzneifindung. Auch hier ist die Einbeziehung von Kiemenbogenanteilen wesentlich zur Erkenntnis von Arzneiwirkungen.

Das Ohr ist im Rahmen der lymphatischen Belastung ein häufiger Ort der Hautbeteiligung. Seien es allergische, ekzematöse Entzündungen des äußeren Gehörganges oder infektiöse Prozesse des Innenohres mit Auswirkung aufs Außenohr oder die seborrhoische Beteiligung der Außenohrumschlagsfalte mit den rhagadiformen, ekzematösen Veränderungen, immer weisen diese Befunde auf die Kiemenbögen mit der entsprechenden Innervierung hin. Äußerer Gehörgang, Paukenhöhle und Eustachische Röhre haben sowohl embryologische Gemeinsamkeiten als auch Innervationszusammenhänge, was die Reaktionen zwische Tonsillen und Ohr erklärt. Hier treffen wir auf spezifische lokale Arzneimittelbezüge wie etwa Barium carbonicum, Hepar sulfuris, Mercurius und Sulfur; verlagert sich die Entzündung hinter das Ohr, so kommen die Mittel in Frage, die auch in ihrer lokalen Ausdehnung den Nacken und das Hinterhaupt beeinflussen wie etwa Petroleum und Graphites, neben Barium und Lycopodium – kurz alles Mittel der lymphatischen Diathese.

Ähnliches gilt auch für die Entzündung der Augenlidränder, die ebenfalls auf Graphites, Hepar sulfuris, Mercurius solubilis, Petroleum, neben Antimonium crudum, Clematis, Euphrasia und Pulsatilla, ansprechen. Bei der Nase gilt als bekannte Lokalisation das seborrhoische Ekzem in den Nasolabialfalten, die zunächst auf Dulcamara, Sarsaparilla und Sulfur im Sinne der Seborrhoe ansprechen, aber auch eine lokale Beziehung zu Thuja aufweisen. Schließlich sei noch an das Kinn-Munddreieck erinnert, das bei Sycosis barbae einen selektiven Befall zeigt. Hier haben wir bei unseren Untersuchungen mit Capsicum lokale Bezüge nachweisen können und den Weg der Innervation über die Papilla circumvallata, den Nervus glossopharyngeus, JACOBSON'sche Anastomose und Nervus trigeminus gefunden. So zeigen sich auch im Arzneiversuch mit Capsicum Pusteln im Kinn-Munddreieck, ähnlich wie sie mit Capsicum behandelt werden können. Handelt es sich um eine Akne in diesem Bereich, so denken wir an Kalium bromatum. Brom ist bekanntlich eng mit der Hypophysenfunktion gekoppelt, während Hypophysenprojektion im Gesicht über die Kiemenbogenbeziehung verständlich ist.

Ein Versuch, die lokalen Arzneimitteleinflüsse auf die Haut in einer Übersicht zu bringen, hat SCHÖNEBECK im Hauptkapitel des Handbuches für Homöopathie (KRÖNER-GISEVIUS) gemacht. So ordnet er den Juckreiz folgenden Mitteln zu:

Kopf:	Acidum fluoricum Adrenalin, Berberis, Graphites (Ohrfalte), Hydrastis, Ipecacuanha (Stirn), Mezereum, Oleander (Ohr) Petroleum (Ohrfalte, hinter dem Ohr) Staphisagria (Auge), Silicea und Urtica.
Stamm:	Adrenalin, Ledum, Manganum, Urtica.
Gliedmaßen:	Acidum benzoicum, Barium (Handrücken), Graphites (Finger), Petroleum (Handteller), Manganum (Innenseite des Unterarmes), Kreosotum, Natrium chloratum, Acidum nitricum (Knie, Ellenbeuge, Fußrücken, Zehen), Phosphorus (Umgebung der Gelenke), Sepia (Hände und Finger).
Damm:	Graphites, Hydrastis, Kalium carbonicum, Kreosotum, Natrium chloratum, Oleander, Petroleum, Sepia, Silicea.
After:	Agaricus, Agnus castus, Croton, Graphites, Hydrastis, Hydrocotyle, Ignatia, Kreosotum, Lycopodium, Nux vomica, Petroleum, Sepia, Silicea, Sulfur.

Nach DAHLKE gibt es noch folgende lokale Beziehungen:
Schulter: Ferrum metallicum, Rhus toxicodendron, Sanguinaria.

Handgelenk: Caulophyllum, Ledum, Ruta, Sabina, Viola.
Handrücken: Kreosotum, Acidum muriaticum, Oleander, Rhus toxicodendron
Handfläche: Cistus, Corallium rubrum, Graphites, Kreosotum, Mercurius bijodatus, Petroleum, Ranunculus, Selenium, Sepia.
Beine: Arsenicum album, Carbo vegetabilis, Carduus marianus, Causticum, Hamamelis, Lachesis, Lycopodium, Psorinum, Rhus toxicodendron, Secale, Silicea, Sulfur (insgesamt meist Arzneimittel mit Beziehungen zum Durchblutungssystem!)

Insgesamt ließe sich noch eine Vielzahl von lokalen Zusammenhängen zwischen Arzneimitteln und Hautefloreszenzen anführen, doch sei hier nur auf die Möglichkeit einer solchen Schau verwiesen. Eine vollständige Zusammenstellung bringen die Repertorien. Die lokale Betrachtungsweise einer Hauterscheinung ist allein nicht in der Lage, eine Arzneimittelwahl zu treffen, sie kann allerdings wesentlich zur Arzneifindung beitragen, um so mehr, wenn wir uns bemühen, funktionelle Bezüge zwischen der Lokalisation und den organviszeralen Hintergründen herzustellen. Homöopathie wird nie zu einer schematischen Therapie, wenn wir die Hintergründe unserer Arzneiwahl verstehen lernen. Ähnlich ist es bei einem Fall von Pemphigus veg. geschehen, dessen Blasenbildungen in der Nabelgegend auf die Segmente des Genitaltraktes hinwiesen und mit Lachesis, dem entsprechenden Simile kurzfristig verschwand. Nun bestätigt sich, daß nach dem Repertorium von KENT eine blasige Hauteruption in der Nabelgegend Lachesis verlangt – eine gute Bestätigung.

B. Spezieller Teil

7 Klinische Indikationen für die Homöotherapie der Hautkrankheiten

Die Homöopathie der Hautkrankheiten schließt eine Frage nach der Verursachung nicht aus, da in jede Therapie prophylaktische Tendenzen einkalkuliert werden sollten. Die Homöopathie ist eine Methode der Ganzheit, obwohl sie vom Symptom ausgeht. Bei der sog. Hierarchie der Symptome steht das ätiologische Element mit an vorderer Stelle und ermöglicht so, ursächliche Faktoren zu behandeln – nicht nur in der Prophylaxe zu berücksichtigen. Einteilungen der Hautkrankheiten wie sie in der Schule üblich sind, tragen wesentlich zur Therapievereinfachung bei. Dabei bleiben sie nicht ganz ohne Zwang, insbesondere im Hinblick auf eine große Zahl von Krankheiten, deren Ursache noch nicht eindeutig geklärt werden konnte.

7.1 Die mechanischen Schädigungen der Haut

7.1.1 Verletzungen und Wundbehandlung

Über die chirurgische Versorgung von Wunden und Verletzungen kann hier nicht gesprochen werden. Es sei hier lediglich die homöopathische Seite einer solchen Behandlung erwähnt. Zunächst darf von der Diätetik her mittels einer Vereinfachung der Nahrung oder Entzug von Fleischnahrung mit vermehrter Zufuhr von Obst und Gemüse eine passende metabolische Grundlage zur Wundheilung geschaffen werden. Dasgleiche gilt auch für eine kurzfristige Fastenbehandlung, bei der die Wundheilung sich in besonderer Weise rasch und meist ohne Infektiosität vollzieht. Homöopathisch werden Umschläge mit verdünnten Tinkturen von Arnika, Calendula, bei Entzündungsbereitschaft Echinacea-Tinktur äußerlich oder Symphytum verwendet. Die gleichen Mittel können sowohl innerlich in Urtinktur bis zu D 4 verabreicht werden, aber auch in Form von Salbenanwendungen und Waschungen. Innerlich ist außerdem bekannt, daß Stichverletzungen und Nervenverletzungen mit Hypericum gut beeinflußt werden, wobei sich auch das Hypericum-Öl sehr bewährt hat. Staphisagria wird nach alter homöopathischer Tradition nach Schnitt- und Stichverletzungen zur Anwendung kommen und erhält jeder Patient, der kurzfristig Operationen hinter sich gebracht hat. Einschlägige Empfehlungen und Indikationen sind jedoch in den Arzneibildern weiter nachzulesen. Bei Eiterungen und sekundär erfolgten Eiterungen sind neben einer Verbesserung der Granulation und Abwehr mittels Echinacin-Lösung auch die Anwendung von Aristolochia-Tinktur (Tardolyt) in Erwägung zu ziehen.

Homöotherapie:
Arnica bei Blutungen ∅ – D 4, extern und intern
Calendula in Form von Salbe oder Tinktur
Capsella bursa pastoris ∅ – D 2
Hamamelis D 4 bei Blutungen, ebenfalls bei venösen Blutungen
Hypericum ∅ – D 12
Ruta graveolens D 2 – D 4
Staphisagria D 4 – D 12 – D 30 nach Operationen

7.1.2 Erfrierungen

Erfrierungen I. Grades sind meist nur unangenehm. Man vermeide den raschen Übergang von Kälte in die Wärme. Oft nützen Einreibungen von Schnee, Salzwasserwaschungen und einfach Frostsalben. Zunächst wird man für die Erfrierung den Grad beurteilen müssen, wobei die stärkeren Erfrierungen mit Geschwüren und Gangränbildung unbedingt einer sorgfältigen Betreuung bedürfen, während die leichteren Grade der Erfrierung etwa bis zur Blasenbildung auch einfach häuslich behandelt werden können. Die biologische Behandlung von Frostbeulen ist bewährt. Hierzu eignet sich die spezielle Salbe vom JSO-Werk im Sinne der JSO-Frost-Salbe oder eine Causticum-Salbe (10 Tropfen Causticum-Urtinktur auf 30,0 Vaselin ergibt die bekannte Unquentum oxygenatum). Die Petroleum-Salbe (2,0 : 10,0 Vaselin) ist ebenso bewährt wie die Eichenrinden- und Spinatwasserfußbäder, warm nach vorausgegangenem kühlem Fußbad, was hier als Volksmittel Erwähnung finden sollte. Innerliche Behandlung, die besonders auch bei anämischen Personen und bei Personen mit Störung der Akrendurchblutung Anwendung finden sollte, ergänzt die Lokalbehandlung bzw. Lokaltherapie. Man beachte die Kleidung von Personen, die zu Frostbeulen neigen, im Sinne von engem Schuhwerk oder engen Handschuhen.

Homöotherapie:
Aconitum, Belladonna und Rhus toxicodendron jeweils D 4 bis D 12 kommen bei akuten Frostschäden zur Anwendung. Rhus-Salbe 1:20 auch äußerlich. Arnika-Tinktur auch verdünnt mit der sechsfachen Menge Wassers bei den ersten beiden Graden mit rissiger Haut.
Pulsatilla D 3 bis D 6, Frostbeulen an Händen und Füßen, vor allem, wenn es sich um allgemeine Pulsatilla-Symptome handelt mit venösen Stauungen und Frostigkeit.
Abrotanum-Urtinktur bis D 1, drei- bis viermal täglich 5 Tropfen, bewährt bei hartnäckigen Frostschäden.
Acidum nitricum D 6 – D 30 paßt bei aufgebrochenen Frostschäden und Schrunden, die leicht bluten. Auch äußerlich 1–2 Tropfen der Säure auf ein kleines Hand- oder Fußbad.
Agaricus D 4 bis D 6 bei heftigem Jucken, Beißen und Brenngefühl. Charakteristisch für dieses Mittel ist das Eisnadelgefühl unter der Haut.
Arsenicum album und Chininum arsenicosum D 4 bei Anämie und Geschwürbildung, bei Gangrän und langwierigen Prozessen, besonders beim Schmerz nach der Erfrierung.

Cantharis D 6, Sulfur D 3 und D 6, Petroleum D 3 bis D 6, Phosphorus D 6, Thuja D 30, Carbo vegetabilis D 30 bei fortgeschrittenen brandigen Hautveränderungen.
Secale D 3 bewährt bei Formikationen und dergleichen, Gangrän und entsprechenden peripheren Durchblutungsstörungen des gangränösen Typs.

7.1.3 Verbrennungen

Man unterscheidet auch hier die Verbrennungen I., II., III. Grades, wobei je nach dem Grad der Nekrotisierung und der Tiefenwirkung auch eine chirurgische Behandlung angestrebt werden muß. Bei großflächigen Verbrennungen besteht leicht die Gefahr der Infektiosität und nach Deckung der Hautdefekte die Funktionseinschränkung.
Erinnert sei auch an die Schockbehandlung und an die Behandlung des eintretenden Wärmeverlustes und der konsekutiven Belastung der Schockorgane und der Niere. Die Prognose richtet sich bekanntlich nach dem Grad der Ausdehnung einer Schädigung und der entsprechenden Vernarbungsprozesse, wobei Narbenkontrakturen mit Transplantationen und chirurgischen Maßnahmen behandelt werden müssen. Stimulierend wirken Bluttransfusionen im Sinne einer Reizkörpertherapie.
In der folgenden Zusammenstellung sei auf die Möglichkeiten der biologischen Behandlung hingewiesen, dabei empfiehlt sich eine Kombination antibiotischer, chirurgischer und biologischer Maßnahmen.

Behandlung:
Lokal hat sich immer am besten Öl- oder Salbenverband bewährt, sehr ausgedehnte Verbrennungen mit warmen Dauerbädern unter Zusatz verschiedener Medikamente, auch Wattepackungen und Salbenverbände sind möglich. Die Verbrennungen I. Grades, bei denen die heftigen Schmerzen rasch gelindert werden, wenn man die Teile für kurze Zeit einer Flamme nähert, was zwar den Schmerz momentan steigert, dann aber deutlich bessert. Hierbei handelt es sich um eine alte volksmedizinische Erfahrung, die heute weitgehend in Vergessenheit geraten ist. Bewährt haben sich auch Umschläge mit Urtica-urens-Tinktur 20 Tropfen auf 1 Tasse Wasser.

Homöotherapie:
Calendula officinalis-Urtinktur 1 : 6 Teile in warmem Wasser.
Cantharis D 2, 20–30 Tropfen in 1 Tasse Wasser.

Echinacea-Urtinktur 1 : 50 ebenso, am besten mit Zusatz.
Bei Verbrennungen I. Grades wird nach einer alten Erfahrung die Blasenbildung durch Waschung mit Spiritus vermieden.

Verbrennungen II. Grades
Hier sind Öl- und Salbenverbände vorzuziehen und zwar in Verbindung mit Arnica, Hamamelis oder Echinacea.
Außerdem Causticum D 1, von denen 10 Tropfen auf 20 g Öl oder Vaseline gut vermischt aufgelegt werden. Von H. SCHULZ wird eine Brandsalbe gerühmt, die zu gleichen Teilen aus Oleum lini und Aqua calcaria besteht, evtl. mit 5%igem Taninzusatz.

Sonnen- oder Gletscherbrand ist der Verbrennung bis zum II. Grad gleichzustellen. Es handelt sich hier meist um die Intensivbestrahlung im Hochgebirge mit reflektierten Sonnenstrahlen durch Schnee oder Eis. Prophylaktisch gibt es eine Reihe von Schutzmaßnahmen mit hochwertigen ultraviolettabweisenden Schutzsalben verschiedener Stärke. War eine Verbrennung nicht zu vermeiden oder ist sie unversehens eingetreten, so lindern Öl- und Salbenverbände vorwiegend mit Arnikazusatz aber auch die äußerst bewährte Populus cp-Salbe (JSO) oder entsprechende Vitaminsalben (Bepanthen-Salben) vor weiterem Ausbreiten und vor ulzerösen Veränderungen der Verbrennung.

Die Verbrennung III. Grades gehört unbedingt in chirurgische Hände. Innerlich kann man die Behandlung homöopathisch unterstützen, soweit dies möglich ist. Schneller und ohne Narben heilen Verbrennungen ab, wenn man das verbrannte Gewebe nicht gleich entfernt, sondern es erst langsam durch Baden aufweicht. Dann allerdings muß man es abtragen, bevor Infektionen auftreten. Ein großer Teil des darunterliegenden Gewebes läßt sich so erhalten.

Homöotherapie:
Aconitum bei Fieber
Ammonium carbonicum D 1 – D 3 bei Kollapserscheinungen
Arnica D 3 – D 30
Arsenicum album D 3 – D 4 kann sehr schmerzlindernd wirken
Causticum D 6 – D 12 besonders bei Mundverbrennungen
Echinacea-Urtinktur bis D 1 bei Geschwüren zur Granulationsförderung
Hepar sulfuris calcarea D 6
Ignatia bei Angst und Herzklopfen oder bei Kollapserscheinungen
Ipecacuanha bei Erbrechen

Silicea D 6
Sulfur bei länger dauernden Eiterungen (D 12)

7.1.4 Lichtdermatosen

Chemische und physikalische, aber auch allergische Einflüsse sind von der Sonnenlichteinwirkung zu erwarten. Gilt die Sonnenbräune als Zeichen der Gesundheit und Jugendfrische, so werden aber auch von der Sonne Schäden provoziert. Eine Photosensibilisierung z. B. kann als photoallergische und als phototoxische Reaktion auftreten.
Die einfachste Form der Lichtdermatose ist der Sonnenbrand oder das Erythem. Die Photoallergie tritt nach mehr oder weniger starker Lichtexposition dort auf, wo Hautstellen dem Lichteinfluß zugänglich gemacht werden. Nach wiederholter Exposition zeigen sich bläschenartige Effloreszenzen, die jucken und brennen können. Photoallergisch wirken Seifen und Sprays, Medikamente (Sulfonamide, Phenothiazine, Abführmittel) und Süßstoff. Das Antigen kann nach vielen Jahren wieder wirksam werden. Demgegenüber rufen phototoxische Einflüsse chemische Reaktionen in der Haut hervor. Auch hierbei ist nur die lichtexponierte Haut betroffen. Als phototoxisch wirken Teere wie Anthracen, Acridin und Phenanthren, Acridinfarbstoffe und Eosin, bestimmte Pflanzen sog. Psoralene in Wiesengräsern und Zitrusfrüchten. Schließlich Medikamente wie Nalidixinsäure, Dimethylchlorterpacyclin und Chlorpromazin. Am bekanntesten ist die Berloque-Dermatose, die durch vorherige Behandlung der Haut mit Kölnisch Wasser auftritt.

Homöotherapie:
Belladonna D 3 – D 6 ist als Hauptmittel der Sonneneinflüsse, sowohl von seiten eines Erythems, als auch Spätfolgen der Sonnenbestrahlung wie etwa eine meningitische Reizung usw.
Antimonium crudum D 4 – D 12 – D 30 ist als Hauptmittel der Folgen von Hitze und Sonnenbestrahlung zu sehen. Erythem an den der Sonne ausgesetzten Körperstellen.
Euphrasia D 4 bei Konjunktivitis und Blepharitis in der Folge von Lichteinwirkung (Elektr. Schweißer!).
Natrium chloratum D 12 – D 30 bei Allergie gegenüber Sonneneinwirkung, kleinfleckiges Exanthem.
Pulsatilla D 4 – D 12 – D 30 bei Sonnenbestrahlung und nachfolgenden phototoxischen Hautreaktionen.

7.1.5 Decubitus

Die wichtigste Maßnahme ist die Pflege. Man versuche durch aufmerksame Hautpflege in jedem Fall zuerst prophylaktisch vorzugehen. Dazu eignen sich Spirituswaschungen bei Beginn der Rötung, auch Kampferspiritus, eine Mischung von Arnikatinktur und Salbe 1:10. Auch Hamamelis-Salbe (Hametum) zu gleichen Teilen hat sich als Dauerbehandlung sehr gut bewährt.
Lageveränderung der geschwächten Personen ist oft vorzunehmen, evtl. im Wasserbett, glatte Liegeunterlagen ohne Falten in der Wäsche, evtl. Einlagen von Rehleder oder Rehfell. Luftkissen, Ringkissen und Wasserkissen sind entsprechend der Möglichkeit anzuwenden. Volksmedizinisch hat sich das Eiweiß von Hühnereiern bewährt, zu Schaum geschlagen, als Einreibung nach einer Spirituswaschung. Ebenso bei drohender Infektion 3%ige Carbolsäure. Lehmkompressen kühlen und sind angenehm. Als äußerliche Behandlung ist von außerordentlichem Nutzen die tägliche Streichmassage in der Umgebung der Hautbelastung, meist im Kreuzbein- oder Steißbeinbereich. Mit einer solchen Massage, bei der auch ein einfaches Massageöl seine Dienste tut, kann die Durchblutung gefördert werden und die Haut selbst abgehärtet werden. Auch bei bereits bestehenden Dekubitalgeschwüren sind die Ränder intensiv mit dem Ballen des Fingers abzugreifen und kreisförmig zu massieren evtl. unter Hinzufügung von durchblutungsfördernden milden Maßnahmen wie Calendula-Salbe oder Arnika-Salbe.
Die innerliche Behandlung deckt sich meist mit dem Grundleiden, wobei auch an neurotrophische Funktionsstörungen gedacht werden muß. Der Decubitus ist – ausgenommen bei Rückenmarksleiden und desolaten Krankheitsbildern – kein infaustes Leiden. Man sieht ausgedehnte brandige Hautdefekte wieder ganz ausheilen, wenn eine intensive Pflege durchgeführt und eine Besserung des allgemeinen Kräftezustandes erreicht wird. Neben der äußerlichen Pflege vermag auch eine resorbierende und passend ausgewählte Kost sehr viel zu leisten. China und Chininum arsenicosum, Arnica, Sulfur, Silicea werden in geeigneten Fällen eine Verbesserung des Zustandes im Sinne von Umstimmungsmaßnahmen erreichen.

7.1.6 Das Keloid

An Narben bilden sich nicht selten gutartige Neubildungen oder weiße bis rosarote glänzende Erhebungen mit Spreizung der Narbenbildung und erheblicher Verhornungstendenz über dem Niveau der Haut. Anfangs sind solche Keloide weich und glatt, später werden sie gewulstet und hart, evtl. schmerzhaft bei Druck, jedoch langsam wachsend und stören damit die Kosmetik und Funktion der Haut. Abgesehen von Infektionen, die bei rhagadigen Veränderungen hierbei auftreten können, wird eine Behandlung bei weiteren Störungen unumgänglich.

Homöotherapie:
Acidum fluoricum D 6 – D 12, evtl. auch D 30 als Hauptmittel ebenso wie Graphites D 3 – D 30, insbesondere bei alten Narben und solchen, die zu rhagadiformen Veränderungen führen. Graphites und Acidum- oder Calcium fluoricum muß längere Zeit gegeben werden.
Das gleiche gilt auch für das hier bewährte Silicea D 6 – D 30; Acidum nitricum D 6 – D 30, Bellis perennis D 3 und Sabina D 3 – D 6 sind außerdem noch anzuwenden. Nach UNNA soll gelegentlich eine 10%ige Pepsinsalbe, aber auch Höhensonnenbestrahlung wirksam sein.

7.1.7 Hühneraugen und Schwielenbildungen

Äußerlich achte man nach mechanischen Verbesserungen der Druckstellen. Zur Aufweichung eignen sich warme Fußbäder, ein mechanisches Abhobeln der Schwielenbildungen kann unter Umständen schon ausreichen. Als Salbe wird gern eine 2%ige Salicylsalbe oder auch Salicylspirituspinselung ebenso wie Hühneraugenringe angewandt, die mechanisch den Druck ausgleichen.

Homöotherapie:
Antimonium crudum D 4 als Hauptmittel und sehr wirksam, speziell bei Schwielenbildung an den Fußsohlen evtl. auch in Verbindung mit Causticum D 4 – D 6. Außerdem wähle man Silicea, Sulfur, Graphites, Acidum fluoricum, Rhus toxicodendron und Sepia, Calcium carbonicum oder Lycopodium entsprechend dem Arzneibild. Bewährt hat sich die Anwendung von Antimonium crudum bei den Fersenschwielen mit harten, krustigen, evtl. auch rhagadigen Rändern. Dabei besteht meist eine chronische Dyspepsie bzw. eine chronische Verdauungsstörung.
Im übrigen sei auf das Kapitel der Warzenbehandlung bzw. der Behandlung der Verhornungstendenz der Haut verwiesen.

7.1.8 Intertrigo

Intertrigo kommt durch verschiedenste Reizungen zustande, meistens ist es eine sehr empfindliche Haut blonder Personen, bei denen eine gewisse Schweißneigung besteht und die Hautpflege und entsprechende Kräftigung der Haut durch Waschungen und Schutzmaßnahmen vernachlässigt wurde.

Homöotherapie:
Belladonna D 2 – D 4 bei Erythem, Glonoinum D 4, Rhus toxicodendron D 4, Mezereum D 4 und Arnica ∅ bis D 4, Chamomilla D 6 – D 30 bei Kindern sehr hilfreich und bewährt. Mercurius solubilis bei sehr ausgedehnter Entzündung. Sulfur D 30, Calcium carbonicum D 30, Lycopodium D 30.
Acidum sulfuricum D 12 bei Intertrigo in der Folge vermehrter Schweißsekretion.
Sanguinaria D 4 – D 12, bei klimakterischen Schweißen und deren Folgen, Salvia D 4 oder Jaborandi D 4 als Mittel zur Minderung der Schweißneigung (palliativ).

7.2 Zirkulationsstörungen und Gefäßerkrankungen der Haut

In gewissem Sinne überschneiden sich die Zirkulationsstörungen mit entzündlichen Erscheinungen der Haut ebenso wie mit den mechanischen Einflüssen wie Unterkühlung oder vermehrte Zirkulation bei Verbrennung und bei organischen Gefäßerkrankungen.
In erster Linie ist hierbei an die Erkrankung der Arterien und der Venen zu denken, wobei auch das noch sehr im Dunkeln liegende Gebiet der Lymphwege mit einzubeziehen ist.

7.2.1 Erkrankungen des arteriellen Systems

Akrozyanose oder im Extremfall die Raynaud'sche Erkrankung. Gewisse Menschen, vor allem solche, die auch zugleich hormonell gestört sind, neigen bereits bei geringgradigen Unterkühlungen zu einer Verkrampfung der Fingerarterien, was man als »toten Finger« bezeichnet. Bei der Akrozyanose sieht man kühle, blaurote Hände und Unterschenkel, Ohren und Nase. Dabei läßt sich die Farbe leicht wegdrükken, beim Loslassen tritt die Blaufärbung von der Peripherie her wieder auf. Die Kühle der Haut beruht dabei auf einer schlechten arteriellen Durchblutung oder auf einer Neigung zu Gefäßspasmen. Eine umschriebene Zyanose bei jungen Frauen wird als Erythrocyanosis puellarum bezeichnet und steht in einem engen Zusammenhang mit einem Hypogenitalismus, was auf das Arzneibild von Pulsatilla verweist. Bei der Raynaud'schen Erkrankung treten durch Abkühlung krampfartige Verengungen der Arterien auf, die mit Schmerzen verbunden sind und evtl. zu nekrotischen Prozessen mit Osteolyse Anlaß geben können. Auch am Wachstum der Fingernägel ist diese mangelhafte Blutversorgung zu beobachten. In Verbindung mit einer Akrozyanose werden auch Frostbeulen und Erfrierungen gesehen, im Extremfall auch Sklerodaktylien mit entsprechenden throphischen Veränderungen der Akren. Eine Erkrankung, die sich auch auf die Haut projiziert ist die Endarteriitis obliterans (WINNIWARTER-BÜRGER), die beim Befall der Beinarterien das klinische Zeichen des intermittierenden Hinkens ergibt und als organische Gefäßerkrankung sowohl die Muskulatur als auch die Haut mit Ulzerationen befällt. Es kann schließlich bis zu gangränösen Veränderungen führen, mumifizieren oder den sog. Altersbrand mit auslösen.

7.2.1.1 Behandlung der Zirkulationsstörungen

Als Grundsatz darf gelten, daß zugleich mit einer Hauttherapie der peripheren Durchblutung die metabolischen Einflüsse (Diabetes) und die hormonellen Faktoren zu berücksichtigen sind. Neben arteriosklerotischen Ursachen ist es der Diabetes, der am häufigsten Zirkulationsstörungen verursacht. Die diabetische Gangrän wird nach BÜRGER am besten mit einer kohlenhydratreichen Ernährung behandelt, bei der der Stoffwechsel durch vermehrte Insulingaben ausgeglichen werden muß. Der häufigste Fehler ist, daß die Kohlenhydrate weitgehend reduziert werden, was dem Stoffwechselgeschehen keineswegs entgegenkommt. Äußerlich sind alle Geschwüre, vor allem die Brandgeschwüre durch Reinigung mit warmem Wasser zwei- bis dreimal täglich und mit Eichenrindenbädern zu kräftigen und die Zirkulation im Sinne einer reaktiven Beeinflussung anzuregen. Stinkende Sekrete müssen entfernt werden, verhärtete Ränder aufgeweicht, durch leichte Fingermassagen die Randzonen aktiviert werden, ähnlich wie bei Dekubitalgeschwüren. Torpide Beläge an Geschwüren sind mit Echinacin so lange feucht zu behandeln, bis eine gut durchblutete Schicht des Geschwürgrundes zutage tritt und dann mit entsprechenden Salben weiter zu verfahren ist. Hierbei hat sich die Lebertransalbe besonders bewährt. Auch Lehmwickel, Höhensonne, Diathermie, evtl. auch Bier'sche Stauung und Blutegel können eine Erleichterung und einen Umschwung der Krankheitserscheinung bringen. Innerlich werden durchblutungsfördernde Maßnahmen angewandt. In den letzten Jahren konnte mit Tebonin-Injektionen und Infusionen, aber auch mit stärkeren Nitriten eine Verbesserung der Therapieerfolge erreicht werden. Störungen, die vom Hormonhaushalt ausgelöst sind, müssen durch einen entsprechenden Ausgleich des Hormonsystems zusätzlich behandelt werden. Nicht ohne Erwähnung darf bleiben, daß die Neuraltherapie entweder in Form von Grenzstranginjektion oder von intraarteriellen oder paravasalen Injektionen, eine gute Unterstützung der medikamentösen Maßnahmen darstellen kann.

Homöotherapie:
Acidum nitricum D 6 – D 30 nach Mercurmißbrauch, bei Gangrän und rhagadiformen Einrissen der Akren.
Arsenicum album D 5 bei nässender Gangrän oder auch diabetischer Gangrän.
Carbo vegetabilis D 12 – D 30 bei stinkenden Geschwüren, Sepsis und Altersbrand.
Cuprum metallicum D 12 – D 30 bei Wadenkrämpfen, die in Ruhe

auftreten, während die Wadenkrämpfe bei Bewegung bekanntlich mit Secale gut beeinflußt werden. Auch bei kachektischen Patienten zur Verbesserung der Abwehrkraft ist an Cuprum zu denken.
Echinacea-Urtinktur bis D 1 bereits bei der Wundbehandlung erwähnt.
Kreosotum D 6 – D 12 bei diabetischer Gangrän mit Blutungstendenz, Jucken, Brennen und nächtlicher Verschlimmerung. Die Sekrete sind dabei stinkend.
Lachesis D 30 bei blauer Verfärbung der Umgebung und drohender Sepsis evtl. auch bei torpiden und stinkenden Sekreten. Ähnlich auch die anderen Schlangengifte wie
Crotalus horridus D 30
Naja tripudians D 12 – D 30 und
Vipera berus D 30 evtl. in Verbindung mit dem bewährten Mittel Esberitox, hier aber in geringer Dosierung (3mal 5 Tropfen).
Mercurius sublimatus D 3 – D 4 bei syphilitischen Geschwüren.
Pyrogenium D 12 – D 30 bei septischen Geschwüren mit drohender Blutvergiftung. Schüttelfröste und undulierendes Fieber mag hier als Arzneihinweis gelten.
Secale cornutum D 3 – D 6, evtl. auch bei älteren Personen in höheren Potenzen, bei trockenem Brand, insbesondere bei Diabetes, Arteriosklerose, Tabes, aber auch bei Gefäßkrampf und Raynaud'scher Erkrankung. Auch entsprechende Verbindungen phytotherapeutischer Natur von Secale mit Potentilla anserina (Cefadysbasin) haben sich sehr bewährt.
Silicea D 6 – D 12 bei abheilenden Geschwüren mit Neigung zu Fistelbildung.

Als Konstitutions- und Reaktionsmittel sind anzuwenden in Verbindung mit der Abgleichung der entsprechenden Arzneibilder: Sulfur, Calcium carb., Thuja, Asa foetida, Phosphorus, Acidum fluoricum, Nicotiana bei Gangrän der Raucher. Intermittierendes Hinken in Verbindung mit Akrozyanosen kann sowohl mit Tabacum als auch mit Secale oder Cuprum metallicum günstig beeinflußt werden.

7.2.2 Erkrankungen, die das Venensystem betreffen

Hier ist an den varikösen Symptomenkomplex und die Thrombose mit Thrombophlebitis zu denken. Die Thrombose ist eine Folge schwerer Allgemeinerkrankungen und evtl. auch eine chirurgische Indikation, die nicht in den Bereich der Hauterkrankungen fällt. Handelt es sich aber um Thrombosen der oberflächlichen Hautvenen, so treten nicht selten auf dem Boden solcher venöser Veränderungen mehr oder weniger große Geschwüre auf, die in Verbindung mit den wandernden Thrombophlebitiden zu einem dermatologischen Problem werden können. Zunächst ist die Behandlung der Thromboseneigung eine rein interne Indikation, was auch an infektiöse Prozesse denken läßt, an beginnende Karzinome und an rheumatoide Affektionen der Venenwand im Sinne einer Krankheit sui generis. Auch arteriosklerotische Veränderungen bedingen oft eine entsprechende Venenablagerung und Venenversteifung, so daß hier die Ursache in einer Veränderung der Gewäßwände zu suchen ist. Beim varikösen Symptomenkomplex ist das Venensystem in einer breiteren Form mit einbezogen, sowohl konstitutionelle als auch familiäre Belastungen des Bindegewebes sind mit in die Beurteilung der Therapiefähigkeit einzubeziehen. Es hat sich nicht immer erfolgreich erwiesen, daß die Venen operiert werden, nachdem bei solchen Maßnahmen viel zu wenig bedacht wird, daß unter Umständen tiefere Entzündungsprozesse zuerst ausgeheilt werden müßten. Hierbei ist an den Unterleib und den Beckenbereich der Frau zu denken, der in erster Linie zu sanieren ist, ehe eine erweiterte Vene operativ beseitigt wird.

Pigmentierung der Haut, fleckige Purpura mit Atrophie der Epidermis an den Unterschenkeln führen oft bereits bei kleineren Verletzungen zu großen Geschwüren, geben Anlaß zu Sensibilisierungen auch in Verbindung mit mykotischen oder infektiösen Prozessen und stellen die Ursache oft langwieriger und schwer beeinflußbarer Ulzerationen dar. So ist das Ulcus cruris und das Unterschenkelekzem nicht ausschließlich eine lokale Erkrankung, sondern eine Erkrankung des Bindegewebes und der gesamten Gefäßversorgung und auch innerlich mitzubehandeln. Nicht zuletzt darf die statische Komponente im Sinne einer Prophylaxe erwähnt werden, die bei entsprechenden stehenden Berufen von ausschlaggebender Bedeutung ist und evtl. zu einem Berufswechsel führen muß.

Eine medikamentöse Therapie venöser Erkrankungen ist vorwiegend phytotherapeutischen und homöopathischen Mitteln vorbehalten. Eine Reihe sehr bewährter Arzneimittel sind hier bekannt, die meist auf der Saponinbasis der Roßkastanie mit entsprechenden phytochemischen Variationen oder auf rutinhaltigen Phytotherapeutikas beruht.

Homöotherapie:
Hier eignen sich in erster Linie Hamamelis virginica ∅ – D 3, Arnica montana D 4 – D 12, Sulfur D 4 – D 30, Sepia D 6 – D 30, Carbo vegetabilis D 12 – D 30 und schließlich Pulsatilla D 4 – D 12 – D 30.

Partielle venöse Stauungen werden durch Hydrastis D 1 – D 3, Nux vomica D 3 – D 12 vor allem in Verbindung mit Pfortaderstauungen (bei Männern) erfolgreich. Carduus marianus Ø – D 4 im Sinne von Leber- und Pfortaderstauungen, Aesculus D 2 – D 6 als Mittel der Unterleibsplethora mit Hämorrhoidalkomplex und Kreuzschmerzen.
Collinsonia D 2 – D 4 in Verbindung mit Bauchplethora und Hämorrhoiden.
Aloe D 3 – D 6 in Verbindung mit venösen Stauungen in Kopf und Abdomen bei Neigung zu Diarrhoe.
Calcium fluoratum D 6 und Acidum fluoricum D 6 bei venösen Stauungen und Bindegewebsschwäche sehr bewährt.
Konstitutionell denke man bei jeder Venenbelastung an Tuberkulin, das vor jeder Behandlung in einer Hochpotenz gegeben werden soll.

7.2.2.1 Hämorrhoidenmittel:
Bei blutenden Hämorrhoiden Hamamelis Ø – D 1, Millefolium D 1 – D 3,
Acidum muriaticum D 6 – D 12 (bei großer Empfindlichkeit durch Berührung). Bei Splitterschmerz Acidum nitricum D 3 – D 6, Carbo vegetabilis D 6 – D 30, Abrotanum D 1 – D 3.
Bei Brennschmerz Ratanhia D 1 – D 4, Hamamelis D 1 – D 3 und Capsicum annuum in Verbindung auch mit Brennschmerz im Bereich des Magen-Darm-Traktes (Sodbrennen) D 3 – D 6.

7.2.2.2 Das variköse Ulcus
Das variköse Ulcus und der variköse Symptomenkomplex müssen in erster Linie allgemein behandelt werden, wobei elastische Binden, Blutegel, diätetische Entlastung im Sinne des Vermeidens von Alkohol, Kaffee und Tee, evtl. auch Fastenbehandlung zu empfehlen sind.

Homöotherapie:
Hauptmittel gegen Krampfadern sind:
Arnica, Hamamelis, Pulsatilla, Carbo vegetabilis, Lycopodium, Sulfur und Sepia.
Unterstützend können dabei Leber- und Darmmittel gegeben werden wie Carduus marianus, Magnesium chloratum, Natrium sulfuricum, Collinsonia, Cuprum metallicum.
Bei Unterschenkelgeschwür achtet die Behandlung besonders auf den

Gesamtzustand des Kranken und auf die Ursache des Leidens, dann auf die Art des Geschwürs und seiner Umgebung. Außer den bereits erwähnten Arzneien kommen noch folgende in Betracht:

Acidum fluoricum D 6 und Calcium fluoratum D 3 – D 6 bei starkem Jucken, stinkenden Sekreten, die dünn und ätzend sind, harten Narbenrändern, bei denen Kälte bessert und Wärme verschlimmert.

Arsenicum album D 6 – D 30. Ausgesprochener Brennschmerz, schlimmer durch Kälte und nachts, besser durch Wärme, starke, scharfe ätzende Sekretion, Ödeme der Umgebung bei zunehmender Schwäche. Auch in der Folge von Herz- und Lungenleiden in Verbindung mit Embolieneigung.

Carbo vegetabilis D 6 – D 30 oder Acidum nitricum D 6 – D 30 bei atonischen, langwierigen Geschwüren mit übelriechender Eiterung, große Empfindlichkeit gegen Kälte und Berührung. Es besteht Marasmus oder Folge von Arteriosklerose, Lues oder Quecksilberkuren.

Causticum D 6 bis D 12. Es überwiegt der Brennschmerz und der Schmerz wie bei rohem Fleisch. Harte Ränder des Geschwürs, ätzende scharfe Sekrete, Schmerzen, besonders früh und abends, Verschlimmerung bei trockenem und kaltem Wetter.

Clematis D 3. Hartnäckige, mehr flache Geschwüre, bei Ekzem in Verbindung mit den Geschwüren mit juckender und schuppender Tendenz. Auch sekundär ekzematisierte Unterschenkelgeschwüre.

Graphites D 3 – D 6, aber auch gelegentlich D 30 bei ausgedehnten Verhärtungen, Narbenbildungen auch nach Röntgen- und Höhensonnenbestrahlung.

Hepar sulfuris D 3 – D 6 bei schlechten Granulationen, leicht blutenden Geschwüren, hohe Empfindlichkeit gegen Berührung und Kälte. Die Sekrete sind ebenfalls eitrig und übelriechend.

Hydrastis canadensis D 1 bis D 3. Geschwüre sind übelriechend, leicht blutend, dicke, gelbe Sekrete bei allgemeinem Kräfteverfall.

Kalium jodatum D 1, Mercurius chromicum oxydatum D 2 – D 6 kommen bei luetischen Geschwüren zur Anwendung.

Lachesis, Crotalus, Vipera: Die Schlangengifte passen bei unheilsamen Geschwüren mit schwarzem oder blaurotem Grund, Infiltrationen der Umgebung bei drohender oder eingetretener Sepsis mit schweren Allgemeinsymptomen. Vipera hat zudem das Symptom, als wolle das Bein platzen, wenn es hängt. Lachesis hat Überempfindlichkeit gegen Berührung und eine Neigung zu Ekzemen, vorwiegend linksseitig.

Kalium bichromicum D 4 – D 12. Die Geschwüre zeichnen sich aus durch scharfe, ausgestanzte Ränder, die in die Tiefe gehen, zähes

Sekret aufweisen, schlimmer bei heißem und besser bei kühlem Wetter.
Mercurius solubilis D 3 – D 6 bei wuchernden, granulierenden, unheilsamen, mehr oberflächlichen Geschwüren, die leicht bluten und nächtliche Schmerzen verursachen. Die Sekrete sind dabei ätzend, eitrig.
Mezereum D 3 – D 6. Tiefe Geschwüre, Brennen, Stechen mit eitrig scharfem Sekret, das zu Borken vertrocknet. Geschwüre sind sehr schmerzhaft bei Berührung und des nachts bei Wärme. Das Mittel ist sehr bewährt, besonders wenn mykotische Belastungen zugleich bestehen, dann auch in Verbindung mit dazwischen gestreuten mehrfachen Gaben von Psorinum D 30.
Myristica D 3 – D 6, Hydrocotyle asiatica D 3 – D 6 kommen ebenfalls noch palliativ in hartnäckigen Fällen auch im Sinne eines Medikamentenwechsels zur Anwendung.
Sabina D 3 – D 6: Stauungsgeschwüre mit nächtlichen Schmerzen bei Frauen mit Unterleibsplethora und gichtischer Konstitution. Auch die Folge von Abgängen oder Geburten mit den entsprechenden Beckenvenenstauungen und Beckenvenenentzündungen sprechen hierauf gut an.
Silicea D 6 – D 30: Scharfe Schmerzen und Stiche bei Kälte, Wärme bessert. Neigung zu hartnäckigen Eiterungsprozessen vor allem in der Nähe von Knochen oder Knochenhaut.
Bei verhärteten Geschwürsrändern, die nie eine Heilung zulassen, müssen dieselben erweicht werden entweder durch Hamamelis-Glyzerin-Verbände, durch Kompressen von Essigsaurer Tonerde, von Lebertran, Heilerde oder mit Hilfe der bereits mehrfach erwähnten Fingerkuppenmassage in der Umgebung. Hier bewähren sich noch folgende Mittel:
Sulfur D 3 – D 30, oft besser Sulfur jodatum D 3 oder Opium D 30 bei Stuhlverstopfung und als Reaktionsmittel. Sulfur eignet sich auch zur Nachkur.
Man verabsäume nicht, eine evtl. notwendige chirurgische Revision des Geschwürs einer medikamentösen Behandlung voranzustellen.

Aus der großen Zahl der empfohlenen Mittel ist ersichtlich, wie differenziert die Arzneibehandlung sein kann, wobei lokale und interne Gesichtspunkte (der Leber, des Unterleibs, des Hormonhaushalts, metabolischer Erkrankungen wie Diabetes und Zirkulationsstörungen) kombiniert werden sollten.
Äußerlich haben sich Hamamelis-Salbe, Zinksalbe und Arnika-Salbe aber auch Lebertransalbe in Verbindung mit Zinkoxydsalben zum

Abdecken bewährt. Oft muß trocken behandelt werden, die feuchte Behandlung ist bei den stärkeren Sekretionen zu bevorzugen. Sehr selten sind Puderbehandlungen erforderlich, wenn, dann evtl. als Medicrucin und einem elastischen Druckverband oder in Form lokaler antibiotischer Anwendung. Hierbei ist aber Vorsicht geboten, da antibiotische Puder allergische Nebeneffekte auslösen können. Ein sehr bewährtes Verfahren sind feuchte Kompressenverbände mit Essigsaurer Tonerde, mit Eichenrindensud, mit Kaliumpermanganat bei übelriechende Sekreten, aber auch mit Echinacin, Arnika- und Hamamelis-Tinkturen. Ein Lehmbreiverband ist ein volksmedizinisches Verfahren, das einen Umschwung in der mangelhaften Heilungstendenz bringt, jedoch ist bei diesem Verfahren, das aus der Empfehlung von Pastor FELKE stammt, bezüglich Infektionskeime Vorsicht geboten. 5- bis 10%ige Magnesiumsulfatlösungen leiten gelegentlich eine schnelle Heilung und eine gute Vernarbung ein. Die Bier'sche Stauung ist in Verbindung mit Ulcus cruris bei mangelhafter Durchblutung und narbigen Veränderungen gut anzuwenden und sollte mit Schröpfkopf- und Blutegelbehandlung differentialtherapeutisch abgestimmt werden.

7.2.3 Erkrankungen der Lymphgefäße

Die Lymphangitis und voran die Elefanthiasis sind schwere Erkrankungen der Lymphbahnen, die mechanisch zerstört werden können, aber auch Erkrankungen der Lymphknoten, welche durch entsprechende Entzündungen eine Rückflußbehinderung und einen nachfolgenden Lymphstau erfahren. Die tropische Elefanthiasis ist durch Zerstörung der Lymphwege durch Filaria Bancrofti zustande gekommen. Die operative Behandlung ist wenig sinnvoll und nur in seltenen Fällen erfolgreich. Man sollte hier in erster Linie an die lymphagoge Wirkung von Novocain denken und entsprechende Impletol- oder Novocainbehandlungen entlang der Lymphbahnen durchführen. Auch Panthesin-Hydergin-Infusionen haben sich in diesem Zusammenhang bewährt. In den meisten Fällen gelingt es nicht, ein ursächliches Moment zu entfernen. Heiße Bäder, Massagen und Hebung des lokalen Stoffwechsels bleiben Palliativmaßnahmen.

Homöotherapie:
Arsenicum album, Arsenum jodatum, Apis, Anacardium, Calcium jodatum, Ferrum muriaticum, Graphites, Hamamelis, Lachesis, Phosphorus, Psorinum, Sepia, Silicea, Sulfur und Tuberculinum.

Eine spezielle Bestätigung dieser Mittel steht noch aus. Eine wesentliche Beeinflussung wird jedoch nur mit Hilfe einer Kombination aller Methoden wie etwa Novocain als Lymphagogum, das homöopathische Simile, wobei Tuberculinum immer vorweg gegeben werden soll und Calcium fluoratum nie fehlen darf. Dazu kommt eine manuelle Lymphdrainage.
Unguentum lymphaticum nach SICHERT ist eine bewährte Lokaltherapie auf der Grundlage von Conium, empfiehlt sich besonders bei kleinflächigen Lymphstauungen.

7.2.4 Gefäßneubildungen der Haut

Zu den Gefäßneubildungen zählen eine Reihe, meist therapieresistenter Anomalien wie etwa angeborene Muttermale, Venektasien bzw. Angiome bis zum Naevus flammeus. Bei Hämangiom wird im allgemeinen, wenn es im kindlichen Alter vorkommt, frühzeitig chirurgisch behandelt. Ein Abwarten ergibt aber oft eine spontane Ausheilung im Laufe des zunehmenden Lebensalters.
Eine homöopathische Behandlung ist immer zu versuchen, beim Feuermal ist Calcium fluoratum bewährt. Dies um so mehr, als bereits bei Kleinkindern mit einer solch unschädlichen Therapie begonnen werden kann. Nicht selten finden sich bei den Kindern mit einem Feuermal auch übrige Calcium carbonicum-Zeichen, so daß hier im Wechsel Calcium carbonicum und Calcium fluoratum verabreicht werden kann. Nach unserer Erfahrung muß Calcium fluoratum etwa in D 8 – D 12, täglich einmal 10 Tropfen, über mehrere Monate hinweg, eingenommen werden.

Homöotherapie:
Arterielle Teleangiektasien: Berberis, Carbo vegetabilis, Causticum Lycopodium, Platinum, Thuja.
Bei Gefäßnetzen (Spider naevi): Aconitum, Aethusa, Ambra, Belladonna, Lachesis, Laurocerasus, Mephitis, Mercurius solubilis, Phosphorus und Acidum phosphoricum, Spigelia und Sulfur.
Bei Naevus flammeus: Calcium fluoratum D 6 – D 12 über längere Zeit.

7.3 Allergische Hauterkrankungen

Von der Allergie bleibt heute kein medizinisches Fachgebiet mehr verschont, sie ist ein Gradmesser geworden für unsere exogene Umweltbelastung und für unsere deutlich in die Toxikologie hineinreichende Arzneitherapie. Die Allergie ist also nicht nur auf das Hautorgan beschränkt, sondern läßt sich unschwer auch in ihren Äquivalenten wie Schock usw. auf innere Organe übertragen, so daß die Haut nicht selten nur die Schiene oder ein Manifestationsorgan allergischen Krankheitsgeschehens darstellt.

Die Antigen-Antikörper-Reaktion der Allergie verursacht einen Gewebsreiz, der entweder funktionell oder morphologisch eine Reaktion auslöst, die wir schlechthin als Überempfindlichkeit bezeichnen. Die Antigen-Antikörper-Reaktion der Immunisierung dagegen führt zur Neutralisation von körperschädigenden Stoffen – wie Mikroben oder Toxine – und zu einer spezifischen Resistenz, ohne daß es dabei zu einer klinischen Erscheinung kommt. So betrachtet, ist die Allergie eine auf halbem Wege steckengebliebene Immunität, oder biologisch formuliert, eine unzureichende Anpassung an die Umwelt. Daraus lassen sich zwei kausale Fakten ableiten.

a) Die Schwäche des Abwehrsystems, oder etwa ihre konstitutionelle Minderwertigkeit, und
b) die zunehmende exogene Belastung im Sinne der Umwelthygiene – nicht zuletzt bedingt durch die Forderung nach immer mehr Lebensstandard und damit ausgelösten Schäden unserer Biozone.

Am Beispiel der Arzneimittelallergie wird aber auch das Verhältnis zwischen höchst wirksamen Industriepräparaten und einem biologischen Regelmechanismus kund, der mit einer solchen Forderung nicht zurecht kommt.

In den Funktionskreisen der Kiemenbogenorgane (siehe Kapitel Konstitution des allgemeinen Teils) sind entsprechende Organsituationen dargestellt und in dem Übereinandergreifen von Aktions- und Reaktionsorganen des Abwehrmechanismus auf das Gebiet der Kiemenbogenorgane projiziert. So findet sich hierin die konstitutionelle Grundlage zur Auslösung allergischer Phänomene.

Für das Zustandekommen eines allergischen Geschehens ist neben der äußeren Noxe die Reaktivität des Gesamtorganismus und die allergische Disposition ausschlaggebend beteiligt. Wenn das Allergen die Haut von außen trifft, so sprechen wir vom Kontaktekzem. Die Ausbreitung erfolgt afferent den Lymphbahnen, wie FREY und WENK nachweisen konnten. Aber auch das Nervensystem mit seinen Gefäßanteilen spielt dabei eine Rolle, was die therapeutischen Erfolge mittels Neuraltherapie bei symmetrischen und segmentären Ekzemen erklärt. Schließlich wissen wir von den indirekten Einflüssen der Leberfunktion, des Glukosestoffwechsels und der Hormoneinflüsse als dispositionelle Faktoren.

7.3.1 Darmallergie

Wenn das Allergen über den Darm zur Wirkung kommt, wie etwa bei der medikamentösen Allergie, so ist die Ursache sehr viel schwerer erkennbar, da nahezu alle Nahrungsmittel als Allergen in Frage kommen. Die Darmallergie oder auch nutritive Allergie ist häufiger, als üblich angenommen wird. Dazu stammt von SCHNELLEN folgende Erklärung. Lysozome der Darmepithelien gehören zu den wichtigsten Abwehrzonen des Körpers. Wenn im Darm eine Enzymschwäche oder Gärungsdyspepsie besteht oder eine Stoffwechselüberbelastung durch Völlerei, einseitige Ernährung, Alkohol oder Kohlenhydrate, so wird das Nahrungseiweiß nicht zu Aminosäuren abgebaut und resorbiert. Vielmehr gelangen Proteinfraktionen in die Darmepithelien, die als Allergene auftreten und zu Sensibilisierungen führen, was bei Wiederholungskontakt allergische Reaktionen auszulösen im Stande ist. Vom Molekulargewicht des Antigens hängt es ab, ob sich Urticaria, Prurigo oder ein dyshydrotisches Ekzem entwickelt. Daher steht die Darmsanierung sowohl prophylaktisch als auch therapeutisch im Vordergrund jeglicher Maßnahme bei Allergien unbekannter Ätiologie.

7.3.2 Die Inhalationsallergie

Vollständigkeitshalber sei noch auf die Inhalationsallergie verwiesen, bei der es zunächst zu einer Rhinitis (wie beim Heuschnupfen), einer Bronchitis oder einem Asthma kommt, ehe im Sinne einer Keimblattvikariation die Haut mitreagiert. Berufsexpositionen wie beim Müller, Bäcker, beim Krankenpflegepersonal u. a. führen nicht selten im Sinne einer verzögerten Reaktion zu den allergischen Hautmanifestationen.
Während in der Dermatologie die allergischen Erkrankungen mehr vom morphologischen und klinischen Verlauf her eingeteilt werden,

ist die pauschale Betrachtung nach der Überempfindlichkeitsreaktion vom Soforttyp und vom Typ einer verzögerten Reaktion zum Verständnis hier angebrachter.

7.3.3 Die Sofortreaktion

deren klinische Auswirkung als Anaphylaxie in der Urticaria bekannt ist, schließt auch die Arthusreaktion, die Serumkrankheit und teilweise auch die Neurodermitis mit ein. Inwieweit Pruritus und Prurigo und pruriginöse Exantheme eine Rolle spielen als Auswirkung einer allergischen Hautmanifestation, ist nicht eindeutig zu unterscheiden. Sie lassen sich aber aufgrund der spezifischen Wirkung des Juckreizes, der nun mal für die Hautreaktionen allergischer Natur an erster Stelle der Symptomatik steht, schlecht wegdenken. Die Sofortreaktion ist eine Reaktion des leukopoetischen Systems, insbesondere der Mastzelle oder des basophilgranulierten Leukozyten. Der chemische Ursachenkomplex ist an diese Zellen fixiert, die beim Auftreffen auf ein Antigen Histamin, Bradychinin und Serotonin neben einem noch unbekannten SRS-A-Stoff freigeben (slow reacting substance-Anaphylaxie). Bekanntlich werden dann auch nach vollzogener allergischer Auseinandersetzung die Leukozyten eosinophil granuliert und sind ein Ausdruck der Allergiebereitschaft. Diese explosionsartigen Wirkungen der Anaphylaxie werden fermentativ rasch wieder durch Enzyme gelöscht. Die Rolle des Histamins ist so z. B. beim Dumping-Syndrom bekannt. Histamin stimuliert die Magensaftsekretion und verursacht ebenso auch Bronchospasmus. In der Mastzelle kommt daneben auch Serotonin und Heparin zur Freisetzung. Eine chronische Urtikaria entsteht dort, wo Wirkungslatenz je nach Grad der Sensibilisierung verzögert ist. Histamin wird durch die Histamintransferase abgebaut, die z. B. nachweislich beim Ulcus duodeni ansteigt. Als Antigen, welches die Mastzelle auflöst und damit Histamin freisetzt, sind auch chemische Substanzen diskutiert, wie etwa Lösungsvermittler von Arzneimitteln z. B. Cremophor EL, welches bei Marcumar wirksam werden kann, Epontol und Athesin benutzt werden. So schließt sich der Kreis der Möglichkeiten für das Zustandekommen einer Sofortreaktion, die zum Großteil an den Darm und zwar meist an den oberen Dünndarm oder das Duodenum gebunden ist (W. ZIMMERMANN).

Das erste Symptom allergischer Erscheinungen ist der Pruritus.

7.3.4 Der Pruritus

Der Pruritus kann als subjektives Symptom zahlreicher Hauterkrankungen angesprochen werden, aber auch als essentieller Pruritus, d. h. als selbständige Krankheit auftreten. Pruritus ist deshalb auch in Verbindung infektiöser oder parasitärer Dermatosen symptomatisch zu beurteilen (siehe Insektenstich), obligat begleitet er aber Ekzem, Urticaria, die Neurodermitis und viele andere Krankheitserscheinungen. Bei einer Reihe von Dermatosen tritt zu diesem Pruritus auch die Ermüdung oder die Nervosität und Verschlimmerung durch Bettwärme. Der Gleichgewichtszustand des vegetativen Nervensystems ist, wie wir an der Neurodermitis sehen, sehr bedeutsam für die Intensität eines Pruritus, wobei Kinder und Jugendliche mehr darunter leiden als disziplinierte Erwachsene. Beim essentiellen Pruritus, zu dem auch der Pruritus senilis zählt, sind die metabolischen Verhältnisse und etwaige Gefäßveränderungen neben anderen Erkrankungen abzuklären (z. B. Leukämie und andere Bluterkrankungen), ehe man von einem essentiellen, d. h. in seiner Ursache nicht näher abklärbaren Pruritus sprechen kann. Dies gilt insbesondere für den Pruritus senilis, der in Verbindung mit Hautatrophie oder mit arteriosklerotischen Erscheinungen und entsprechender seniler Unterfunktion verschiedener Organsysteme auch einmal von anderer Seite her betrachtet werden muß. Voraus läßt sich ableiten, daß der Pruritus senilis nicht leicht zu behandeln ist, da man nur selten eine entsprechende Ursache findet. Dies um so mehr, als es sich hier meistens um eine Einzelsymptomatik handelt. Anreiz zu einer entsprechenden Durchuntersuchung bietet in jedem Fall der Juckreiz, selbst wenn es nur gilt, einen latenten Diabetes aufzudecken. Nicht zuletzt sind auch hygienische Verhältnisse zu überprüfen, die auch heute in unseren Breiten gelegentlich noch zu wünschen übrig lassen.

7.3.4.1 Die Therapie des Pruritus

Zunächst ist eine Ordnung im persönlichen Bereich wie Reinlichkeit, Bäder, Waschungen, Abreibungen, hautdurchblutungsverbessernde Maßnahmen in Verbindung mit Diät und Allgemeinbehandlungen zu fordern. Licht- und Luftbäder, allgemeine umstimmende Maßnahmen wie Eigenblut, Ameisensäure-Injektionen, Alkoholabreibungen, evtl. Salzbäder mit 2%iger Sole aber auch das alte Volksmittel einer Schmierseifenbehandlung oder einer Essigabreibung kann zunächst bei dem essentiellen Pruritus nützlich sein.

Homöotherapie:

Acidum fluoricum D 6 – D 12 bei Blutstauungen, varikösen Veränderungen der Peripherie, Hämorrhoiden, Teleangiektasien, dabei ist der Juckreiz sehr heftig, die Haut rauh und schuppend, es besteht daneben Haarausfall bei Wärmeverschlimmerung und deutlicher Kälteverbesserung, kurz ein venös gezeichnetes Krankheitsgeschehen.

Agaricus muscarius D 3 – D 6 bei Pruritus senilis bewährt. Die Lokalisation des Pruritus betrifft hier besonders After- und Genitaljukken.

Anacardium D 6 – D 30: Es besteht heftiges Hautjucken und Brennen. Dermatitische Zeichen ähnlich bei Rhus tox. z. B. Bläschen, Pusteln und Quaddeln.

Arsenicum album D 4 – D 30, evtl. höher: Jucken, Brennschmerz überwiegt mit Schmerzzuständen nach heftigem Kratzen, Knötchen, Papeln und Pusteln, also auch Prurigo und lichenifizierte Exantheme sind hier vorhanden. Neigung zur Verschlimmerung nachts, mit Unruhe und Angst, Besserung durch nächtliches Umhergehen und Anwendung von warmen Auflagen. Bewährt auch bei Altersjuckreiz und beim Juckreiz nach Auskleiden.

Barium aceticum D 4 – D 6: Ein bewährtes Mittel beim Pruritus senilis, wobei das Kratzen den Zustand unter Umständen verschlimmert, jedenfalls nicht bessert. Auch eine Beziehung zum rheumatischen Formenkreis kann hier bei der Arzneifindung behilflich sein.

Belladonna D 3 oder Atropinsulfat D 4 im akuten Stadium, besonders wenn Vagotonie vorherrscht.

Croton tiglium D 3 – D 6. Altersjucken, Afterjucken, Diarrhoen und Brennen mit ihren entsprechenden Folgen, Schwellung der Haut, juckende Bläschen, speziell im Bereich des Genitale.

Dolichos pruriens D 3 – D 6. Ein bewährtes Symptomatikum, das leider nur solange wirkt, als es genommen wird, besonders bei symptomenarmem Juckreiz.

Kreosotum D 4 – D 6, heftiges Jucken und Kratzen, Brennen und kleine Pusteln, diabetischer Pruritus in Verbindung mit Fluor oder intertriginösen Veränderungen.

Mercurius solubilis D 3 – D 6: Jucken nachts im Bett nach Warmwerden (ähnlich wie Pulsatilla). Schwächende, gelbe Schweiße, Knötchen, Bläschen und Haarausfall. Nach Kratzen besteht Blutungsneigung.

Mezereum D 3 – D 6: Rheumatisch gichtische oder luetische Belastung; lästiges Jucken nachts, das zum Kratzen nötigt und sehr rasch die Stelle wechselt.

Oleander D 3 – D 6: Jucken abends beim Auskleiden, wird durch

Kratzen besser, jedoch Neigung zu Nässen, Schuppen. Lokalisation auch hinter den Ohren.
Psorinum D 30 und höher: sehr lästiges Jucken beim Zubettgehen, schmutzige, übelriechende Haut mit Schweißneigung und Verlangen nach häufigem Waschen, Psorinum ist das grundsätzliche Umstimmungsmittel bei Juckreiz, vor allem auch, wenn innere Erkrankungen hier mitschwingen oder Reste alter, nicht aufgearbeiteter Erkrankungen oder latente Allergien nach infektiösen Prozessen vorliegen. Psorinum sollte in einer möglichst hohen Potenz homöopathisch bei jedem Jucken initial gegeben werden, außerdem auch als Zwischenmittel während der Behandlung.
Pulsatilla ist mehr das Mittel der Jugendjahre und beim Pruritus senilis, der ja meist im Alter vorkommt, nicht mehr angezeigt.
Rhus toxicodendron D 6 – D 30: vor allem bei rheumatischer Konstitution nach Infektionskrankheiten, nach Erkältungen im Sinne von Durchnässen oder Überanstrengung. Besser durch Bewegung und Wärme. Jucken verbunden mit Brennen.
Rumex crispus D 3: Heftiges Jucken bei Kälte, beim Auskleiden, nachts beim Abdecken, Besserung in Bettwärme.
Sabina D 3, Sepia D 6 sind Frauenmittel, die in Verbindung mit Regelstörungen, aber auch Obstipation, bei Blutstauungen und im Klimakterium in Verbindung mit Hitzen und Schweißen ein heftiges Jucken zur Folge haben.
Staphisagria D 3 – D 6: Jucken nach Kratzen, die Stelle wechselnd, trockene herpetische Ausschläge, Skrotum bevorzugt, skrofulöse Konstitution oder Belastungen im Sinne von Umstellungsjahren wie Pubertät oder Klimakterium.

Konstitutionell und oft unersetzlich sind Gaben von höheren Potenzen folgender Mittel:
Sulfur, Calcium carbonicum, Thuja, Silicea, Phosphorus, Acidum nitricum, Lycopodium, Urtica urens u. a.
Bei Pruritus des Afters: Calcium carbonicum, Causticum, Lycopodium.
Bei Hämorrhoiden und Pruritus: Lycopodium, Ignatia, Sepia, Sulfur.
Pruritus des Hodens: Acidum nitricum, Petroleum, Sulfur.
Pruritus vulvae oder Craurosis vulvae: Calcium carbonicum, Causticum, Conium, Platinum, Natrium chloratum, Kreosotum, Sepia und Sulfur.

7.3.5 Prurigo

Als Prurigo bezeichnet man einen stark juckenden Hautausschlag, der in Verbindung mit stecknadelkopfgroßen bis kirschkerngroßen Knötchen und Effloreszenzen aufzutreten pflegt. Es kann dabei nicht immer entschieden werden, ob der Juckreiz das primäre und die Knötchen das sekundäre Symptom darstellen. Als Prurigo bezeichnet man den sogenannten Strophulus, das Auftreten von gruppenweisen Papeln, die heftig jucken oder Prurigo Hebrae, der an den Streckseiten der Arme und Beine kirschkerngroße Knötchen erkennen läßt, die durch Sekundärinfektionen auch Lymphdrüsenbeteiligungen hervorrufen können. Die Hebra-Affektionen sind chronisch, sie treten öfter bei Erwachsenen auf, während der Strophulus mehr bei Kindern in Erscheinung tritt.

7.3.5.1 Prurigo vulgaris

Es handelt sich dabei um juckende Knötchen an der Streckseite der Extremitäten und am Rücken, ohne daß das Bild der Prurigo Hebrae vorhanden ist. Die Ätiologie des Prurigo ist ähnlich der des Pruritus aufzufassen, so bestehen auch Gemeinsamkeiten in der Therapie. Die Allgemeinbehandlung des Prurigo besteht in allgemeiner Pflege, diätetischer Umstellung und vor allem auf der Regelung des Stuhlgangs. Äußerlich sind Schmierseifenkuren bewährt und eine Reihe von juckreizstillenden Pudern und Salbenmaßnahmen empfohlen.

Homöotherapie:
Konstitutionell denke man an
Thuja occidentalis D 30, Psorinum D 30, Sulfur D 30; nach spät erfolgter Impfung, was als Ursache gelegentlich angenommen werden kann, ist Thuja passend. Dazu kommt Silicea und Graphites D 30. Die Hauptmittel sind Mercurius solubilis D 3 und Arsenicum album D 5, die evtl. längere Zeit gegeben werden müssen.
Kalium jodatum D 1 – D 4 zur Resorption von Knoten und Drüsen.
Symptomatisch:
Rumex crispus D 3, Anacardium D 6 – D 12, Mezereum D 3 – D 6, Staphisagria D 3 – D 12 und ähnlich wie beim Pruritus, Dolichos pruriens D 3 als Palliativmaßnahme.
Ein bewährtes symptomatisches Mittel bei Juckreiz ist auch Acidum phenylaethylbarbituricum D 12, ein- bis zweimal täglich 5 Tropfen (Luminal).
Bei Cholostase, bei Leber- oder Gallenbelastung, symptomatisch Calculi biliares D 30, jeden 2. bis 3. Tag 5 Globuli.

7.3.6 Die Erythrodermie

Bei der Erythrodermie handelt es sich um eine Hautsymptomatik, bei der das gesamte Integument gerötet und entzündlich infiltriert erscheint und schließlich später abschuppen kann. Die Krankheit dauert oft Monate und ist gezeichnet durch Juckreiz, Schlaflosigkeit, allgemeine nervöse Störungen evtl. auch Sekundäreffloreszenzen mit Pyodermien und kann zur Kachexie und zum letalen Ausgang führen. Die Erythrodermie tritt auch als generalisierte Form einer vorher lokalisierten Hauterkrankung auf, so daß sie in der Folge von Ekzem, von seborrhoischen Erscheinungen, aber auch von Systemerkrankungen wie Lymphogranulomatose, Pyodermien im Kindesalter usw. zum Aufflackern kommt.

Bei der Therapie gelten vor allem allgemein umstimmende Maßnahmen, die insgesamt wohl die allergischen Ausgangsbelastungen einschließen, Infektionen verhüten helfen und die Abwehrkraft des Körpers unterstützen, wie dies z. B. mit Echinacin-Injektionen erreicht wird.

Homöotherapie:
Homöopathisch bietet das Bild zunächst einen Anhaltspunkt für den Einsatz von Aconitum, Belladonna und Glonoinum, evtl. in der Folge als Sekundärerkrankung für Rhus toxicodendron, Mercurius solubilis, Mezereum und Arnica.
Intertriginöse Erytheme und Erythrodermien sprechen bei Kindern auf Chamomilla D 6 – D 12 gut an, ebenso auf Mercurius solubilis D 12, einmal 5 Tropfen täglich. Sulfur D 12 – D 30, Calcium carbonicum und Lycopodium in Hochpotenzen sind oft notwendig. Im übrigen richte man sich nach der Therapie der allergischen Erkrankungen.

7.3.6.1 Die Erytheme
Bei den verschiedenen Arten der Erytheme wie Erythema circinatum oder marginatum, Erythema fugax, migrans etc. obwalten therapeutisch ähnliche Gesichtspunkte wie bei der Erythrodermie. Zusammenfassend nach der Art der begleitenden Symptome ist auch hier an folgende Mittel zu denken.

Homöotherapie:
Arnica, Barium carbonicum, Belladonna, Carbo vegetabilis, Chamomilla, China, Graphites, Mercurius, Lycopodium, Nux vomica, Petroleum, Phosphorus, Pulsatilla, Ruta graveolens, Sepia, Silicea, Sulfur und Acidum sulfuricum.

7.3.7 Insektenallergie und Überempfindlichkeitsreaktionen

Insektenstiche, Quallenkontakt und verschiedentlich auch Pflanzenkontakte wie Brennessel oder Primeln verursachen nicht selten bei empfindlichen Personen eine Überempfindlichkeitsreaktion, die meist auf einen eng umschriebenen Lokalbereich beschränkt bleiben, aber auch schwere Reizerscheinungen auszulösen vermögen, die z. B. am Kopf und Hals lebensbedrohliche Formen annehmen können. Die lebensbedrohlichen Formen sind bei der Serumkrankheit abgehandelt, sie benötigen evtl. eine Adrenalininjektion (Adrenalin 1:1000, Erwachsene, 0,30–0,40 ml; Kinder unter 20 kg, 0,10–0,15; über 20 kg Körpergewicht 0,15–0,30 ml). Daneben empfiehlt sich als Sofortmaßnahme die Anwendung von Corticosteroiden.

Am häufigsten sind die Insektenstiche von Bienen, Wespen und Hornissen verursacht. Von diesen stechen nur die Weibchen. Sie verlieren den Stachel mit dem anhängenden Giftsäckchen. Der Stachel muß dabei sorgfältig entfernt werden, durch Umspritzung mit Adrenalin bei akuten Fällen, aber auch mit Impletol kann frühzeitig bei bekannter Empfindlichkeit geholfen werden. Nach dem Stich kann man mittels Staubinde die Ausbreitung verzögern, mit lokaler Kühlung (kalte Auflagen oder Eisbeutel) den Schmerz und die Schwellung evtl. rascher zum Abklingen bringen.

Homöotherapie:
Hauptmittel: Ledum palustre D 4 – D 6, evtl. Apisinum D 4. Die Verabreichung von Apis in verschiedenen Dosierungen dient nur später zum Zwecke der Desensibilisierung.
Medusa D 4 bei akuten Schwellungen und Quaddeln.
Belladonna D 2 – D 4, und Urtica urens D 4 sind weiterhin gebräuchliche und bewährte Mittel. Zum Zwecke der Desensibilisierung kann bei besonders betonter Empfindlichkeit gegenüber einer Giftart das »Simile« später in höheren Potenzen eingesetzt werden.

7.3.8 Die Urtikaria

Der Nesselsucht liegt eine vaskuläre Form der Allergie zugrunde. Während die meisten anderen Bilder epidermaler Natur sind, zeigen sich hier die charakteristischen Zeichen als Quaddeln, die bekanntlich sekundenschnell aufschießen, um langsam wieder, nach mehr oder weniger langer Zeit zu vergehen. Das Reizödem führt zu einem Juckreiz, der unter Umständen bei längerem Bestehen zu Exkoriationen

Anlaß geben kann. Unter den Allergenen, die eine Nesselsucht auslösen, finden sich am meisten nutritive wie Fische, Krabben, Muscheln, Erdbeeren, Eier und bei Kindern nicht selten auch Milch. Auch Eingeweidewürmer sind zu beachten, neben Empfindlichkeitsreaktionen gegenüber Medikamenten und Arzneien. Chinin, Fiebermittel unterschiedlicher Zusammensetzung, Sulfonamide, Tuberkulostatika, Insulin aber auch orale Antidiabetika und vor allem Antibiotika, Penicillin, Streptomycin, Abführmittel wie Rizinus, Phenolphthalein, ja sogar Sennesblätter weisen auf die Darmätiologie hin. Als Inhalationsallergene kommen Schwefeldämpfe, Parfüms u. ä. Reizstoffe in Frage, sie sind jedoch seltener und noch seltener sind die Kontaktallergene, wenn man von exogenen Nesselstoffen wie Quallengift, Insektenstiche, Brennessel etc. absieht.

Weitgehend unbekannt ist die Ursache der Urtikaria, die physikalisch-thermisch auslösbar ist. Man nennt sie **Kälteurtikaria** und sie gehört zu den bekanntesten Formen der physikalischen Urtikaria-Exantheme. Es steht in Frage, inwieweit hier echte allergische Elemente vorliegen oder Krankheitsprozesse mit dem Erscheinungsbild urtikarieller Ödeme. Eine Vermutung, die sich in den letzten Jahren in zunehmendem Maße bestätigt hat, ist der Einfluß der Östrogene mittels der ›Pille‹. Offenbar schafft sie eine dispositionelle Bereitschaft für urtikarielle Exantheme, bei denen dann unter Umständen enterogene Auslöser das dermatologische Krankheitsbild manifestieren. So sollte in erster Linie besonders bei Frauen vor dem Klimakterium und bei jungen Mädchen nach der Zufuhr von Östrogenen gefahndet werden und evtl. ein entsprechender Auslaßversuch in dieser Richtung den einschlägigen Beweis bringen. Das gleiche gilt auch für die Beobachtung, daß während der Regelzeit ähnliche Störungen auftreten. Therapeutisch wird man zunächst versuchen, die auslösenden Ursachen auch von seiten der Ernährung einzuengen oder auszuschließen, Arzneimittel abzusetzen oder eine entsprechende Umstimmung des Säuremantels der Haut zu vollziehen. So sind Dauerkuren mit Calciumchlorat oder Kalktabletten evtl. in Verbindung mit Natriumbicarbonat 3 mal täglich 1 Teelöffel oder mit Basica nach Ragnar BERG oder Bariumchlorat 2 mal täglich 0,05 (nach MORITZ), Eigenblutinjektionen und Ameisensäure empfohlen. Auch Rübensirup als Brotaufstrich oder eine Milchsäurelimonade, stark verdünnt, schluckweise getrunken, kann hilfreich sein. In den seltenen lebensbedrohlichen Fällen, wenn es sich um Ödembildungen im Bereich der Atmungsorgane oder um einschlägige Verschlechterungen handelt, muß unter Umständen an Antihistaminica oder auch im Notfall an Corticosteroide gedacht werden.

Die Therapie mit homöopathischen Mitteln setzt eine Konstitutionsermittlung oder eine funktionelle Therapie voraus, bei denen sich folgende Präparate bewährt haben.

Homöotherapie:
Calcium carbonicum D 30, Sulfur D 30, Lycopodium D 30, Sepia D 30, Natrium chloratum D 6 – D 30, Calcium chloratum D 3, Arsenicum album D 30, Kalium carbonicum D 6 und Kalium phosphoricum D 6.

Der akute, oft fieberhafte Anfall verlangt Apis mellifica D 3 – D 6 zweistündlich 10 Tropfen oder 1 Tablette vor allem bei gelb-weißen Nesseln, bei Jucken und Brennen und bei großen beerenähnlichen Quaddeln. Hier besteht eine enge Beziehung zu den Frauenkrankheiten und Menstruations- oder Ovarialstörungen und eine Neigung zu Ödembildung evtl. auch in Verbindung mit Nierenkrankheiten.

Anacardium orientale D 4 – D 12 – D 30: Nesselsucht nach Gemütserregung in Verbindung mit Besserung durch Essen, Nüchternschmerz.

Antimonium crudum D 4 – D 6 bei Brechreiz, Appetitlosigkeit, weiß belegter Zunge, Jucken schlimmer bei Nacht und vor allem bei urtikariellen Erscheinungen in der Folge von Hitze und Sonnenbestrahlung. Auch hier finden sich meistens nutritive Allergene bzw. dyspeptische Störungen.

Arsenicum album D 30: Brennen, besonders nachts in Bettwärme. Unruhe, Folgen von unterdrücktem Ausschlag und von Nahrungsmittelintoxikationen, insbesondere bei Fischvergiftung, ebenso wie bei Ptelea.

Aspirin D 1 – D 2, evtl. zwei- bis dreimal täglich 1 Tablette wirkt oft überraschend, insbesondere dann, wenn der Urtikaria eine vorherige Arzneimittelbehandlung mit salicylhaltigen Präparaten vorausging (Isopathie!).

Belladonna D 3 oder Atropinsulfat D 3 und D 4 wirken kumulativ und lindern oft rasch das Krankheitsbild, vor allem wenn eine entsprechende Unruhe und Nervosität mitspielen.

Bovista D 4 – D 6 bei Regelstörungen, die mit Diarrhoe verbunden sind.

Dulcamara D 3: Erkältung und Durchnässung im Sommer in Verbindung mit Diarrhoen, Wärmeverschlimmerung, kühle Luft bessert. Hauptmittel bei Kälteurtikaria.

Kalium bromatum D 3 – D 4 bei nervösen Ursachen.

Medusa D 3 – D 6: Bewährtes Symptomatikum, wirkt auf die Niere und regt die Ausscheidung an.

Natrium chloratum D 3 – D 30 bei feuchter Kälte, besonders am Meer, Knöchelgegend bevorzugt. Jucken, Reißen, jede Beschäftigung verschlimmert, Obstipationsneigung. Das Mittel ist komplementär zu Apis. Ein wichtiges Mittel bei der chronischen Urtikaria, auch wenn es um Sonneneinstrahlung geht.
Pulsatilla D 3 – D 12 bei Magenverderbnis, bei Frauen zur Regelzeit, bei Verschlimmerung durch Fett, Eis und Sahne. Hypomenorrhoe gehört meist mit zu den Leitsymptomen.
Rhus toxicodendron D 30 bei großer nervöser Erregbarkeit, Unruhe, Ausarten der urtikariellen Exantheme in Bläschen auf geröteter Haut mit Jucken und Verschlimmerung in kühler Luft evtl. als Folge von Erkältung und gleichzeitig bestehendem Rheuma. Auch Frühdurchfälle können auf dieses Mittel hinweisen.
Sepia D 3 – D 30 bei schwacher Regel, nach Fischgenuß aber auch bei Regelstörungen im Klimakterium mit venösen Stauungen.
Terebinthina D 3 – D 6 nach Muschel- und Fischgenuß.
Urtica urens D 3 nach Schellfischgenuß, große hohe Quaddeln, innen blaß mit starkem Juckreiz und Brennen, beim Reiben reizend.
Gegen Primelurticaria wurde von LEESER erfolgreich eine höhere Potenz der Pflanzentinktur der Primel oder auch der Geranie gebraucht.
Die äußerliche Behandlung beschränkt sich auf Menthol, Spiritus-Essigwasser oder Zitronensaft und evtl. Salzwasserwaschungen. Das Einpudern mit juckreizstillenden Pudern und das Vermeiden wollener Wäsche kann oft eine Linderung bringen. Im allgemeinen sollte eine reizlose, salzarme, eiweißarme, vorwiegend vegetarisch ausgerichtete Kost zugeführt werden, bei Vermeiden aller Genußmittel. Wasserkuren, Schwitzkuren, Höhensonne, Sauna, See- und Flußbäder sowie die tägliche Sorge für reichliche Bewegung im Freien unterstützen die medikamentösen Maßnahmen wirkungsvoll.
Bei der chronischen Urtikaria dominieren Natrium chloratum, Calcium carbonicum, meist in Hochpotenz, Copaiva D 12 und evtl. Lycopodium.
Sollte auf diese Mittel keine einschlägige Besserung auftreten, vor allem auch nicht auf die als symptomatisch wirksam erwähnten Mittel, so muß an eine Allergie gegen Pilz gedacht werden, evtl. einen Organ-Pilzbefall (Darm oder Blase). Hier kommt es besonders gern bei Frauen, die an einer chronischen Cystitis leiden und evtl. aufgrund vermehrter Antibiotika-Anwendungen bereits einen chronischen Pilzbefall aufweisen, zu entsprechenden urtikariellen Erscheinungen.
Dabei hat sich die Penicillinnosode in D 30 oder Candida oder Soor-

Nosode in Hochpotenz bewährt. Eine Umstimmung bei chronischer Urtikaria kann auch gelegentlich durch Histamnum hydrochloricum D 12, einmal täglich 10 Tropfen, erreicht werden.

7.3.9 Die Serumkrankheit oder das Quincke'sche Ödem

Derartige Erscheinungen, die in den Bereich der anaphylaktischen Reaktionen zählen, treten oft nach Injektionen von artfremden Seren und bei entsprechender Reinjektion der gleichen Serumart auf. Aber auch bei Bluttransfusionen können trotz sorgfältiger Testung mittels Coombs-Test noch Überempfindlichkeitsreaktionen auftreten. Nach einer Erstinjektion von Seren können Fieberurtikaria und Ödeme mit allgemeinen Störungen und Gelenkbeschwerden auftreten. Wenn das gleiche Serum wiederholt wird, kann eine serumempfindliche Person innerhalb von 24 Stunden einen anaphylaktischen Schock bekommen. Er tritt mit Fieber auf, Erbrechen, juckenden Ausschlägen, Dyspnoe, Zyanose und Kollaps. Wird die Reinjektion erst nach Wochen oder Monaten wiederholt, dann treten anaphylaktische Reaktionen erst nach vier bis sieben Tagen auf. Man vermeidet die Serumkrankheit am sichersten, wenn man bei wiederholt nötigen Injektionen von Seren, die Serumart wechselt, statt Pferde- Rinder- oder Hammelserum oder alternativ anderes Serum verwendet. Die modernen Tetanusseren sind weitgehend enteiweißt, so daß diese Gefährdungen nicht mehr bestehen. Bei Überempfindlichkeitsreaktionen gegenüber anderen Stoffen läßt sich in Form von kleinsten Quaddeln eine Desensibilisierung von 0,1 bis 1,0 steigernd durchführen.

Die Hauptsymptome des Schockes sind diejenigen des Gefäßkollapses und Schwächegefühls, Blässe und Ohnmacht. Der Puls ist schwach, rasch und manchmal kaum fühlbar. Der Blutdruck fällt ab, während in leichteren Fällen eine spontane Erholung eintritt, kann in schwereren Fällen Herzstillstand bis zum Tod beobachtet werden. Der bedrohliche Zustand des Glottisödems, evtl. kombiniert mit einem Anfall von Asthma bronchiale ist sofort mit einschlägigen Corticoiden zu behandeln, ebenso wie größere Schockereignisse am Kreislauf. In schwereren Fällen soll Adrenalin subkutan oder intramuskulär $^{1}/_{2}$ mg, d. h. 0,5 einer 1%igen Lösung injiziert werden. In jedem Fall wird man an Cortisone denken, dabei bekannte Mittel der Schockbekämpfung nicht vergessen.

Homöotherapie:
Apis D 4 – D 6 stündlich, Arsenicum album D 6, Belladonna D 3 – D 6, Kalium jodatum D 1 und evtl. Lachesis D 12. Auch Injektionen von Acidum formicicum D 6 – D 12 haben sich oft hilfreich gezeigt. Dem Anfänger werden solche Versuche jedoch widerraten. Empfohlen wird evtl. auch ein Aderlaß und entsprechende Brechmittel nach ASCHNER. Aber auch Glaubersalz ist zur Ableitung aus dem Darm wirksam, so daß mit einer totalen Entleerung nutritive Faktoren eliminiert werden können und damit eine kausale Besserung eingeleitet werden kann.

7.3.10 Das konstitutionelle Ekzem

Zwischen der allergischen Reaktion des Soforttyps und des verzögerten Typs steht ein umrissenes Krankheitsbild, das sogenannte konstitutionelle Ekzem, das unter verschiedenen Begriffen zusammengefaßt ist wie etwa Neurodermitis, endogenes Ekzem, Asthma-Ekzem oder atopische Dermatitis. Die konstitutionelle Basis dieses Krankheitsbildes, das in den Formenbereich der allergischen Hauterkrankung zählt, ist von dem Bild der lymphatischen Diathese abzuleiten. Ursprünglich zu den allergischen Erkrankungen geordnet, d. h. als Folge von Überempfindlichkeitsreaktionen vom urtikariellen Typ gesehen, neigt man heute zur Ansicht, daß die allergische Hypothese für das Zustandekommen des Krankheitsbildes nicht mehr eindeutig ist, sondern nur für die, gleichzeitig mit Neigung zu Asthma oder Rhinitis vasomotorica stehenden Bilder gilt. Es ist deshalb auch unbewiesen, inwieweit Allergene beim Zustandekommen des Krankheitsbildes eine Rolle spielen, woraus die Fragwürdigkeit resultiert, solche Allergene bzw. das Krankheitsbild des konstitutionellen Ekzems mit den Möglichkeiten der Desensibilisierung zu beeinflussen. Bekanntlich entwickelt sich frühzeitig das sogenannte Eccema infantum oder der »Milchschorf« im 3. bis 6. Lebensmonat. Die symmetrischen Hautveränderungen treten in Schüben auf, die durch mehr oder minder lange Intervalle unterbrochen sind. Eine der Hauptmanifestationsphasen erfolgt im Schulalter und in der Pubertät. Die konstitutionelle Komponente zeigt sich durch eine hohe Belastbarkeit mit Pollenallergenen, die in der Saison zu Heuschnupfen und Asthma führen. Morphologisch ist das Bild ekzemartig, lichenoid und pruriginös, an meist typischen Prädilektionsstellen wie Ellbeugen, Kniekehlen, Handgelenke, Hände und Gesicht sowie Hals und Kopf.
Neben dem hereditären Terrain nimmt man bei den Schüben eine

anaphylaktische Sofortreaktion an, wobei als Antigene Nahrungsmittel, Bakterien, Pilze, Proteine u. a. in Frage kommen. Die psychoneurotische Komponente ist unbestritten und verkompliziert das Bild in bezug auf die Therapie sehr wesentlich. Obwohl bei den konstitutionellen Voraussetzungen einer solchen Erkrankung kausal wenig zu ändern ist, so ist es in bezug auf die Schubprophylaxe notwendig, verantwortliche Allergene auszuschalten, die sich anhand der Anamnese meist ermitteln lassen.

7.3.10.1 Die Therapie:

Die Therapie kennt eine Reihe von Möglichkeiten entsprechend dem individuellen und sehr wechselhaften Verlauf der Erkrankung. Trotz ärztlicher Zurückhaltung verfällt der Patient häufig der Corticoid-Therapie, oft in Salbenform im Gesicht, bei akuten Schüben, aber ebenso der oralen oder parenteralen Medikation. Der unerträgliche Juckreiz und die ohnehin weitgehende Kontaktverarmung besonders der jugendlich Befallenen läßt immer wieder zu dem Wundermittel Cortison greifen, ungeachtet der Warnung und etwaiger Folgen einer solchen Therapie. Das Angebot an geeigneter Ausweichtherapie, die gleichwertig oder gar kausal ist, bleibt selbst bei der Auffächerung in den Bereich der Naturheilverfahren sehr mager. Von dermatologischer Seite wird vorwiegend symptomatisch entsprechend dem lokalen gegebenen Befund behandelt, entweder bakteriell oder mit antibakteriellen Steroidsalben und in der Folge wird auch heute noch, trotz der Vorbehalte, die in bezug auf einen prämaturen grauen Star als negatives Merkmal verwiesen sein muß, mit Steinkohlenteer in verschiedenen Zubereitungen behandelt.

Die unspezifische Umstellung, wie sie in den Naturheilverfahren mittels Echinacin und ähnlicher Präparate durchgeführt wird, hat gerade bei diesen Krankheitsbildern Bedeutung erlangt. Zu solchen Umstimmungsbehandlungen gehören aber auch die klimatischen an der Nordsee und im Hochgebirgsklima. So hatte BORELLI eindrucksvolle Ergebnisse im Hochgebirgsklima nachweisen können, während PÜRSCHEL und andere Autoren Erfahrungen bei dieser Erkrankung an der Nordseeküste sammeln konnten. Eine spezifische Desensibilisierung ist – wie bereits erwähnt – bei der Neurodermitis in Frage gestellt, die Hauttestverfahren, die dazu notwendig sind, bringen nicht immer die entsprechenden Ergebnisse. Dagegen sind die sogenannten biologischen Umstimmungsverfahren nach ASCHNER (Schröpfen, Baunscheidt, Eigenblut- und Eigenharnbehandlung, Fiebertherapien mit Plenosol oder Echinacin sowie Schlangengifte (Viperasid, Esberitox und Lachesis) sehr wesentliche Umstimmungsfaktoren, die in ent-

sprechender Kombination bei der Ausrichtung auf die konstitutionellen Belange oft einen wesentlichen Einschnitt in das Krankheitsbild bringen.
Wie bei der Urtikaria vermag auch hier die Diätetik eine gute Hilfe zu sein. Bei übergewichtigen Patienten ist ein mehrwöchentliches Fasten, das sogar ein- bis zweimal in der ersten Zeit wiederholt werden sollte, oft heilbringend. Bei mageren Patienten ist die Kostumstellung auf Rohkost, die Darmumstellung mittels Symbioselenkungen und Beseitigung der meist vorhandenen Dysbakterieprobleme sehr wichtig und trägt wesentlich zur Besserung bei. Wichtig ist auch eine Umstimmung bei vorangegangener Corticoid-Therapie, um die Haut reaktionsfähiger zu machen.
Die Homöotherapie ist entsprechend der Lokalisation des Krankheitsbildes und entsprechend der Effloreszenzen zu ermitteln. Grundsätzlich kann aber gesagt werden, daß eine initiale Behandlung mit Tuberkulin oft eine sehr günstige Umstimmung bringt, und sogar in Form einer gelegentlichen Erstverschlimmerung den Reizeffekt bestätigen kann.

Homöotherapie:
Calcium carbonicum ist das Hauptmittel der Neurodermitis bzw. des endogenen Ekzems. Sein Einsatz erfolgt nach den Gesichtspunkten der Behandlung des lymphatischen Formenkreises (siehe dort). Man beginne mit D 12 bei Exazerbation, die zum Teil auch nässende Folgen haben kann, mit Staphisagria D 12 und Mezereum oder Rhus toxicodendron sind diese Erstverschlimmerungen gut zu beseitigen. Unterstützend helfen äußerliche Anwendungen von Viola tricolor-Sud oder Viola tricolor-Tee, dreimal täglich 1 Tasse, um so mehr dann, wenn es sich um jugendliche oder kindliche Patienten handelt. Dabei werden 2 Eßlöffel auf 1 Tasse Wasser als Aufguß zubereitet. Bei Besserung des etwaigen Verschlimmerungszustandes Wechsel der Dosierung von Calcium carbonicum auf LM 6 und LM 12 zweimal täglich 5 Tropfen. Im übrigen sei auf das Kapitel der Behandlung des Ekzems verwiesen. Hier finden sich noch einige einschlägige homöopathische Mittel wie Graphites, Petroleum, Carbo animalis etc., die u. U. in entsprechenden Zwischenstadien oder Phasen der Erkrankung hilfreich sind. Man hüte sich aber grundsätzlich vor einer voreiligen und allzu intensiven Behandlung mit Schwefel, der nach der Erfahrung homöopathischer Ärzte meist eine erhebliche Verschlimmerung bringt, bzw. ein Aufflackern des Krankheitsbildes zur Folge hat. Alle Mittel, deren Wirkung oxydativen Charakter haben und nicht beruhigen und besänftigenden Charakter wie etwa die Erdalkalimetalle sind hier zu

vermeiden. Dazu gehört auch Phosphor und vor allem der Schwefel. Bei chronischen und langwierigen Krankheitsbildern, die einen kachektischen Zustand im Laufe der Zeit zur Folge haben und zwischen den Keimblättern des Endoderms und des Ektoderms vikariieren wie z. B. zwischen Asthma und Ekzem, sind auf das Arzneimittelbild von Arsenicum album besonders gut einstellbar. Arsen hat in homöopathischer Dosierung eine enge Beziehung zu diesem Keimblattwechsel zwischen Endoderm und Ektoderm, evtl. auch Mesoderm und Ektoderm und sollte vor allem bei den Patienten angewandt werden, die eine Verschlimmerung durch Kälte, eine nächtliche Unruhe, was zum Teil auch durch den Juckreiz bedingt ist und einen Brennschmerz nach Kratzen mit entsprechenden Durstphänomenen aufweisen. Diese Trias bzw. diese Leitsymptome verweisen auf das Bild von Arsenicum album, das bei fortgeschrittenen Erkrankungen oft eine gute Besserung mitbringt.

7.3.11 Das Eccema vulgaris

Die Überempfindlichkeit vom verzögerten Typ mit ihrer Allergiebereitschaft ist dort zu finden, wo nach Applikation des Testantigens viele Stunden vergehen, ehe sich eine allergische Reaktion zeigt. Bei diesen Erscheinungen besteht keine Beziehung zu zirkulierenden Antikörpern, eine Übertragung durch Serum ist nicht möglich, dagegen gelingt die Übertragung mittels Lymphgewebe, entzündlichen Exsudaten und mit weißen Blutzellen. Man spricht deshalb auch von einer spezifischen zellvermittelnden Überempfindlichkeit.
Der häufigste Weg zur Sensibilisierung mit den natürlichen Produkten der Umwelt ist die Haut. Auch die Chemikalien unserer modernen Lebensweise (Insektizide, Detergentien etc.) wird die Haut verarbeiten müssen. Das daraus abgeleitete
7.3.11.1 Kontaktekzem
ist die häufigste unter den allergischen Hauterkrankungen und gehört dem späten Reaktionstyp in den allermeisten Fällen an.
Nach Ablauf einer Latenzzeit kommt es zur Sensibilisierung, wobei nicht selten ein chemischer Umbauprozeß in der Haut selbst stattfindet. Hierbei sei an die Mittelreaktionen erinnert, die dort auftreten, wo über eine entsprechende Schweißreaktion erst das Ekzem auftritt. Man weiß, daß auch andere Organe als die Haut an der Überempfindlichkeit beteiligt sind, so vor allem das lymphoretikuläre Gewebe.
Das klinische Bild des Kontaktekzems oder auch Eccema vulgaris kann ebenso monomorph wie auch polymorph sein, makulös, papulös,

retikulös, pustulös und alle Formen gemischt. Die Sekundäreffloreszenzen sind squamös, krustös und hyperkeratotisch. Die Lokalisation kennt die intertriginösen Formen ebenso wie die generalisierten, wobei auch weniger symmetrische Formen vorkommen.
Der Boden, auf dem sich das Ekzem entwickelt, ist die Konstitution und Disposition. Die Disposition ist in einem Ungleichgewicht von Sympathicus und Parasympathicus zu suchen, wie auch GOTTRON und HALTER den Hauptakzent auf eine Übererregbarkeit des Gefäß-Nervensystems legen. Beim Kontaktekzem entwickelt sich die Sensibilisierung u. U. über die ganze Hautfläche und zwar abgestuft, von der Einwirkungsstelle nach der Peripherie hin abgeschwächt. Für die Wirksamkeit der exogenen Allergene gibt es eine Reihe von Faktoren, die eine Auswirkung der Allergene erst ermöglichen, wie z. B. Säure- oder Lipidmantel der Haut, Unterbrechung der Kontinuität der äußeren Haut durch mechanische oder chemische Insulte, den sogenannten Mikrotraumen. Auch Feuchtigkeit und Quellung der Haut und Auflösung der Hornschicht durch alkalisierende Medien werden so zum Schrittmacher des allergischen Ekzems. Daneben können endogene Allergene durch Dysbakterie, falsche und einseitige Ernährung, aber auch körpereigene Stoffwechselprodukte freigesetzt werden. In zunehmendem Maße sehen wir heute bei den vielfachen Stoffwechselentgleisungen im Purin-, Lipid- und Glukosestoffwechsel Ekzeme, deren Disposition metabolisch und deren auslösender Faktor kontagiös anzusprechen ist.
In Diskussion ist die Frage, inwieweit ekzemähnliche Bilder wie das degenerativ-toxische in den Formenkreis des Ekzems oder den der Dermatitis zu verweisen sind. Wie vielseitig auch das Ekzem sein mag, es liegt ihm immer der gleiche Reaktionsablauf zugrunde. Es beginnt nämlich mit dem Stadium erythematosum, führt dann über papulösvesikulöse Zustandsbilder zu Nässe- und Krustenbildungen, zu dem chronifizierten Zustand der Lichenifikation mit Kratzeffekten, Verhornungstendenz und akanthotischen Verdickungen der Epidermis. Wir sprechen dann vom chronischen Ekzem schlechthin, ohne eine ätiologische Begründung anzunehmen.
Aus dem Zusammengefaßten ergibt sich für die Therapie eine Reihe von Möglichkeiten, die vom naturheilerischen Standpunkt anders betrachtet werden kann. Erstens ist der Konstitutionsfaktor eng an das lymphoretikuläre System gekoppelt. Die Überempfindlichkeit vom Spättyp ist in den ableitenden Lymphknoten am meisten registrierbar, nach 4–5 Tagen erscheinen Lymphozyten und zwar kleine im zirkulierenden Blut, wobei der Thymus die Kontrolle über die Spätantwort ausübt. Die im Blut vermehrten Lymphozyten werden durch Rönt-

genstrahlen, Immunsupressiva, Antilymphozytenserum und schließlich durch Corticoide wirksam unterdrückt.
Neben diesen Möglichkeiten ist die Desensibilisierung ein anderer Weg, durch Zufuhr von neuem Antigen die Überempfindlichkeitsreaktion zu unterdrücken. Ein Eingriff in die Aktionsphase der lymphatischen Reaktion (Tonsillen, Hypophysenvorderlappen, Schilddrüse und Epithelkörperchen) führt schließlich auch zu einer Beeinflussung der lymphozytären Reaktionen. (Siehe hierzu lymphatische Diathese). In jedem Fall ist eine Umschaltung des vegetativen Systems nach F. HOFF anzustreben, was mittels Fieber, Echinacin und vor allem durch interkurrente Erkrankungen mit Fieber umstimmend wirkt. Auch einfache Proteinantigene wirken umstimmend, ebenso wie die BCG-Impfung, Ponndorf-Impfung, Spenglersan-Behandlung und im homöopathischen Sinne die Tuberkulin-Nosoden Behandlung. Dabei ist von der Tatsache auszugehen, daß Tuberkulin imstande ist, heftige Reaktionen vom verzögerten Typ auszulösen. Inwieweit bei diesen Umstimmungsmaßnahmen paraallergische Reaktionen ablaufen, oder ob es sich um Tuberkulide handelt, die auf BCG oder Tuberculin-Nosoden ansprechen, ist schwer zu entscheiden bzw. fragwürdig.
Eine wesentliche Bedeutung kommt dem **Dispositionsfaktor** zu.
Der Metabolismus mit seinen sekundären Auswirkungen auf die Haut ist am besten der Diät zugänglich. Ein Großteil unserer heutigen Kontaktekzeme ist durch Karenz der Nahrung beeinflußbar. Sei es eine Fastenbehandlung oder noch besser die sauer stimulierende Kohlenhydratkur nach Johannes SCHROTH oder die basische Kostform nach BIRCHER-BENNER. Alle derartigen Maßnahmen entziehen der Hautallergie den dispositionellen Boden.
Eng gekoppelt mit der Nahrung ist die Darmflora. Eine Symbioselenkung, eine Darmumstimmung mittels Colibiogen oder dem kamillenhaltigen Rephalysin oder Sulfredox sollte zur Grundtherapie auch beim Ekzem herangezogen werden.
H. SIEGE konnte nachweisen, daß allergische Hautnekrosen durch Umspritzen mit Novocain verhindert werden können. Es steht heute außer Zweifel, daß Antigen-Antikörper-Reaktionen zu einem Teil nerval gesteuerte Vorgänge sind, die mit Procain zu beeinflussen wären. So empfiehlt DOSCH beim Serumexanthem die Umspritzung des Eintrittskanals, die i.v. Injektion von Impletol (cave Procainempfindlichkeit!), Störfeldsuche beim Ekzem, bei symmetrischen Hauterkrankungen die Segmenttherapie, die Ganglienblockade oder den sogenannten Grenzstrang. Bezüglich der Segmentinnervation konnte W. HAUSER in einer Studie über die viszerokutanen Reflexe die Lo-

kalisation von Hautleiden in Zusammenhang mit inneren Organstörungen bringen, was in Verbindung mit der Procain-Therapie völlig neue Aspekte bietet. Nur am Beispiel des Herpes zoster war dieser Mechanismus bisher bekannt.

Die Umstimmungsmethoden nach ASCHNER sind auch beim Kontaktekzem von großer Bedeutung. Hervorzuheben ist die Aderlaß, die Eigenblut- und die Eigenharntherapie. Dazu kommen bei vaskulären Stauungen die Blutegel mit ihren spezifischen entzündungswidrigen Eigenschaften. Vorsicht jedoch bei vorhergehender Hirudoid-Salbenbehandlung! Es bleibt noch die lokale Therapie mittels Bädern (Weizenkleie, Bolus alba, Kamillenextrake, Eichenrinde, Malvenkonzentrat, Fermentbad, Glandulathermbad) sowie die lokale Behandlung mit Viola tricolor oder Walnußblättersud oder Balnacidbäder etc. Nässende Effloreszenzen werden mit Aristolochia-Tinktur verdünnt oder Eichenrinde- bzw. Echinacin extern nach dem Prinzip »naß auf naß« behandelt. Als Salbe ist an die Arnika-Salbe bei traumatischen Affektionen; an Stolochal, die Aristolochia-Salbe mit oder ohne Fett, bei venös belasteten Unterschenkelekzemen zu denken. Schließlich ist bei trockener Haut, vorwiegend aber auch bei der sehr zu Trockenheit und rhagadiformen Effloreszenzen neigenden Neurodermitis, an die pH 5 Eucerin-Salbe zu denken.

7.3.11.2 Die homöopathische Behandlung des Ekzems

Nach STAUFFER empfiehlt sich die Einteilung des Ekzems in verschiedene Entwicklungsstadien, die aufgrund dieser Stadien eine bestimmte Therapieeinteilung erforderlich machen. So unterscheidet er

7.3.11.2.1 I. Stadium: Rötung, Schwellung und Ödem

Brennende Schmerzen und Hitze weisen auf Aconitum D 6 und Belladonna D 6 hin mit ihren akutesten Entzündungserscheinungen. Zwei- bis dreistündliche Gaben. Bei Kindern ist manchmal Chamomilla D 12 – D 30 wirksam. Äußerliche Behandlung besteht höchstens in feuchten Kompressen. Bei stärkeren Ödemen und Quellungen der Haut mit weißlichen Verfärbungen ist Apis D 4 – D 6 angezeigt.

7.3.11.2.2 II. Stadium: Stadium der Blasenbildung

Vorsicht gegenüber unzeitgemäßer äußerer Behandlung, wodurch man oft nur Verschlimmerungen bewirkt. Es empfiehlt sich nach STAUFFER:
Cantharis D 4 – D 12, ausgebreitete Bläschen mehr brennend als jukkend, fast stets verbunden mit Harnsymptomen.

Croton D 3 – D 6. Juckende, brennende, stechende Bläschen, Haut bei Berührung überempfindlich, Milchschorf bei Kindern, besonders in Verbindung mit Durchfällen spricht gut an.
Rhus toxicodendron D 6 – D 30. Ausgedehnte Blasen- und Bläscheneruptionen, Jucken wird durch Kratzen nicht besser, später starkes Nässen, wenig Neigung zu Borkenbildung. Auch bei Kontaktekzemen sehr wertvoll, wenn im Blutbild Eosinophilie besteht.
Sepia D 6 – D 30. Bläschenausschlag auf rotem Grund über dem ganzen Körper verteilt mit starkem Juckreiz. Neigung zu sauren stinkenden Schweißen, besonders an Genitalien und Füßen.

7.3.11.2.3 III. Stadium: Absonderung seröser Flüssigkeit

Durch die Absonderung von Flüssigkeit wird die Giftausscheidung nach den Gesetzen der Naturheilverfahren begünstigt. Diese Ausscheidungsperiode darf deshalb nicht trockengelegt werden, da sonst Schädigung oder ein Zurücktreten des Ekzems mit Verdrängung auf innere Organe bzw. auf andere Keimblätter zu beobachten ist. (Nieren- und Gehirnerscheinungen!) Daher keine eingreifende äußerliche Behandlung!
Arsenicum album D 6 – D 12 – D 30. Scharf nässendes Ekzem, sogenannter Salzfluß mit Brennschmerz und Jucken, besonders nachts. Kratzen und nachfolgende Blutung verschlimmern. Es bilden sich Krusten und Schorfe, auch Kleieschuppen mit übelriechenden und mißfarbenen Geschwüren. Nächtliche Unruhe mit Durst und Kälteempfindlichkeit.
Graphites D 4 – D 6 – D 12 – D 30. Hautausschläge mit scharfen Sekreten, klebrig, honigartig verkrustend, Schrunden- und Krustenbildung, besonders hinter den Ohren, zwischen den Fingern, Zehen sowie an Ellbeugen und Handgelenken. Rissige, rhagadiforme, trockene, leicht verletzliche Haut. Verschlimmerung durch Wärme. Auch hier in Verbindung mit dyspeptischen Beschwerden des Magen-Darm-Traktes, sehr bewährt!
Hepar sulfuris D 3 – D 6. Krusten und Borken mit Eiterabsonderung zum Teil überkrustet, stinkend, impetiginös.
Mezerum D 3 – D 6 – D 12. Nässende und stark juckende Ausschläge mit Brennschmerz und Borkenbildung, vorzugsweise am Kopf aber auch im Sinne einer Exazerbation vorher trockener Hautefloreszenzen. Hauptmittel bei Pilzbefall in Verbindung mit Unterschenkelekzemen.
Viola tricolor ∅ bis D 3. Flechten mit Brennen nachts, krusten- und borkenbildend, besonders hinter dem Ohr. Milchschorf der Kinder mit reichlichem Sekret (evtl. auch in Verbindung mit Staphisagria).

7.3.11.2.4 IV. Stadium: Krustenbildung und Abschuppung
Dieses Stadium ist ein Rückgang der Reizerscheinungen, so daß hier auch wieder äußere Behandlungen möglich sind.
Hier empfiehlt sich:
Sulfur D 4 – D 12 – D 30 oder Sulfur jodatum D 3 bei Beginn der Rückbildung im Sinne einer Resorption. Die Haut ist dabei trocken und schmutzig. Jucken und Brennen durch Kratzen verschlimmert, besonders nachts im warmen Bett unerträglich. Mit Sulfur kann es auch hierbei leicht zu einem neuen Aufflackern kommen, vor allem, wenn vorher viel Salbenbehandlung durchgeführt worden ist. Bei solchen Verschlimmerungen mit Sulfur gehe man am besten auf niedere Potenzen D 3 und D 4 zurück, die das Bild wieder ausgleichen können.
Mit diesen Mitteln wird man im allgemeinen beim akuten Ekzem, besonders wenn keine intensive lokale Behandlung erforderlich war, ausreichen. Es finden sich hier noch eine Reihe anderer Mittel, die eingesetzt werden können, jedoch beschränke man sich übersichtlicherweise auf diese wesentliche, für Ekzeme bedeutsame Therapie.

7.3.11.3 Das chronische Ekzem
Das chronische Ekzem bildet sich dann, wenn die akuten Formen abgeklungen sind und eine mangelhafte chronische Ausheilung zu verzeichnen ist. Hierher gehören vor allem die Berufsekzeme und Ekzeme auf konstitutioneller Grundlage, Kinderekzeme, Crusta lactea bei skrofulösen Kindern und unterdrückte Ausschläge. Sie erfordern eine gesonderte Behandlung. Bewährt haben sich hier zunächst die Zwischenmittel Sulfur, Graphites, Calcium carbonicum, Silicea oder Zincum, evtl. auch Luesinum in höherer Potenz. Da wohl ein Großteil der chronischen Ekzeme auf gestörten Konstitutionsverhältnissen beruhen, muß der Arzt zu ergründen suchen, welche Heilmittel der gegebenen Konstitution am nächsten kommen. So kann hier im einzelnen nicht ein Mittel angegeben werden, sondern nur auf die Möglichkeit verschiedener Mittel verwiesen werden. Die häufigsten davon sind:
Sulfur, Calcium carbonicum, Graphites, Antimonium crudum, Silicea, Sepia, Arsenicum album, Hepar sulfuris, Mercurius, Carbo vegetabilis.
Im einzelnen läßt sich nach STAUFFER noch differenzieren:
Bei Skrofulose: Sulfur, Sulfur jodatum, Selenium, Tuberculinum, Psorinum, Calcium carbonicum, Hepar sulfuris, Graphites, Silicea, Arsenicum album, Arsenum jodatum, Barium carbonicum, Causti-

cum, Petroleum, Lycopodium, Mezereum, Acidum nitricum und Terebinthina.
Bei Rachitis: Calcium carbonicum, Phosphorus, Silicea und Sulfur.
Bei Gicht und harnsaurer Diathese: Calcium carbonicum, Antimonium crudum, Causticum, Mercurius, Lycopodium, Sulfur, Thuja, Colchicum, Medorrhinum, Silicea.
Bei luetischer Konstitution: Mercurius, Jodum, Acidum nitricum, Staphisagria, Mezereum, Thuja.
Bei Leber und Verdauungsstörungen: Lycopodium, Carduus marianus, Sulfur, Natrium chloratum, Antimonium crudum, Croton, Oleander, Natrium sulfuricum, Magnesium chloratum.
Bei Uterusleiden: Calcium carbonicum, Sepia, Kreosotum, Graphites, Hydrastis canadensis, Sulfur, Magnesium chloratum, Pulsatilla.
Bei variköser Anlage: Arsenicum album, Hamamelis, Arnica, Calcium fluoratum, Acidum fluoricum, Sulfur jodatum, Mezereum, Carduus marianus, Silicea, Clematis.

Man denke außerdem an jene Krankheiten, welche die Ursache des Ekzems sein können und vergleiche die Behandlung in bezug auf Herzleiden, Diabetes, Nierenkrankheiten, Nährschäden der Kinder, Störungen der hormonellen Situation, chronische Infektionen, Vergiftungen, Arzneiwirkungen und Parasiten. Vor allem sei an das Arzneimittelexanthem oder an das Ekzem auf dem Boden arzneitoxischer Ursachen erinnert, die an Nux vomica denken lassen und dann an die entsprechenden Drainagemittel von Leber, Niere, Haut etc. wie Chelidonium, Carduus marianus, Hydrastis canadensis, Solidago, Equisetum, Berberis etc.
Schließlich sei noch erwähnt, daß Ekzeme auch durch Infusionen bzw. Applikation von Meerwasser behandelt werden können, im Sinne einer Umstimmung parenteral, aber auch Meerwasser im Sinne von Bäderanwendungen wirksam ist. Chronische Ekzeme werden nach FELKE auch mit Lehm behandelt, wobei gewöhnlicher Lehm mit etwas Wasser zu einem dicken feinen Brei verrührt wird und damit in dicker Schicht als Lehmwickel angelegt wird. Vor allem beruhigt es die Haut und vermindert den Juckreiz bei täglicher Anwendung.

Homöotherapie im einzelnen:
Alumina D 4 – D 6 bei Kindern mit Obstipationsneigung und Dickbauch, trockenen Schleimhäuten und trockenen Ekzemen, die jucken und brennen. Die Haut ist rissig und harsch, aufgesprungene Lippen und Hände. Auch beim Ekzem alter Menschen mit trockener Haut,

in Verbindung mit Pruritus, meist in der Folge von Nieren- oder Prostataleiden auftretend, ist Alumina angezeigt.
Arctium lappa D 3. Nässendes, stinkendes Ekzem mit Eiterung und Drüsenschwellung.
Anacardium orientale D 6 – D 30. Juckende Bläschen und Quaddeln, warzenartige Verdickungen der Epidermis, zähe Sekretion. Verbesserung durch Essen bzw. Symptom des Heißhungers. Ekzeme, die vor allem aus dem oberen Dünndarm zu verstehen sind, bei Darmoperierten auftreten oder auch bei Gallenoperierten.
Antimonium crudum D 6 – D 30. Fettsüchtige, pastös-skrofulöse Kinder mit gichtisch rheumatischer Anlage. An der Haut zeigen sich honiggelbe Krusten, Pusteln, Schrunden, Rhagaden. In der Folge des Mittels treten Magen-Darm-Störungen auf oder Ekzem nach entsprechenden Dyspepsien mit Flatulenz und Blähung und weiß belegter Zunge. Verlangen nach Saurem und auch Süßem und zugleich dessen Unverträglichkeit. Spezifisches Mittel auch gegen die Sonnenallergie.
Clematis recta D 3 – D 6. Unterschenkelgeschwüre und davon ausgehende Ekzeme, nässend mit Krustenbildung, auch Ekzeme auf dem Boden von Pilzbefall.
Comocladia dentata D 3 – D 6. Ekzem mit Rötung, Ödem der Haut, Knötchen, Pusteln, Blasen und Geschwüre. Jucken, Brennen mit Neigung zu Rezidiven, vor allem beim rheumatischen Formenkreis mit herumziehenden Schmerzen evtl. auch in Verbindung mit Vikariation, Ekzem und Rheumatismus.
Croton D 4 – D 6. Heftiges Jucken von Bläschen und Pusteln, die platzen und Krusten bilden. Hydrantendiarrhoe und rheumatische Nacken- und Schulterschmerzen sind charakteristisch. Vor allem das Hodensackekzem ist die ausschließliche Domäne für Croton.
Dulcamara D 3 – D 6. Pusteln, Bläschen, Quaddeln, Jucken und Brennen, Herpes und Nesseln. Verschlimmerung durch Feuchtigkeit und Wasser, aber auch durch Kälte wie etwa bei der Kälteurtikaria. Das Mittel ist spezifisch in Verbindung mit Sarsaparilla D 4 beim dysseborrhoischen Ekzem (UNNA).
Juglans regia D 2 – D 6. Crusta lactea besonders an und hinter dem Ohr, Rötung der Kopfhaut, juckende Stellen auf der Kopfhaut, Tinea favosa. Schorfe in Axillen und an den Armen. Ekzeme auf dem Boden seborrhoischer Veränderungen der Haut.
Kreosotum D 4 – D 6 – D 12. Nässendes Ekzem im Gesicht, an Augenlidern, am Ohr und um die Gelenke. Bläschen, Pusteln, Sekrete, Schorfe mit Jucken, Brennen zum Kratzen nötigend. Verschlimmerung nachts in Bettwärme. Vor allem Neigung zu Blutungen und Ek-

zemen, die am Übergang von Haut zu Schleimhaut entstehen. Craurosis vulvae!

Mezereum D 3 – D 6. Syphilitische und skrofulöse Kranke. Nachts heftiges Brennjucken, Kratzen verschlimmert. Scharfe Eitersekretion und Borkenbildung, Blutungsneigung bei Entfernung der Borken. Nächtliche Schweißneigung mit hochgradigem Durstgefühl und Unruhe. Bei allergischer Pilzreaktion!

Natrium chloratum D 6 – D 12 – D 30. Nässendes Ekzem im Gesicht, an den Beugeseiten, im Nacken, wenig Jucken, klebrige helle Sekrete. Skrofulose und Anämie mit Verdauungsstörungen. Vorwiegend Ekzeme, die in der Pubertät auftreten oder beim weiblichen Geschlecht, verschlimmert durch Periodizität und Hormoneinflüsse.

Oleander D 3 – D 6. Nässendes Kopf- und Ohrenekzem (spezifisch!). Oft Ungezieferekzem, Intertrigo, dabei Durchfälle von Speisen, die unverdaut, vom Tag vorher, abgehen.

Silicea D 6 – D 12 – D 30. Steht zur Haut in spezifischer Beziehung, besonders angezeigt nach übermäßiger Behandlung von Ekzemen durch Umschläge und dergleichen, wenn die Haut mazeriert ist, voll Schrunden bei Nässen und Schweißbildung. Innerlich gegeben, trocknet Silicea aus, äußerlich als Terra silicata und Talcum aa ad als Puder sehr bewährt (M. SCHLEGEL).

Staphisagria D 3 – D 6. Ekzeme nässend und stinkend am Hinterkopf und Skrotum. Haarausfall, Jucken, bei Kratzen die Stelle wechselnd, vorwiegend gebraucht nach Quecksilbermißbrauch, aber auch in der Folge von Operationen und chirurgischen Eingriffen.

Ustilago D 3 – D 6. Schmierige Sekretion, oft die Haare verfilzend, so daß sie ausfallen, auch wässerige Sekrete.

Vinca minor D 2 – D 4, sogen. Weichselzopf, stinkend, Haarausfall, Ergrauen des Haares.

Viola tricolor D 2 – D 4. Reichliches Sekret und Crusta lactea.

7.3.12 Das Arzneimittelexanthem

Mit der Zunahme biologisch aktiver Arzneimittel ist die Häufigkeit der Nebenwirkungen erklärt. Etwa $1/4$ der Nebenwirkungen dieser Arzneimittel – meist chemischer Provenienz – spielen sich auf der Haut ab. Von Arzneimittelexanthemen sprechen wir dann, wenn Hauterscheinungen auf eine systematische Zufuhr von Arzneimitteln zurückzuführen sind und andererseits die Hauterscheinungen nach Absetzen eines Medikamentes wieder verschwindet oder sich bessert. Schwieriger gestaltet sich die Erforschung der Ursache, wenn mehrere Arzneimittel auf einmal genommen werden, so daß hier nur durch systematische Selektion das krankmachende Agens ermittelt werden kann. Die Pathogenese der Arzneimittelexantheme ist eine komplexe und bis heute erst teilweise erforscht. Der Großteil der Exantheme beruht auf einer Antigen-Antikörperreaktion. Die Medikamente – häufiger sogar ihre Metaboliten wirken als Hapten. Die chemische Natur dieses Haptens, seine Applikationsweise, aber auch die konstitutionelle Veranlagung des Patienten bestimmen den Reaktionstyp.

Die einfachste Art der Diagnosesicherung ist das Absetzen der Medikamente, was bei den lebenswichtigen Arzneien nicht immer einfach ist. Anschließend sollte mittels Reexposition die Überempfindlichkeit getestet werden, was mittels der Thrombozytenzählung objektivierbar wird. Allerdings ist diese Methode nicht ungefährlich und sollte bei einem abgelaufenen Schock unterbleiben. Ungefährlicher ist die Befragung der Literaturzusammenstellung von Nebenwirkungen der Arzneimittel.

Dem Dermatologen stehen außerdem eine Reihe von Hauttests zur Verfügung, deren Aussage man allerdings deshalb in Zweifel setzt, weil viele Arzneimittel über ihre Metabolite wirksam werden, was mit dem Testverfahren nicht nachweisbar ist. Einfache Skarifizierungsverfahren mit dem in NaCl-Lösung aufgeschwemmten Arzneimittel bringen oft den Hinweis, aber was nach vorherigem Schock unterlassen werden muß. Aus den klinischen Beobachtungen von A. KREBS sind folgende Medikamente bezüglich ihrer Exanthemgefährdung zu beachten:

Antibiotika: Den halbsynthetischen Penicillinen, Ampicillin, Penicillin und Cephalosporin wird eine bedeutsame Allergiepotenz zugesprochen. Beim Ampicillin 7,7%, beim Penicillin 2,7%. Stark gehäuft werden makulöse und makulopapulöse Exantheme mit Ampicillinen gefunden, wenn gleichzeitig eine infektiöse Mononucleose (42–100%), ein Virusinfekt (16,6%), eine chronische Lamphadenose (80%) oder etwa Gicht mit Allopurinolbehandlung (22,4%) besteht. Man nimmt an, daß es sich dabei um Verunreinigungen des Ampicillins handeln kann. **Zytostatika** sind weiterhin neben den Stomatitis- und Haarausfallnebenwirkungen auch für Arzneiexantheme verantwortlich zu machen. Von den Kreislaufmitteln stehen die **Betarezeptorenblocker** an erster Stelle vor allem Practolol, Propanolol, Oxprenolol, Alprenolol und auch Pinolol. Neuerdings werden Erythematodes-ähnliche Hautläsionen nach Anwendung von Practolol berichtet in Verbindung mit einem oculomukokutanem Syndrom (H. AMOS). Betablocker werden bekanntlich gegen Hypertonie und Angina pectoris eingesetzt, ihre Nebenwirkungen betreffen nicht nur Exanthembilder auf der Haut, sondern reichen bis zu psoriasiformen Hautveränderungen und pemphigusartigen Antikörpern, die nachgewiesen werden konnten.

Antirheumatica wirken in einem reduzierten Prozentsatz (1%) allergisch. Dabei handelt es sich um nicht steroidhaltige Antiphlogistica aus der Reihe der Profene und Proxene. Bedeutsamer sind aber noch die D-Penicillamine, die bisher als Chelatbildner Verwendung fanden. Hierher gehören die Hautbilder wie Lupus erythematodes visceralis, Pemphigus, Stomatitis und Nephrosebilder. Schließlich sei das Psoralen erwähnt, das in Verbindung mit Sonnenbestrahlung schmerzhafte Onycholysen an Zehen und Fingern entwickelt. Auch Schlaf- und Schmerzmittel sind neben der einfachen Salicylsäure zu beachten. Therapeutisch ist die Ermittlung der Ursache der wichtigste Schritt. Sensibilisierung und Schock sind nach den Gesetzen der Notfallstherapie zu behandeln.

Homöotherapie:
Nux vomica D 4 – D 6 ist das Hauptmittel des Medikamentenabusus.
Acidum salicylicum D 4, isopathische Behandlung, oft erfolgreich.
Acidum phenylaethylbarbituricum D 4 – D 12 bei Pruritus in Verbindung mit Schlafmittelabusus.
Alumina D 12 – bei bleihaltigen Chemikalien.
Arsenicum album D 4 – D 6. Bei Chininmißbrauch (neben Carbo vegetabilis, Natr. chloratum).
Pulsatilla D 4 – D 6. Bei Eisenmißbrauch oder Störungen nach Östrogenbehandlung (Pille).
Thuja D 12 – D 30 bei Folgen von Impfungen.
Chamomilla D 2 – D 4 bei Folgen von Opiaten.

7.3.12.1 Die Purpura

In der Reihe der allergischen Belastungen durch Arzneimittel ist auch die Purpura zu erwähnen, die als kleinfleckige Hauteffloreszenz mit kleinsten kapillaren Blutungen in Erscheinung tritt. Sie ist meistens an den Extremitäten lokalisiert, kann sich aber auch in schweren Fällen auf den ganzen Körper ausbreiten.

Auf der Schleimhaut der Nase, des Mundes, der Genitalien und des Darmes führt die Purpura manchmal zu schweren Blutungen. Allergische oder toxische Schädigungen der Kapillarresistenz sind die Ursache von solchen Blutungen, die auch im Blutbild selbst im Sinne eines Thrombozytensturzes nach Exposition mit dem Allergen nachzuwei-

sen sind. So hat sich auch die Einteilung der Purpura in die Gruppe der allergischen Erkrankungen ergeben, wobei Koagulopathien wie z. B. Blutungen bei Lebererkrankungen, Morbus maculosus haemorrhagicus oder Morbus Werlhoff in diesen Erscheinungsbereich einzugliedern sind.
Die Thrombozyten haben die Funktion, die Kapillaren abzudichten. Sind sie vermindert, so kommt es generell zu Kapillarblutungen. Entsprechende allergische Reaktionen aufgrund von Arzneimitteln wie etwa Saridon, Barbitursäure, Sulfonamide, Phenacetin, Salicylate, Pyramidon, Gold und Chinin führen zu solchen Thrombozytenstürzen mit den entsprechenden purpurischen Arzneiexanthemen.
Diagnostisch läßt sich die Purpura aufgrund einer Thrombozytopenie mit dem Rumpel-Leede'schen Stauungsversuch nachweisen. Eine Purpura ohne Thrombozytenverminderung ist die Schönlein'sche Purpura. Sie wird auch als Purpura rheumatica bezeichnet, da sie mit der Gelenkschwellung einhergeht. Im weiten Sinne gehört sie in den Formenkreis des Rheumatismus. Das als polymorphes Exanthem in diesem Zusammenhang auftretende Hautbild, welches aus hellroten Flecken und einzelnen Quaddeln besteht, erinnert zunächst an die Urtikaria, läßt sich aber differentialdiagnostisch sehr rasch in das Bild des Rheumatismus einordnen, da neben der Gelenkschwellung auch noch entsprechende diagnostische Hinweise rheumatischer Art auftreten. Tritt das Krankheitsbild in Verbindung mit Darmblutungen auf, so spricht man von Purpura Schönlein-Hennoch oder als Purpura Waldenström im Sinne einer Vermehrung der Blutglobuline. Die Therapie beruht im wesentlichen im Ausschalten des medikamentösen Allergens oder eines chronischen Infektes. Dabei kann die Kapillarresistenz durch i.v. Gaben von Calcium oder Vitamin C und Rutin verbessert werden. Auch Vitamin K kann als gerinnungsfördernder Faktor sowie Antihistamine als Antiallergika therapeutisch empfohlen werden.

Homöotherapie:
Aconitum D 4 – D 12. Bei Frost, Fieber.
Arnica D 12. Die Hämorrhagien sind bläulich schwarz, sie haben die Neigung zu konfluieren und finden sich in typhösen Fiebern, besonders an Bauchdecken und am Rumpf. Der Kranke fühlt sich zerschlagen, er ist empfindlich gegenüber Berührung. Hier ist das Bild der Purpura rheumatica besonders angesprochen.
Arsenicum album D 4 – D 12 – D 30. Große Unruhe und Angst mit Verlangen nach Wasser, Verschlimmerung nach Mitternacht, die Ekymosen sehen schwärzlich aus. Dazwischen finden sich auch miliare

Eruptionen mit ödematösen Schwellungen und vor allem Eiweiß im Urin.

Baptisia D 12. Hämorrhagien, die wir bei Arnica hauptsächlich im Verlauf typhöser Fieber, evtl. auch nach Pocken auftreten. Das Gesicht ist gedunsen, hochrot, als ob der Patient betrunken wäre, die Somnolenz ist groß. Der Patient ist nur ansprechbar, kurz nachdem man ihn weckt, er fällt sofort wieder in den Schlaf zurück.

Belladonna D 4 – D 12. Bei vollem harten Puls, rotem Gesicht, Delirien und akuten paroxysmalen Schmerzanfällen (Bewährt!).

Bryonia D 4. Bei rheumatisch gichtischer Diathese und bei Purpuraexanthemen in der Folge rheumatischer Erkrankungen oder nach Rheumamitteln. Der Patient hat Schmerzen in den Gelenken oft lanzinierend mit Bewegungseinschränkung, er trinkt viel und hat bereits Bedürfnis nach Kühle. Schmerzen in Verbindung mit dem Auftreten von Petechienblutungen aus allen Körperöffnungen. Bryonia ist eines der bewährtesten Mittel bei der rheumatischen Purpura.

China, Ferrum, Crocus und Hamamelis sind bei venösen Blutungen (passive Blutungen) besonders indiziert. Hier in niederen Dosierungen (D 2 – D 4).

China tritt bei Schwäche erst in der Folge einer Blutung auf. Die Schwäche ist so groß, daß der Kranke zusammenbricht. Es besteht Ohrensausen und Ohrenklingen, kalte Hautdecke, hämorrhagische Diathese weisen auf China und auf Ferrum hin.

Crocus D 2 – D 4 und Hamamelis D 2 – D 4 sind ebenfalls verwandte Mittel. Sie stehen dem Arnica nahe.

Ferrum ist bei blaßen, blutarmen Personen angezeigt, die zu Wallungen nach dem Kopf neigen, leicht schwitzen und deren Muskelapparat schwach ist. Auch rheumatische Beschwerden der Schulterpartien sind charakteristisch. Ferrum metallicum oder Ferrum oxyd. nigr. D 4 – D 6.

Ferrum phosphoricum: Blutwallungen, Anämie ähnlich dem Phosphor.

Lachesis, Crotalus und Elaps. Die Schlangengifte haben in Verbindung mit akuten Infektionskrankheiten, aber auch in Verbindung mit allgemeinen Therapien rheumatischer oder rheumatoider Beschwerden eine große Bedeutung; Dosierung nicht unter D 8.

Phosphorus D 12 – D 30. Lange, magere Personen, die zu Blutung neigen, auch zu Zahnfleischblutung, kleine Blutextravasate bedecken den ganzen Körper, kleine Wunden bluten unaufhörlich.

Secale D 12 – D 30. Ist angezeigt, wenn die Blutflecken leicht gangränös werden. Das Blut ist dunkel, übelriechend, die Haut trocken und kalt, der Puls klein und schnell. Verschlimmerung durch Hitze, Besse-

rung jedoch durch Wärme und Unbedecktsein. Oft Durchfall und Kribbeln als Zeichen der peripheren Durchblutungsstörungen an Händen und Füßen.
Rhus toxicodendron D 4, und Spigelia D 4 lassen sich weiterhin noch bei Purpura rheumatica einsetzen.

7.3.13 Das dyshydrotische Ekzem

Es handelt sich hier um Hauterkrankungen mit Lokalisation an Handfläche und Fußsohle gewöhnlich als Bläschen und Pusteln oder Sekundäreffloreszenzen, die nach Kratzen rhagadig, nässend, eitrig oder krustig sich verbreiten können und Anlaß zu Sekundärinfektionen geben. Die Krankheit tritt symmetrisch auf und hat eine Tendenz zur Konfluenz, der Verlauf ist langwierig, Rezidive sind häufig. Gelegentlich kommt es auch zu septischen Komplikationen. Die Diagnose ist dabei abzugrenzen gegenüber einem Kontaktekzem, das bei entsprechender Exposition (Berufsexposition) entstehen kann. Auch mit mykotischen Erkrankungen ist es zu vergleichen, nachdem es zu lamellaren Hautablösungen kommen kann.
Die Therapie richtet sich zunächst nach Maßnahmen, die durch das Krankheitsbild gegeben sind, entweder Calcium, entwässernde Maßnahmen und Diätetik. Die Lokaltherapie verlangt oft eine antiinfektiöse Behandlung der Pusteln und eine erheblich verstärkte Pflege der befallenen Hautgebiete. Dyshydrose ist meist durch Darmallergene ausgelöst (siehe dort) und mit Darm- und Stoffwechselsanierung mit zu beeinflussen.

Homöotherapie:
Cantharis D 4 – D 12 bei Blasen mit entzündlichem Untergrund.
Capsicum D 4 – D 12 bei kleineren Bläschen, die Brennen verursachen.
Anacardium orientale D 4 bei Heißhunger.
Clematis D 6 – D 12, brennende Bläschen.
Euphorbium D 2 – D 4. Erbsengroße Bläschen, die an vorspringenden Körperstellen auftreten (Wangen).
Mezereum D 4 – D 12 – D 30. Juckende und brennende Bläschen, deren Inhalt serös ist und nach Aufbrechen borkige Krusten hinterläßt.
Rhus toxicodendron als Hauptmittel bei Kontaktallergenen.
Thuja bei Sycosis und Nachtschweißen.
Harpagophytum D 2 – D 4, mehrfach täglich, besonders bei Enteritisneigung.

7.4 Infektiöse Erkrankungen der Haut

Die normale Haut ist durch eine natürliche Resistenz ausgezeichnet. Die Hautoberfläche hat bekanntlich einen Schutzfilm, der leicht sauer reagiert und neben einer gewissen Pufferkapazität in der Lage ist, die Abwehr gegenüber den normalen Infektionsträgern zu gewährleisten. Daneben besitzt die Haut einen Grad von Immunität, der nach Überstehen von Infektionen oder Kontaminationen mit Erregern in Erscheinung tritt. Eine solche Immunität kennen wir nach Pockenerkrankungen, nach Allgemeininfektionen, die die Haut betreffen, aber auch nach Herpes zoster und einzelnen mykotischen Erkrankungen. Auch gegenüber den in der Umwelt häufigen Keimen wie Staphylokokken oder Streptokokken ist eine individuelle Immunität weitgehend vorhanden. Sie wird aber unter Umständen in Frage gestellt, wenn die gesamte Resistenz des Organismus reduziert ist. So sind es vor allem Allgemeinerkrankungen wie Pneumonien, Karzinome, aber auch generelle Infektionserkrankungen ebenso wie Über- und Unterernährung, neuerdings auch medikamentöse Einflüsse wie Antibiotikatherapie, Cortisontherapie, Immunsupressiva und Zytostatikatherapie, welche die Immunitätslage ungünstig beeinflussen und so eine Bereitschaft für Infektionserkrankungen an der Haut schaffen. Bekannt ist z. B. der Herpes simplex, der in Verbindung mit einem Schnupfen oder einer Allgemeinerkältung auftritt, ebenso wie nach übermäßiger Sonnenbestrahlung.

Neben der gestörten Immunität kennen wir eine Infektionsallergie. Eine solche Infektionsallergie ist am Beispiel der Tuberkulose bekannt geworden und von dem Kinderarzt v. PIRQUET beschrieben.

Ein mit Tuberkulose infizierter Organismus verhält sich gegenüber dem Tuberculin, also dem Impfstoff, zunächst neutral. Erst einige Wochen nach durchgemachter Erkrankung kommt es zu einer positiven Reaktion. Neben der Tuberkulose gibt es in zunehmendem Maße bei den Mykosen allergische Erscheinungen mit Fernwirkung allergischer Art. Von den infektiösen Hauterkrankungen läßt sich entsprechend der Lehrbücher folgende Einteilung treffen:

a) Tuberkulose
b) Die Kokkenerkrankungen
c) Die Bazillen- und Protozoonerkrankungen
d) Die Pilzerkrankungen
e) Die Zoonosen, also Insektenbefall der Haut
f) Die Virusinfektionen der Haut

7.4.1 Die Tuberkulose der Haut

Wenn auch die Chemotherapie der Tuberkulose in den letzten Jahrzehnten zu einem wesentlichen Verschwinden der Krankheitsbilder geführt hat und damit in fast allen Kulturländern ein Seltenwerden der Hautmanifestationen zu verzeichnen war, so sind doch zwei Formen der Tuberkulose noch erwähnenswert. Der Lupus vulgaris, der heute ausgesprochen selten ist, stellt die chronische Form der Hauttuberkulose dar und ist durch stecknadelkopfgroße, braun-rote Lupusknötchen gekennzeichnet, die sich durch ihre Lokalisation im Gesicht und durch eine typische Histologie charakterisieren. Die zerstörende Wirkung an Nase, Ohrknorpel und Gesicht hat der Erkrankung den Beinamen »fressende Flechte« oder »Lupus« = Wolf eingebracht. Seine vielfältige Verlaufsart, die unterschiedlichen pathologischen Bilder haben im letzten Jahrhundert die Dermatologie immer beschäftigt. Heute sind dank der Behandlung mit einschlägigen Tuberkulostatika sowohl die primären Herde als auch die sekundären Auswirkungen auf der Haut weitgehend eingeschränkt und in ihrem Verlauf günstig beeinflußbar. Die in den Naturheilverfahren empfohlene Gerson-Sauerbruch-Diät kann sich heute neben den Tuberkulostatika nicht mehr genügend durchsetzen, zumal die Durchführbarkeit dieser Diät nicht einfach ist. Die Behandlung mit Vitamin D ist noch teilweise in Anwendung, die Bestrahlung mit Finsenlampen oder Röntgen ist weitgehend verlassen worden. Für die Behandlung wird die Chemotherapie mit INH, Rimifon und Neoteben mit PAS und evtl. Streptomycin empfohlen. Trotzdem bedarf die Behandlung noch einer monatelangen Betreuung und wiederholter Kuren, unterstützt durch Allgemeinmaßnahmen, welche die sogenannten Tuberkulide betreffen.

7.4.1.1

Zu diesen Tuberkuliden gehört das **Erythema induratum Bazin,** welches auch als Sarkoid Darrier-Roussy bezeichnet wird. Diese Dermatose, die nur in manchen Fällen tatsächlich mit einer Tuberkulose zusammenhängt, weist pflaumengroße, knotige, plaqueartige, meist derbe und druckschmerzhafte, bläuliche Infiltrate auf, die gern an den Waden, jedenfalls an den Extremitäten auftreten. Die dabei beobachtete Histologie zeigt eine thrombosierende Vasculitis im tiefen Coreum.

Die Behandlung erfolgt ebenfalls nach den Gesichtspunkten der Tuberkulintherapie in Verbindung mit Corticosteroiden. Auch Allgemeinmaßnahmen wie Ernährung und evtl. allgemein roborierende Maßnahmen aus der Naturheilpraxis spielen hier eine Rolle.

7.4.1.2

Schließlich das **Scrophuloderm**, diese Form der Hauttuberkulose – die münzenförmige, blau-rote, weiche, plattenartige Infiltrate bilden, Fistelbildung exulzerieren und zu eingezogenen Narben führen. Früher befiel diese Erkrankung meist Jugendliche mit einer Lymphdrüsentuberkulose am Hals, heute tritt sie in gleicher Weise auch bei älteren Menschen auf und verläuft chronisch mit Ulzerationen und Fistelbildung. Hier wird das Streptomycin und INH verwendet, doch sind auch evtl. chirurgische Maßnahmen erforderlich.

Die naturheilerischen und homöopathischen Methoden der Tuberkulosen-Hauterkrankungs-Behandlung betreffen in erster Linie neben den diätetischen und Allgemeinmaßnahmen die Nosoden-Therapie mit Tuberculin Koch oder die vielfach geübte Ponndorf-Impfung, die heute zu Unrecht vernachlässigt wird. Auch in der Prophylaxe sollte die BCG-Impfung nicht vergessen sein. In dem chronischen Verlauf von Tuberkuliden zeigt sich oft ein erheblicher Einschnitt durch sogenannte Tuberculin-Nosoden, deren Herstellung entweder auf den Bazillus Koch oder auf den Typus Bovinus oder Gallinus sich zurückführen läßt oder etwa aus abgewandelten Gewebsprodukten von tuberkuloseverseuchtem Gewebe hergestellt wird (Marmoreck Tuberkulinnosode). Angewandt werden fast nur höhere Potenzen, nach NEBEL wird die sogenannte Drainage zusätzlich zu diesen Tuberculin-Behandlungen empfohlen, die sich aus Crataegus D 4, Solidago D 4, Hydrastis D 4, Berberis D 4 oder Chelidonium D 4 zusammensetzt, jeweils über einige Tage hinweg als sogenanntes Drainierungsmittel der ableitenden Funktionsorgane.

Homöotherapie:
Konstitutionsmittel wie Calcium carbonicum, Sulfur und Psorin in seltenen Gaben einer Hochpotenz begünstigen den Heilverlauf.
Calcium sulfuricum D 12 bei Lupus exfoliativus von STIEGELE empfohlen, Hydrocotyle asiatica D 3 bei Lupus exedens, Phosphorus D 6 – D 30 bei Lupus exfoliativus ebenfalls von verschiedenen Autoren empfohlen.
Folgende Therapien sind evtl. zusätzlich anzuwenden:
Acidum nitricum D 4 – D 30 bei stinkenden scharfen Sekreten und Splitterschmerz.
Als Allgemeinmittel mit der Tendenz, das Krankheitsbild wirksam vom Terrain her zu verbessern, haben sich folgende bewährt:
Jodum D 4 – D 6, Arsenicum album D 5 – D 6 – D 30, Hepar sulfuris calcarea D 6 – D 30, Graphites D 4 – D 12 – D 30, Kalium jodatum

D 2 – D 4, Hydrastis canadensis D 1 – D 4, Mercurius bijodatus D 3, Lycopodium D 30, Ustilago D 3.
Bei Scrophuloderma neben der Tuberculinbehandlung ebenfalls Sulfur jodatum D 3, Silicea D 6, Calcium carbonicum D 30, Bellis perennis D 2 – D 4, Arsenicum album D 6 – D 12, Arsenum jodatum D 4.

7.4.2 Die Kokkenerkrankungen

Durch die nunmehr seit Jahrzehnten geübte Antibiotika-Therapie wurden nicht nur unsere Umgebungserreger wie Staphylokokken und Streptokokken wirksam bekämpft, sondern durch Resistenz auch neue Probleme geschaffen. Es zeigt sich gewissermaßen ein Wettlauf der Chemotherapie mit den entsprechenden biologischen Abwehrmechanismen gegenüber den Erregern und auch dem biologischen Anpassungsmechanismus der Erreger selbst. Der Hospitalismus – ein Kampf der Desinfektionsmanier gegen die im Krankenhaus weit verbreiteten Keime – sprechen ein beredtes Wort für solche Infektionen. Das Terrain und die Immunitätslage des Körpers werden im Sinne der biologischen Abwehr immer bedeutsamer. Bei den Staphylokokken und Streptokokken handelt es sich aber um Keime, die in verschiedenen Schichten der Haut, z. B. in der Epidermis, im Korium, Follikel oder in den Hautdrüsen eintreten und damit zu sehr unterschiedlichen Krankheitsbildern führen, was wiederum die Therapie einer Immunitätsverbesserung vordringlicher macht.

7.4.2.1 Impetigo contagiosa ist auch heute noch oft im Gesicht von Kindern und an Extremitäten lokalisiertes Krankheitsbild, das meist auf hygienische Unzulänglichkeit zurückzuführen ist. Es handelt sich um Pusteln und Erosionen mit rasch folgenden Eiterkrusten, die sich durch Ablösen und durch Kratzen verbreitern können. Sie entwickeln sich aus Blasen über Pusteln zu Erosionen und können spontan ausheilen, jedoch gerne werden sie durch Verschmieren weiter ausgebreitet, so daß sich die Erkrankung über Wochen und Monate hinziehen kann. Septische Komplikationen sind sehr selten, während jedoch die Kontagiosität z. B. in Schulen und Heimen außerordentlich schwerwiegende Probleme entstehen läßt. Die Lokaltherapie erfolgt mit zunächst reinigenden Maßnahmen und evtl. antibiotischen Salben. Der Hinweis auf hygienische Maßnahmen ist sowohl für die Eltern als auch für die Kinder selbst außerordentlich wichtig.
Äußerlich haben sich Schwefelbäder, etwa 15 g Schwefelleber auf ein

Kinderbad alle ein bis zwei Tage bewährt, ebenso Allgemeinmaßnahmen wie Meerwasserinjektionen und 2%ige Solebäder.

Innerlich zeigen sich folgende Mittel von schneller Wirksamkeit:

Homöotherapie:
Antimonium crudum D 4, Mercurius solubilis D 3, Hepar sulfuris calcaria D 4, später D 12, evtl. Sulfur jodatum D 4 und Hydrastis canadensis D 1, meist genügen diese Mittel zur Ausheilung. Sollte die Roborierung und der Allgemeinzustand es erfordern, so kann Arsenicum album D 5 – D 12 noch hinzugefügt werden. Bei heftigem Juckreiz Rhus toxicodendron D 6 und Mezereum D 3.
Bei chronischen und schwierigen Behandlungsfällen sind noch die Arzneibilder von Kalium bichromicum, Kresotum, Conium, Psorinum, Silicea, Thuja und Calcium carbonicum als Konstitutions- oder Zwischenmittel in Erwägung zu ziehen.

7.4.2.2 Die Follikulitis

Bei der Entzündung der Haarfollikel handelt es sich um eine Staphylokokken-Erkrankung, die durch stecknadelkopfgroße, follikelähnlich angeordnete Pusteln mit zentralem Haar und rotem Hof sowie durch einen chronisch-rezidivierenden Verlauf charakterisiert ist. Befallen ist die ganze Körperoberfläche, vorwiegend aber die Haare tragenden Anteile der Haut, zu denen auch die Sonderformen bei Männern wie Sycosis simplex, die sogenannte Bartflechte, oder die Folliculitis nuchae scleroticans oder die Perifolliculitis capitis abscendens zählen. Den Erkrankungsbildern der Pyodermie liegen meist individuelle Abwehrschwächen zugrunde, die gekennzeichnet sind, bei Frauen durch hormonelle Dissoziationen, bei Männern meist durch Stoffwechselerkrankungen. Aber auch die Medikamente wie etwa halogenhaltige Arzneien sind in die ätiologische Betrachtung mit hereinzuziehen.
Die lokale Therapie besteht aus desinfizierenden alkoholischen Lösungen, evtl. aus antibiotischen Salben, die aber im allgemeinen aufgrund der mangelhaften Gewebsabwehr und der geringen Immunitätsbildung der Haut wenig Dauererfolge bringt. Hygienische Maßnahmen wie Auskochen der Wäsche, Wechsel der Rasiermethoden, Wechsel des Rasierwassers oder der Rasierseife und Vermeidung eines direkten Kontaktes von Kleidern mit der Haut sind Möglichkeiten einer Prophylaxe der Ausbreitung.

Homöotherapie:
Calcium carbonicum, Clematis, Graphites und Kalium bichromicum, meist in mittleren Potenzen, bei Neigung zu tiefgreifenden Geschwüren mit juckenden und stechenden Schmerzen Acidum nitricum D 4.
Generell als Umstimmungsmittel kommt auch hier Psorinum in einer Hochpotenz in Frage, evtl. auch eine geeignete Staphylokokken-Nosode.
Pusteln, die im Stirn-Haarbereich an der Haargrenze auftreten, verlangen Acidum muriaticum oder Natrium chloratum, evtl. bei größerem Ausmaß Kalium bichromicum.
Pusteln am Körper ohne strenge Lokalisation oder auch ausgebreitet im Bereich des Haares verlangen Antimonium tartaricum, Arsenicum album, Dulcamara, Graphites, Kalium bichromicum, Mercurius, Rhus toxicodendron, Staphisagria und Sulfur, auch Petroleum, vor allem wenn es sich um den Hinterkopfbereich handelt.
Kalium bromatum D 12, bei Befall im Kinn-Mund-Dreieck.

7.4.2.3 Furunkel und Karbunkel

Dabei handelt es sich ebenfalls um Staphylokokkeninfektionen der tiefen Partien des Haarfollikels, es kommt zu schmerzhaften Knoten, die eine zentrale Eitereinschmelzung zeigen und dann zu Pfropfenbildung führen. Als Lokalisation ist jede Hautstelle geeignet, beliebt sind aber die Bereiche des Gesichts, der Oberlippe, Nase und periorbital, bei Karbunkeln vorwiegend die Nackenpartie.
Gewöhnliche Furunkel sind relativ harmlos, wenn sie nicht in größeren Mengen und in periodischen Abständen auftreten und damit anzeigen, daß ein gewisses Versagen der Körperabwehr vorhanden ist. Zu den dispositionellen Faktoren gehört nicht nur die rein hygienische Keimverschleppung, sondern in erster Linie der Diabetes und andere Stoffwechselanomalien. Furunkulose ist auch als Prädiabetes-Symptom aufzufassen und deshalb auch die metabolischen Bereiche zu überprüfen. Aber auch schwere Allgemeinerkrankungen wie Karzinom und Blutkrankheiten fördern oft im Zuge ihrer Abwehrschwäche eine Furunkulose. Die Furunkel und Karbunkel im Nasen-Lippen-Bereich können aufgrund ihrer nahen Beziehung zu den Gefäßen des Gehirns gefährlich werden und bedürfen einer sehr sorgfältigen, evtl. frühzeitigen chirurgischen Intervention. Lokal sind beliebt ichthyol-ähnliche Salben, auch Ilon-Abszeß-Salbe oder wenn der Furunkel bereits aufgeht, eine antibiotische Salbe zur Ausheilung und Vermei-

dung von Schmierinfekten. Kleinere Furunkel heilen spontan aus, größere Karbunkel müssen oft chirurgisch breit geöffnet und ausgeräumt werden.

Nach unseren Beobachtungen ist die interne Behandlung vorzuziehen und damit ein chirurgischer Eingriff seltener geworden. Naturheilerisch werden zunächst Kataplasmen von Leinsamen oder gedämpften Kartoffeln zur besseren Reifung der Furunkel oder Karbunkel empfohlen. Lokal sind Salicylspiritus 2%ig, Stauungshyperämie oder die Bier'sche Saugglocke bewährt. Echinacin-Umschläge und Echinacea-Salbe fördern die Heilung und wirken schmerzlindernd. Als Umstimmungsmaßnahmen sind Schwefelbäder bekannt geworden, wenn grundsätzlich eine Neigung zu Furunkelbildung besteht. Aber auch Eigenblut-Injektionen werden gerühmt. Bei kleineren Karbunkeln genügt oft eine Injektion von 2 ccm in das Zentrum der Infiltration. Bei größeren Karbunkeln wird rings herum injiziert. Zur Verbesserung der Blutabwehr ist die Bierhefe empfohlen, die auch mit entsprechenden Arzneipräparaten ersetzt werden kann. Sonnenbäder und Ultraviolettbestrahlung, Schröpfköpfe und allgemein roborierende umstimmende Maßnahmen mit Echinacin in Injektionsform ergänzen die vielfachen Möglichkeiten.

Homöotherapie:
Belladonna D 4 – D 6 – D 12, bei der akuten Entzündung. Die Dosis kann häufig wiederholt werden.
Apis mellifica D 3, bei Ödembildung. Es folgt der Belladonna, gut bei stechenden Schmerzen und zunehmender Infiltration. Die Schmerzen lassen bei Apis oft rasch nach.
Arsenicum album D 6 – D 30, aber auch höhere Potenzen bewährt. Brennschmerz, Unruhe und Angst, Fieber mit Durst und schlechte Nachtruhe kennzeichnen das Bild. Es ist auch angezeigt bei der Furunkulose der Diabetiker.
Sulfur jodatum D 3 – D 6 oder Sulfur colloidale in der D 6 in Tablettenform, wie es bei den klassischen Versuchen von BIER angewandt wurde. Nach drei- bis vierwöchiger Kur soll eine Pause von 14 Tagen eingelegt werden, dann evtl. Wiederholung.
Als Umstimmungsmaßnahme kommt evtl. auch die Nosode Staphylo Coccinum D 30 in Frage, als Zwischenmittel aber nicht empfehlenswert bei frischen Erkrankungen.
Im Eiterungsstadium je nach dem Stand der Eiterung:
Hepar sulfuris D 3 – D 30, Mercurius solubilis D 3 – D 6, Silicea D 6 – D 30 als Abschlußmittel, Echinacea Ø – D 1, Myristica sebifera D 4 – D 6 – D 12, Bellis perennis D 1, Calcium sulfuricum D 6.

Bei Sepsis und schweren Verlaufsformen:
Lachesis D 12 – D 30, Pyrogenium D 30 (bei Schüttelfrost), Crotalus horridus D 30, Arsenicum album D 12 – D 30 und Chininum arsenicosum D 4 – D 6 oder Carbo vegetabilis D 30.
Bei chronischem Verlauf, langwierigen Eiterungen, Neigung zu Rezidiven und Furunkulosen gebe man entsprechende Konstitutionsmittel. Dabei ist an folgende zu denken:
Graphites D 3 – D 6, Arnica D 3, Hydrastis canadensis D 1 – D 3, Arsenicum album D 30, Calcium carbonicum D 30, Sulfur D 30 und Sulfur jodatum D 6, Mercurius solubilis, D 4 – D 6, Phosphorus D 6 – D 30, Kalium chloratum D 6 und Hepar sulfuris D 12 – D 30.
Die Neigung zu Rezidiven wird durch konstitutionelle Behandlung unterbunden, wobei sich in erster Linie Sulfur meist in Hochpotenz als wirksamstes Mittel zeigt. VON GRAUVOGEL hat Arnica empfohlen, es wirkt in der 30. Potenz gut gegen die Rückfälle, in der 3. Potenz stündlich gegeben verhütet es die Ausbreitung des Prozesses und den Übergang in schwerere Verlaufsformen.

7.4.2.4 Der Schweißdrüsenabszeß

Der Schweißdrüsenabszeß ist eine Sonderform der Staphylokokkeninfektion und befällt die apokrinen Schweißdrüsen in den Axillen. Für seinen Verlauf gilt eine ähnliche Bewertung wie beim Furunkel. Dasselbe gilt für die Behandlung, obgleich die Lokalisation unter der Achsel und gelegentlich auch in der Leistengegend eine besondere Schwierigkeit in bezug auf die Schmierinfekte ergibt. Eine vorübergehende Beseitigung der Haare ist oft von Nutzen, wenn sich die Neigung zu Rezidiven bildet. Homöopathische Mittel wie bei der Furunkulose.

7.4.2.5 Das Erysipel

Der Rotlauf ist eine akute Streptokokkenerkrankung der Lymphspalten im Coreum und durch flächenhafte Rötung, Schüttelforst, Fieber und erhebliche allgemeine Krankheitszeichen charakterisiert. Außerdem besteht bei den unteren Extremitäten in Verbindung mit Thrombophlebitiden oder Ulzerationen eine große Neigung zu Rezidiven. Die Rose wandert nicht selten weiter und kann sogar zwei- und mehrmals über die gleiche Stelle sich entfalten. Wir sprechen dann von Erysipelas migrans. Die Dauer der Erkrankung ist einige Tage, ohne Be-

handlung 8–14 Tage, wobei septische Komplikationen nicht selten u. U. sogar einen letalen Verlauf bringen können.
Unter Antibiotika ist dieser Verlauf rasch zu unterbrechen, jedoch sollte auch hier mit der antibiotischen Therapie sorgfältig, bezüglich der Indikation, verfahren werden. Zu der Zeit, als noch keine Antibiotika zur Behandlung zur Verfügung standen, war die homöopathische Behandlung des Erysipels eine der großen Leistungen der Homöopathie. Die Bilder und der Verlauf des Erysipels gleichen nämlich weitgehend bekannten Arzneibildern wie z. B. Belladonna, so daß hier auch für Anfänger die homöopathische Behandlung offenkundig wird. Auch heute kann in der einfachen Verlaufsform diese Behandlung noch sinnvoll zur Verkürzung des ganzen Krankheitsbefundes herangezogen werden, was nicht ausschließt, daß bei Komplikationen, die bei älteren Menschen drohen können, Antibiotika eingesetzt werden können.

Homöotherapie:
Belladonna D 3 – D 6, als Hauptmittel bewährt, es wird manchmal schon in wenigen Stunden die Initialsymptome beseitigen. Auch hier folgt, wenn nötig Apis mellifica D 3 – D 6, auch evtl. bei meningitischen Symptomen, bei Unruhe und Schlaflosigkeit.
Cantharis D 6, wenn das Erysipel Blasen zieht, bewährt auch bei Reizung des Urogenitaltraktes und bei begleitender Nierenentzündung.
China D 2 – D 4 nach JOUSSET, bei hohem Fieber, Delirien und Kräfteverfall empfohlen.
Hydrastis canadensis D 2 – D 6 bei der sogenannten Wanderrose und schmerzhaften Formen auch äußerlich zu Umschlägen empfohlen.
Lachesis D 30 bei linksseitigem Befall in Verbindung mit septischen Erscheinungen, die von alten chronischen Krankheitsprozessen wie z. B. Thrombophlebitiden des Beines oder Ulcus cruris ausgehen. Bei beginnender Sepsis ist das Mittel ausgezeichnet bewährt. Wer damit wenig Erfahrung hat, bediene sich des Esberitox in kleinen Dosen wie z. B. 3 mal 5 Tropfen oder zweistündlich 5 Tropfen.
Rhus toxicodendron D 3 – D 6, bei Bläschen und Blasen, besonders im Gesicht und am Kopf, Unruhe, starkem Brennen, dunklem Gesicht, der Patient ist schlummersüchtig und zeigt das Bild des Typhoids.
Sulfur colloidale D 3 oder Sulfur jodatum D 3 bei akutem Erysipel, auch zur Verhütung von Rezidiven, also mehr zur Nachbehandlung empfohlen.

Ammonium carbonicum D 2, Camphora ∅ – D 1, Arsenicum album D 12 – D 30, Carbo vegetabilis D 30, bei Kollapserscheinungen.
Stramonium D 6, Hyoscyamus D 4 – D 6, Veratrum viride D 3, Zincum metallicum D 30, bei Hirnhautreizung.
Arnica D 3 – D 6, Graphites D 4 – D 12 – D 30, Hepar sulfuris D 4 – D 12 – D 30 und Sulfur D 30, bei Rezidivneigung und zurückbleibenden Infiltrationen.
Unterstützend kann hier noch eine unspezifische Reizkörpertherapie oder die phytotherapeutischen Umstimmungsmaßnahmen mit Echinacea empfohlen werden. Lokal können neben Aristolochia-Tinktur Echinacea-Tinktur und einschlägige Calendula-, Arnica- oder Echinacea-Salben versucht werden.

7.4.2.6 Ecthyma

Das Grindgeschwür steht unter den ähnlichen Voraussetzungen wie Impetigo und ist auch dort bezüglich seiner Behandlung nachzusehen. Als Erreger kommt eine subchronische Infektion mit Streptokokken oder Pyocyaneus-Bacillus in Frage.

7.4.2.7 Seltene bakterielle Erkrankungen der Haut

Seltene Erkrankungsformen z. B. der Schweinerotlauf, eine subakute Bazilleninfektion der Haut auf dem Boden kleinerer Verletzungen, vor allem bei Schweinefleischkontakt. Das gleiche gilt für Anthrax cutis, dem Hautmilzbrand, der meistens in Verbindung mit erkrankten Tieren oder Fellen auftritt.
Hier wird von der homöopathischen Schule Anthracinum D 30 als Isopathie empfohlen. Im übrigen Arzneimittel je nach der Verlaufssymptomatik.

7.4.3 Die Mykosen

Während die Mykosen noch vor wenigen Jahrzehnten zu den Randbemerkungen der Hautbücher zählten, sind sie heute ganz offensichtlich in den Vordergrund der Dermatologie gerückt. Allen voran steht heute die Candida albicans Mykose. Dieser Hefepilz ist für den Großteil der sekundären Infektionen verantwortlich. Daneben hat ein zweiter Erreger in den letzten Jahren zugenommen, nämlich der

Cryptococcus neoformans. Dieser Pilz tritt konkurrierend für Bakterienpopulationen auf, die durch Antibiotika vernichtet wurden und überzieht den dadurch in seiner Abwehr geschwächten Organismus mit seinem Rasen. Bereits im Säuglingsalter wird der Mensch entweder durch die Flora der Geburtswege oder durch die entsprechende Pflege in der Klinik mit Pilzen konfrontiert. Deshalb spielt auch diese Pilzinfektion vor allem die Candida- und Soormykose im Säuglingsalter und im frühen Kindesalter bereits eine Rolle. Für die Mykosen ist eine Bereitschaft erforderlich, die entweder durch Dysbiose der apathogenen Flora oder als Begleiterscheinung schwerer Erkrankungen wie z. B. bei Neoplasien oder durch die Störung des Säuremantels der Haut in Verbindung mit Stoffwechselanomalien verursacht wird. Ähnlich wie bei den Staphylokokken-Pyodermien ist auch der Diabetiker für die Pilzbesiedlung prädestiniert und kann sowohl mit verschiedenartigen Pilzen als auch an verschiedenartigen Körperstellen, die Schweiß oder der Störung des Säuremantels mehr ausgesetzt sind, auftreten. Neuerdings werden auch die oralen Kontrazeptiva bei den Frauen diskutiert, nachdem in dem riesigen Candidareservoir bis 30% auf Frauen fallen, die mit Kontrazeptiva behandelt sind. Auch andere Aspekte unseres modernen Lebens haben die Situation für die Pilzbesiedlung verschärft, so die Unterwäsche, die nicht mehr gekocht werden darf, Schwimmbäder, die nicht ausreichend desinfiziert werden, wachsende Promiskuität d. h. eine vermehrte geschlechtliche Kontagiosität durch wechselnde Geschlechtspartner. Zu weiteren Vertretern der Mykosen zählt die Pityriasis versicolor, die Tinea pedis, dessen wichtigster Erreger das Trichophyton mentacrophytes zählt. Andererseits sind Fußpilze dort selten, wo das Barfußlaufen üblich ist, was auf Schuhwerk und Schweißmilieu hinweist. Mit ein Grund für die Hartnäckigkeit der Pilzinfektionen ist das frühzeitige Abbrechen der Therapie. Nach Abklingen der oberflächlichen Hauterscheinungen ist es erforderlich, eine noch langfristige Prophylaxe und Therapie zu betreiben. Nicht nur Schuhwerk und Strümpfe, sondern auch enge Kleidung (Jeans) fördern die Hautmykose.
Oberflächliche Dermatomykosen sind Epidermophytien, Trichophytien, die Mikrosporie, der Favus, das Erythrasma, die Pityriasis versicolor und die oberflächlichen Soormykosen. Die tieferen Mykosen als Sporotrichose, Lastermykose und Kokzidiomykose, Aktinomykose sind Krankheiten, die vorwiegend im subkutanen Gewebe sich ausbreiten und zu einer Generalisierung auch in andere Organe tendieren.

7.4.3.1 Liste der wichtigsten Humanmykosen und ihre Erreger

Krankheit	Lokalisation	Erreger	Infektionsquelle	Vorkommen	Nachweis	Serologie
Aktinomykose	Lungenform, Abdomen Zervikofaziale Form Zunge	Aktinomyces israeli	z. T. Keime der normalen Mundflora	weltweit	direkt Kultur	Serum intracutan Test
Aspergillose	pulmonal, allerg. Asp., disseminiert Auge, Nase	Aspergillus fumigatus	Sporen i. Luftstaub, Heu, Getreide, Krankenhausbeatmungsger.	weltweit Sporen i. d. Luft	direkt Kultur a. Sab. Agar	Antikörper Haut Sofortreaktion a. Aspergillusextrakt
Candidamykose	oral, genital, kutan (Soor), Gastro inte. bronchopulmonal Ösophagitis	Candida albicans	Neugeborene durch Mutter, stumme intest. Besiedl. Dauerkatheter etc	weltweit	Sabonraud Agar 37°	Titeranstieg über 3 Stufen diagn. verwertbar Hautsofortreaktion Candida HA-Test
Cryptococcose (Blastomykose)	pulmonale Form enzephalomeningeale Form	Cryptococcus neoformans	Erdboden, Taubenkot, gelegentlich Kuhmilch	weltweit	Direktuntersuch. Eiter, Sputum etc	Hautreaktion Ø humorale Ak. (Latex, KBR, indiv. Immunfluoreszenz)
Dermatophytose	Haut, (Favus), ZNS, Lunge, Milz, Sepsis Immunsuppression	Trichophyton Schönleinii Trichophyton rubrum	Hautinfektion	Sporad. Europa Afrika USA	direkt Nativpräp. i. 15% KOH Sab. Agar Sab. Agar	(Spätreaktion)
Histoplasmose	Lymphknoten, Leber, Milz, Erythema nodosa	Histoplasma capsulatum	Sporenhaltiger Staub	weltweit Südstaaten USA	Hirn-Herz Agar mit Blut	KBR 4-facher Anstieg pos. Tuberkulin typ. Reakt.
Sporotrichose	Haut, Schleimhaut	Sporotrichum Schenckii	Erdboden, Holz Pflanzen	weltweit Südamerika	Sabonraud Agar i. d. Myzelphase	praezip. AK bei 70–80% pos. KBR bei 50–60%, Latex 90%
Trichosporose	Sepsis mit Organbeteiligung	Trichosporon cutaneum	bei Leukämie weit verbreitet	weltweit	Kultur Sab. bei 37°	Antigengemeinschaft mit anderen Pilzen

Krankheit	Lokalisation	Erreger	Infektionsquelle	Vorkommen	Nachweis	Serologie
Verbrennungs-mykose	bei Verbrennungen u. nekrotischem Gewebe	Penicillium Aspergillus Mucor Fusarium Candida Trichosporon	nach intensiver Antibiotika-behandlung	Luftkeime Erde, Wund-verunreinigung	direkt Kultur Biopsie	Hautreaktion Candida titer

7.4.3.2 Klinische Bilder der Mykosen

7.4.3.2.1 Die Epidermophytien, zu denen auch die Fußmykose (Tinea pedis), die Handmykose (Tinea manuum) zählen, bestehen aus einzelnen Pusteln, später aus Herden, welche aus Pustelkrusten und Schuppen mit darunterliegenden Infiltrationen der Umgebung zusammengesetzt sind. Der Verlauf ist schleichend und kann zu einem Epidermophytid der Hände mit Bläschenbildung zwischen den Fingern und in der Vola manus führen. Daraus entwickelt sich später eine lamellenartige Schuppung. Die Fußmykose ist eine häufige Erkrankung der Stadtbevölkerung, wobei die Übertragung durch Schwimmbäder, Badezimmer und Fußmatten bekannt ist.

7.4.3.2.2 Das Eccema marginatum, das vorwiegend in der Inguinalgegend, der Glutäalpartie und in der Achselhöhle kreisförmig auftritt, wird auch durch Trichophyton oder ein Epidermophyt verursacht. In Anbetracht dieser Oberflächenbelastung eignet sich am besten die Salbentherapie mit den einschlägigen Antimykotika.

7.4.3.2.3 Die Trichophytien
Sie treten an der unbehaarten Haut auf und sind im Erscheinungsbild der Epidermophytie ähnlich. Zum Unterschied von dieser sind die Herde jedoch scharf begrenzt, regelmäßig rund oder bei Zusammenfließen polyzyklisch. Sie kann auch als Trichophytie der behaarten Haut als Tinea capitis auftreten und in der Bartgegend ebenfalls als Sycosis parasitaria oder Trichophytica in Erscheinung treten. Am häufigsten sind diejenigen Menschen befallen, die mit Tieren in Kontakt stehen, nachdem die Erkrankung vom Tier auf den Menschen übertragen wird. Aber es sind auch Übertragung durch Friseure usw. möglich.

7.4.3.2.4 Die Nagelmykose
Verschiedene Erreger verursachen den Nagelbefall, die in gleicher Weise Handmykosen und marginale Ekzeme auslösen können. Bei der Soormykose kommt es zu einer entzündlichen Rötung und Schwellung des Nagelwalles.

7.4.3.2.5 Die Mikrosporie befällt Kinder im Schulalter, auf dem behaarten Kopf treten kreisrunde Herde auf, in deren Bereich die Haare über der Hautoberfläche abgebrochen sind. Diese Form der Mykose ist sehr ansteckend und überträgt sich in Schulen und Kindergärten oft epidemisch.

7.4.3.2.6 Der Favus oder Erbgrind geht von einer follikulären Pustel aus, entwickelt sich unter der Hautschicht als Pilzkultur in Form von schwefelgelben, münzenförmigen Schildchen. Häufiger als der Favus ist bei uns das Erythrasma.

7.4.3.2.7 Erythrasma
Es handelt sich um bräunliche, leicht schuppende Herde mit scharfem Rand, die symmetrisch in der Inguinalgegend oder in der Achselhöhle sitzen. Durch Kratzen kann eine leichte Schuppung entstehen. Der Erreger ist das Mikrosporum minotissimum. Die Behandlung des Erythrasmas kann mit Erythromycin erfolgen oder mit einem Salicyl-säure-Resorcin-Glycerin-Spiritus. Auch dieser Spiritus eignet sich zur Behandlung der Pityriasis versicolor, bei welchem die Mykoseherde gegenüber der Umgebung milchkaffeebraune Flecken entwickeln, die schuppen und zum Teil in Gruppen auftreten.

7.4.3.2.8 Pityriasis alba entwickelt sich als Mykoseherd gegenüber der meist gebräunten Umgebung weißlich. Es handelt sich hier also um einen Ausfall der Pigmentierung nach Sonnenbestrahlung und ist differentialdiagnostisch gegenüber einer Vitiligo abzugrenzen. Die Therapie sowohl der Pityriasis versicolor als des Erythrasmas kann mit antimykotischen Mitteln durchgeführt werden, jedoch ist der großflächige Befall am besten mit einer Salicyllösung anzugehen.

7.4.3.3 Allgemeine Richtlinien der Mykosenbehandlung
Die Behandlung der Mykosen beginnt mit Umgebungshygiene. So ist es erforderlich, daß z. B. Strümpfe und Schuhe mit einer 10%igen Formalinlösung für 24 Stunden in einem verschließbaren Plastikbeutel desinfiziert werden. Die Strümpfe können auch alle auf einmal einer 24-stündigen Desinfektion mit 1%iger Sagrotanlösung ausgesetzt werden. Kleidungsstücke sind zu lüften und ebenfalls nach Befall entweder auszukochen oder mit entsprechender Formalinlösung oder einem einschlägigen Pilzspray zu behandeln. Vor allem gilt dies für die Unterwäsche. Somit spielt die Prophylaxe eine außerordentlich große Rolle in der rezidivfreudigen und sehr hartnäckigen Erkrankung.

7.4.3.3.1 Zur Allgemeintherapie der Mykosen gehört auch die Suche nach Grunderkrankungen wie etwa periphere Durchblutungsstörungen im Sinne der Endangitis oder auch im Vorfeld bei starken Rauchern spastische Gefäßprozesse in der Peripherie. Daneben enges Schuhwerk, schlechte Bekleidung, mangelhafte Hygiene usw. Endokrine Störungen sowohl von seiten der Schilddrüse als auch des

Hormonsystems spielen für das Terrain eine bereits erwähnte wichtige Rolle. Auch Nahrungsgewohnheiten und Schwächung durch einseitige, evtl. vitaminarme Ernährung gilt es aufzudecken.

7.4.3.3.2 Für die **medikamentöse Behandlung** wird eine Vielzahl teils recht zuverlässiger Antimykotika angeboten, die sowohl in flüssiger als auch in Puder- oder Salbenform zur Anwendung gelangen. Auch entsprechende Bäder mit Antimykotika lassen sich durchführen. Eine Testung des Keimes in Verbindung mit den einschlägigen Mykotikas sollte als gezielte Therapie nie versäumt werden. Das wichtigste orale Antimykotikum ist Griseofulvin, das seit 1939 in der Therapie eingeführt ist und dementsprechend lang verabreicht, zu guten Wirkungen führen kann. Es ist nicht ganz nebenwirkungsfrei und bei Leberschädigungen mit Vorsicht anzuwenden. Auch das Amphoterricin eignet sich zur Behandlung von Spätformen der Candidose und anderer Systemmykosen als z. Zt. wertvollstes Antimykotikum. Für die Behandlung der Haut- und Schleimhautmanifestationen der Candidamykose hat sich dagegen Nystatin als spezifisch bewährt und auch bei den Uretriden und Cystitiden zusätzlich verwenden lassen. Andererseits kann z. B. die relativ harmlose Pityriasis versicolor durch die Beseitigung der Schweißneigung in Verbindung mit der Grundkrankheit z. B. Hyperthyreose und vegetative Dystonie vom Terrain her beeinflußt werden. Wie bei der antibiotischen Therapie sind ausreichend lange Behandlungen notwendig, intensive hygienische Maßnahmen dürfen nicht zu frühzeitig abgesetzt werden. Die Behandlung des Terrains und der Grunddisposition und erst sekundär unter Umständen eine homöopathische oder phytotherapeutische bzw. naturheilerische Umstimmungstherapie.

7.4.3.3.3 Spezielle Therapiehinweise
Zur Behandlung der großflächigen Pityriasis sei das Rezept für die Salicyllösung angeführt:
Rp. Acidi salicylici
     Resorcini aa 3,0
     Glycerini 8,0
     Spiritus 70%ig ad 100,0   oder 2%iger Desogenspiritus
                               oder 2%ige Hydro-Merfen-Lösung
                               oder Cephirolspiritus 2%ig

Die Soormykosen sind bekanntlich erste Zeichen der Resistenzverminderung bei Diabetes, bei Kachexie, bei langfristigen Immunsupressiv- und Antibiotika-Behandlungen und befallen vorwiegend die

Mund- und Genitalschleimhaut. Die Therapie des Soors ist im allgemeinen in der Mundschleimhaut mit 3%igem Borwasser oder 20%iger Borax-Glycerin- oder 1%iger Gentianaviolett-Lösung.
Schwieriger gestaltet sich die Therapie des Soors im Bereich der inneren Organe, bei denen andere Antimykotika angewandt werden müssen. So empfiehlt sich hier Nystatin, Nipasol oder Kalium jodatum in höheren Dosen. Vor allem darf über dieser lokalen Therapie die Grundkrankheit nicht vernachlässigt werden.
Neben den pharmazeutischen Empfehlungen der verschiedenen Antimykotika soll hier im folgenden eine kurze Zusammenstellung homöopathischer Mittel erfolgen, die aber in jedem Fall nicht allzu lang durchgeführt werden sollten. Ist die Therapie mit solchen Mitteln nicht erfolgreich, so muß eine energische antimykotische Behandlung der Ausbreitung des Krankheitsbildes Einhalt gebieten.

Homöotherapie:
Bei der Pityriasis versicolor ist nach einer Grundkrankheitbehandlung zunächst die Konstitution zu beeinflussen, etwa mit Sulfur D 30, Psorinum D 30, Calcium carbonicum D 30 und evtl. Tuberculinum als Konstitutions- oder Umstimmungsmittel. Bei Juckreiz und einzelnen lokalen Manifestationen ist an folgende Mittel noch zu denken: Arsenicum album D 6 oder Kalium arsenicosum D 4 – D 6, Acidum fluoricum D 6 – D 12, die als Hauptmittel in Frage kommen.
Bei Juckreiz und bei entsprechender Symptomatik Dolichos pruriens D 3, Agaricus D 6, Rhus toxicodendron D 6 – D 30, Staphisagria D 3 und nicht zuletzt auch das bewährte Mezereum D 3 – D 6 – D 12.
Bei Favus neben dem Hausmittel einer Petroleumeinreibung oder Carbolsäure (3%ig) Waschungen werden Mittel empfohlen, die bei skrofulös-psorischen Dispositionen in Frage kommen wie etwa Tuberculinum, Sulfur, Lycopodium, Psorinum, Graphites, Thuja, Rhus toxicodendron, Petroleum.
Die Trichophytien oder Sycosis parasitaria läßt an Schwefelbäder denken, wobei 1,0 g Schwefelleber auf 3 l Wasser zwei- bis dreimal täglich zu Waschungen verwendet werden sollte. Diese Schwefelwaschungen haben sich bewährt. Auch Vollbäder, 20–30 g Schwefelleber auf ein Vollbad, alle 3–4 Tage ein Bad, werden empfohlen. Innerlich wird bei Tinea capitis et barbae Hepar sulfuris calcaria D 3 – D 6 empfohlen, bei Herpes circinatus Tellur D 3 – D 6, Sepia D 6, Selen D 6. Bei hartnäckigen Formen Hydrocotyle asiatica D 3, schließlich Konstitutionsmittel wie bei den übrigen Mykosen etwa Sulfur, Calcium carbonicum, Psorinum, Tuberculinum in höheren Potenzen.

Als Zwischen- und Reaktionsmittel bei therapiehartnäckigen Fällen Mercurius jodatus flavus, Acidum nitricum, Arsenicum album, Arsenum jodatum, Mezereum, Cicuta virosa, Tartarus emeticus.
Bei Sycosis barbae zeigt sich als Hauptmittel homöopathisch Tartarus emeticus D 4 – D 6. Ferner haben sich bewährt: Arsenicum album D 4 – D 6, Arsenum jodatum D 4, Mercurius bijodatus D 3 – D 4, Sulfur jodatum D 3, Acidum nitricum D 3 – D 6, Graphites D 3 – D 6, Antimonium crudum D 4, Silicea D 3 – D 6, Thuja occidentalis D 3 – D 6, Hepar sulfuris calc. D 6 – D 30, Cicuta virosa D 6 – D 12, Calcium sulfuratum D 6, Kalium bichromicum D 4 – D 6 und Petroleum D 4 – D 6, je nach dem Erscheinungsbild und den begleitenden Symptomen.

7.4.4 Die Viruserkrankungen der Haut

Zu den relativ seltenen Viruserkrankungen zählen die herpetiformen Hauteffloreszenzen.

7.4.4.1 Der Herpes simplex
Es handelt sich beim Herpes simplex um stecknadelkopfgroße Bläschen und Pusteln, manchmal auf leicht entzündeter Hautbasis mit gelegentlicher Schwellung der regionalen Lymphdrüsen. Die Bläschen treten oft periodisch auf, trocknen nach einigen Tagen ein und heilen unter Krustenbildung im Laufe einiger Tage ab. Nach den Lokalisationen unterscheiden wir den Herpes labialis, genitalis, progenitalis, gestationis etc. In Anbetracht der Harmlosigkeit und der natürlichen Abheilung solcher Herpeseffloreszenzen ist im allgemeinen keine gezielte Therapie erforderlich, jedoch neigen solche Krankheitsbilder häufig zu Rezidiven, die beim Herpes gestationis mit dem Hormonzyklus in Erscheinung treten und oft zu Sekundärentzündungen der Umgebung und den regionalen Lymphdrüsen führen. Auch Effloreszenzen mit ungewöhnlichen Lokalisationen wie z. B. innerhalb der Mundschleimhaut oder an der Hornhaut des Auges können zu einer entsprechenden Komplikation Anlaß geben.

7.4.4.2 Der Herpes zoster
Er tritt im Bereich einzelner oder mehrerer Segmente der Hirn- und Rückenmarksnerven auf, meist halbseitig in Form von stecknadelkopfgroßen Bläschen und Pusteln, die zwar spontan abheilen, aber bei schwerem Verlauf eine Nekrose der Haut hinterlassen (Herpes zoster nekroticans). Im Gefolge dieser Zoster-Erkrankung treten die seg-

mentär-peripheren Nerven als Parallelerkrankungen der Spinal- und Hirnnervenganglien mit oft erheblichen Schmerzen in Erscheinung. Die Zosterneuralgien sind gefürchtet und vor allem bei Menschen über 40 Jahre oft mit einem langwierigen Verlauf behaftet. Etwa in 1% der Fälle kommt es zu jahrelang dauernden Neuralgien, zu varizellenartigen Exanthemen, zu Meningitis serosa unter Beteiligung motorischer Nerven in Form von Paresen (Fazialis). Der Nervus trigeminus, die Mundschleimhaut beim Ramus maxillaris des Trigeminus kann sehr schmerzhafte Attacken auslösen. Gelegentlich treten in den entsprechenden Segmenten Organbelastungen mit auf, so daß hier durch den Herpes zoster eine Organstörung verursacht wird (Pankreas!). Eine spezifische Therapie ist in Form von Impfungen jüngst modern geworden. Auch lokale antivirale Salben helfen den Krankheitsverlauf abkürzen. Die Naturheilweisen haben hier noch ein großes Therapiefeld.

7.4.4.2.1 Therapie des Herpes

Eine der erfolgreichsten Therapien auch bei schweren Verlaufsformen ist die frühzeitige Impfung mit Pockenlymphe; im Zuge der Entstehung der bzw. einer Pockenpustel wird der Herpes sofort »entschärft« und heilt in wenigen Tagen ab. Dabei bleibt lediglich die Pockenpustel noch einige Tage bis zu ihrem Abklingen zu betreuen. Wenn die Erkrankung bereits einige Tage abgelaufen ist und nekrotisierende Elemente um sich greifen, so ist die Behandlung mittels Pockenlymphe nicht mehr angezeigt und führt auch nicht mehr zuverlässig zu dem raschen abortiven Heilverlauf wie im Anfangsstadium. Dann empfiehlt sich aber eine Reihe von homöopathischen Mitteln, die entweder aufgrund der Lokalisation oder aufgrund der bläschenartigen Symptomatik zum Einsatz gelangen.

Die Vakzination mit Pockenlymphe, die nach den Kautelen einer Impfbehandlung durchgeführt wird, stellt eine Behandlung im echt Hahnemann'schen Sinne dar, was auch auf eine Verwandtschaft zwischen Pockenvirus und Herpes zoster-Virus Rückschlüsse zuläßt. Damit eine echte Simile-Behandlung.

Homöotherapie:
Innerlich werden homöopathisch folgende Mittel verabreicht:
Apis mellifica D 3 – D 6. Bläschen, Brennen und Stechen mehr bei Beginn des Herpes angezeigt.
Arsenicum album D 4 – D 6 oder Chininum arsenicosum D 4 – D 6 mit Brennschmerz nachts, Unruhe und Angst. Bei Spätneuralgien das wichtigste Mittel der Neuralgiebehandlung, dann aber in D 12 – D. 30.

Capsicum D 3 – D 6 bei Gesichtsherpes vorwiegend im Trigeminusbereich Ast III oder II einschließlich Herpes corneae.
Croton tiglium D 3 – D 6. Bläschen und Pusteln, Brennen, Rötung und Diarrhoe.
Graphites D 4 – D 30. Narbenschmerz, besonders linksseitig.
Iris D 3 – D 6. Rechtsseitiger Befall mit Magenstörungen.
Kalmia latifolia D 1. Trigeminusneuralgie mit zurückbleibenden Schmerzen.
Mercurius solubilis D 3 – D 6. Bessert Brennen und fördert die Bläschenheilung. Nach unserer Erfahrung jedoch als Spät- und Nachbehandlungsmittel angezeigter.
Mezereum D 3 bei Herpes zoster das beste Mittel sowohl gegen die Bläschen als auch gegen die Schmerzen, zum Vorbeugen gegen zurückbleibende Neuralgien.
Prunus spinosa D 3 bei unausstehlichen Schmerzen (CLARKE).
Ranunculus bulbosus D 3 – D 6 bei Interkostalzoster. Die Schmerzen sind schlimmer bei Wetterwechsel, bei Feuchtigkeit und bessern sich durch Schweiß und Schlaf.
Rhus toxicodendron D 6 – D 30 entspricht dem Verlauf des Herpes und jeder Art der Neuralgie. Hier vor allem Neuralgien, die unter Wettereinfluß, feuchter Witterung besonders heftig in Erscheinung treten.
Staphisagria D 3. Neuralgische Schmerzen oder Eruptionen, trockener Herpes an den Gelenken, juckend, nach Kratzen brennend und die Stelle wechselnd. Der Patient ist reizbar, mürrisch und zeigt Symptome wie nach unterdrücktem Ärger.
Variola D 30 meist als initiale Behandlung jeden 3. Tag etwa drei- bis fünfmal insgesamt.
Zincum D 4 und Zincum valerianicum D 3 gegen die Bläschen sowohl wie gegen die Neuralgie.
Zu vergleichen außerdem Calcium carbonicum, Barium carbonicum, Antimonium crudum, Tartarus emeticus, Tellurium, Sulfur oder Kreosotum.
Herpesbehandlung bei speziellen Lokalisationen:
Herpes labialis:
Aconitum D 3, Belladonna D 3, Natrium chloratum D 3 – D 12 (Hauptmittel), Mercurius solubilis D 3 (bei Schleimhautbefall), Arsenicum album D 5 – D 6, Graphites D 4, Bryonia D 3, Chininum arsenicosum D 4, Rhus toxicodendron D 6, Arsenicum album bei Rezidiven, bewährt auch Acidum muriaticum D 4 – D 12 bei Rezidivneigung, vor allem wenn zugleich eine Untersäuerung des Magens besteht.

Herpes praeputialis:
Antimonium crudum D 4, Hepar sulfuris D 4, Mercurius solubilis D 3, Arsenicum album D 5.
Herpes progenitalis:
Sepia D 4, Clematis D 3, Pulsatilla D 3, Sulfur D 4 – D 6, Tellurium D 6, Croton tiglium D 6.
Herpes iridis et circinatus:
Capsicum D 4 (Hauptmittel), Mezereum D 3, Tellurium D 6, Rhus toxicodendron D 6, Graphites D 6, Clematis D 3, Mercurius solubilis D 4.
Herpes corneae:
Capsicum D 4, Dulcamara D 3 – D 6, Spigelia D 6, Rhus toxicodendron D 6, Arsenicum album und Sulfur D 6.

7.4.4.3 Infektiöse Papillome

Die Warzen sind vermutlich übertragbare, durch einen Virus bedingte Erkrankungen. Außerdem sind sie auch Hinweis für eine sykotische Konstitution und weisen nicht selten auf eine Bereitschaft zur Karzinombildung hin. Die Erscheinungen sind relativ harmlos, die spontane Abheilung im Laufe von Monaten oder Jahren ist die Regel. Eine Reihe psychischer Beeinflussungen und Suggestivbehandlungen stellen auch jegliche Therapie in Frage, obwohl eine Reihe homöopathischer Mittel bei den Warzen, aber auch bei Feigwarzen bewährt sind. Im allgemeinen haben sich die Warzen in der Jugend sehr leicht zu einer spontanen Rückbildung gezeigt, während die Warzen, die im Alter auftreten, oft hartnäckig einer Therapie trotzen.

Homöotherapie:
Die Hauptmittel gegen infektiöse Papillome sind:
Thuja D 3 – D 6 – D 12 – D 30 als bewährtestes Mittel besonders bei den weichen und gestielten Formen.
Mercurius jodatus flavus D 3 – D 4 bei planen Warzen und bei Sykose.
Causticum D 6 – D 12 bei leicht blutenden Warzen, stechende Schmerzen, teilweise auch bei gestielten Formen, Ulzerieren und Nässen, vor allem auch bei gichtischen Formen mit Neigung zu maligner Degeneration und vor allem verhornende Warzen im Bereich der Fußsohle.
Ferrum picrinicum D 4 – D 6, ein bewährtes Mittel bei Warzen der Mädchen in den Entwicklungsjahren.
Castor equi bei nässenden und rhagadigen Warzen, bei Mamillenschrumpfung.

Antimonium crudum D 12 – D 30 bei harten, flachen, hornartigen Warzen der rheumatisch gichtischen Konstitution, auch bei Warzen in Verbindung mit Verhornung an den Fußsohlen und Handflächen.
Calcium carbonicum D 30 und Sulfur D 30 als Konstitutionsmittel oft hilfreich.
Magnesium sulfuricum D 4 – D 6 bei weichen, großen Warzen im Gesicht, evtl. auch Fibrome und gestielte Fibrome.
Arsenicum album D 3 – D 6 soll besonders bei juvenilen Formen gut wirken (nach LUCKE).
Äußerlich eignet sich Chelidonium als Tinkturpinselung ebenso wie die Bepinselung mit Euphorbia-Tinktur oder dem Milchsaft der Wolfsmilchgewächse.

7.4.4.4 Die Condylomata acuminata sind Konstitutionsanomalien, deren blumenkohlartige papilläre Tumoren und gutartige Wucherungen am Penis, an der Vulva, an der Vagina, seltener auf der Mundschleimhaut, meist aber in Verbindung mit feuchten Ausscheidungen von seiten der Analregion bei Fisteln und Kolitiserkrankungen eine zusätzliche Behandlung erfordert.
Das Hauptmittel in diesem Bereich ist bei blutenden Condylomata und zu Blutung neigenden: Acidum nitricum.

Homöotherapie:
Acidum nitricum D 4 – D 12 (sehr bewährt) und das Konstitutionsmittel Thuja D 4 – D 12 – D 30.
Lokal empfiehlt sich auch eine 20%ige Podophyllin Salbe, mit der die Hautstellen betupft werden.

7.5 Konstitutionelle Erkrankungen

(einschließlich noch ungeklärter Ursache)

7.5.1 Psoriasis vulgaris

Die Schuppenflechte ist eine ätiologisch noch viel umstrittene Dermatose, durch entzündliche, scharf begrenzte, schuppende Effloreszenzen gekennzeichnet, deren typische Prädilektionsstellen meist symmetrisch angeordnet sind. Die Lokalisationen sind die Streckseiten der Ellbogen und Knie, die Sakralregion, der Nabel, die Kopfhaut und schließlich die Nägel, wobei die Verteilung disseminiert und konfluierend sein kann. So zählt die Psoriasis anularis sive numularis, die Psoriasis universalis oder die Erythrodermia psoriatica oder die Psoriasis seborrhoica als seborrhoische Variante, die Psoriasis pustulosa zu den wesentlichen Erscheinungsformen.

Die Psoriasis ist neben der Ekzemkrankheit eine der häufigsten Hauterkrankungen. Ihre Erblichkeit steht außer Zweifel, doch ist es noch nicht gelungen, den genetischen Defekt klar zu charakterisieren. Bekannt sind die sogenannten Provokations- besser Dispositionsfaktoren, die endogen oder exogen wirksam werden können. Als exogene Provokationsfaktoren sind mechanische, thermische und aktinische Reize bekannt, auch vorangehende Dermatosen können eine entsprechende Umwandlung erfahren. Zu den endogenen Faktoren der Provokation zählen durchgemachte Infektionskrankheiten, psychische, endokrine Störungen – nicht zuletzt auch Östrogentherapie, Gravidität oder Klimakterium. Eine große Zahl von Pharmaka wie chininhaltige Präparate, Antibiotika, Tuberkulostatika, Betarezeptorenblocker und ähnliche Medikamente sind als auslösende Faktoren bekannt geworden. Man nimmt in der Pathogenese der Schuppenflechte an, daß immunologische Reaktionen ablaufen, jedoch sind die Befunde und die Überlegungen noch nicht einheitlich.

Zur Ätiologie werden neuerdings zwei hypothetische Vorstellungen diskutiert (HOLZMANN). Die eine der Hypothesen lautet, bei der Psoriasis liege eine Störung im Dehydroepiandrosteron-Stoffwechsel (DHEA) vor. Das von der Nebenniere sezernierte Steroid, eine Vorstufe der Androgene und Östrogene, hat in diesem Zusammenhang seine wichtige stoffwechselmäßige Bedeutung in der Regulation des Penthose-Phosphat-Zyklus über die Hemmung des Schlüsselenzyms Glukose-6-Phosphat-Dehydrokinase. Dabei findet sich bei der Psoriasis eine verminderte Penetration von DHEA durch die Zellmem-

bran und eine verstärkte Reduktion des DHEA zum Glukose-6-Phosphat-Dehydrokinase und damit den Pentose-Phosphat-Zyklus nicht beeinflussenden Androstebiol. Ursache hierfür ist eine quantitative Vermehrung des Enzyms, das diese Reaktion katalysiert.
Demgegenüber lautet die andere Hypothese: Bei der Psoriasis bestehe eine Störung des c-ANP-Systems. Dabei liegen biochemisch und ultramorphologisch festgestellte funktionelle und strukturelle Membranveränderungen vor, die unter anderem mit einer erniedrigten Bindungskapazität der Betarezeptoren gegeben ist. Dies führt dazu, daß bei der Psoriasis das den Kertinozyten der menschlichen Epidermis eigene Adenylzyklase kompetente Betarezeptorensystem offenbar durch eine Reihe von Betarezeptorenerreger wie z. B. Adrenalin vermindert stimulierbar ist. Für letztere Annahme spricht vor allem z. B. der Betarezeptorenblocker Practolol, nach dessen Gabe psoriasisähnliche Hauterscheinungsbilder beobachtet werden, der über eben dieses defekte Adenylzyklase-System wirksam wird. Darüber hinaus werden jedoch auch bei der Psoriasis allgemein humorale Erscheinungen diskutiert wie etwa eine erhöhte Harnsäure und eine Störung im Kollagen-Protein-System des Serums. Die frühere, vor allem homöopathische Literatur spricht von einer rheumatisch gichtischen Erkrankung und hat hier seine Bestätigung in den entsprechenden Arzneimittelbildern dieser Konstitutionsanomalie.

Die **Arthritis psoriatica** wird als Variante der Erkrankung mit der Manifestation an den Gelenken, vorwiegend aber im Manifestationsalter des 3. und 4. Lebensjahrzehnts aufgefaßt. Den Gelenkerkrankungen gehen die Hauterscheinungen oft jahrelang voraus. Die Arthritis psoriatica hat gewisse Beziehungen zur Spondylarthritis psoriatica und zur Bechterew'schen Erkrankung, mit der sie unter Umständen symptomatisch zu vergleichen ist.

Die Beteiligung der Leber ist bei dieser Hauterkrankung zunächst im Sinne einer zentralen Stoffwechselbeteiligung zu betrachten, jedoch überdurchschnittlich häufig vorhanden. So findet sich nicht selten in der Folge von sekundären Lebererkrankungen, von Gallensteinleiden, insbesondere Cholesterinsteinbefall, als Begleiterkrankung die psoriatiformen Hautefforeszenzen, die u. U. auch spontan nach Beseitigung einer solchen fokalen Beziehung (Cholecystektomie) zu einer Ausheilung oder vorübergehenden Besserung führen können. Unter den Psoriatikern befindet sich ein großer Anteil von Alkoholikern mit einem Abusus mittleren und stärkeren Grades, was das Ausmaß der pathologischen Leberbefunde rückwirkend beeinflußt. Es ist vorstellbar, daß nicht nur das psoriatische Geschehen an sich, sondern auch die krankheitszugehörige Leberbeteiligung selbst durch Alkohol realisiert wird (HOLZMANN). Gelegentlich kommt es bei der Psoriasis zu Sekundärkrankheiten wie Hyperurikämie oder gichtische Erkrankung, Amyloidose und die bereits erwähnte Psoriasisathropathie.

Ein Aspekt der Psoriasisätiologie ist eine Störung des Aminosäuremetabolismus, speziell des Asparagin und Clycins, zwei Hauptkomponente der Haut bzw. des Kollagens. Bereits 1922 hat man in den Schuppen der Psoriatiker diese beiden Aminosäuren vermißt (SCHÄFER), aber zunächst noch keine therapeutischen Schlüsse ziehen können. Erst SCHWEDENDIEK hat daraus die Fumarsäuretherapie abgeleitet.

Fumarsäure entsteht als energieärmere, stabilere Verbindung aus der energiereicheren, stereoisomeren Maleinsäure durch Cis-Transisomerie. Als Katalysator fungiert das natürliche UV-Licht. Auch Jod, Schwefel und Quecksilber haben diesen katalysatorischen Effekt – was gewisse Rückschlüsse auf die homöopathische Therapie zuläßt, ebenso wie die Einflüsse der Sonnenbestrahlung auf die Haut der Psoriatiker bekannt sind. Unter diesen Katalysatoren wird nun in der Zelle aus Maleinsäure die Fumarsäure gebildet. Appliziert man die Fumarsäure in deren fettlösliche Form (Monäthyl- oder Dimethylester) so heilt die Psoriasis ab. Dieser Heilvorgang unterscheidet sich, wie SCHÄFER ausführt von dem Abklingen der Krankheitserscheinung durch andere therapeutische Methoden. Die Effloreszenzen verlieren zuerst ihren Reizzustand, ihre Schichtdicke wird geringer, die grobe Schuppung wird feinst silbrig und weicht schließlich einer erythematischen Fläche. Diese heilt von ihrem Zentrum her ab, so daß nur noch ein Ring oder erhabener Rand übrig bleibt, der sich schließlich verliert. Dieser Rückentwicklung entspricht offensichtlich eine Normalisierung gestörter Stoffwechselverhältnisse, was bei anderen Therapien wie etwa der antiphlogistischen Cortisontherapie nicht beobachtet werden kann. Interessant, daß die gezielte Behandlung mit gut gewählten Homöotherapeutikas einen ähnlichen Rückbildungsverlauf nimmt, wie dies eben von Fumarsäure beschrieben wurde.

Die Fumarsäure ist auch in der Lage, die befallenen Gelenke wieder funktionstüchtig zu machen. Trotz der stoffwechselaktiven Therapie handelt es sich dabei um eine weitgehend biologische Methode, deren vorsichtige Anwendung offenbar zu befriedigenden Resultaten führen kann. Die Einhaltung von Diätvorschriften ist aber ebenso notwendig, wie auch die Kenntnis von Nebenwirkungen und Dosierungsfragen.

Ehe über die allgemeinen Grundsätze der Therapie zu sprechen ist, verdient eine Darstellung der Psoriasisbehandlung von LAMPREGHTS jun. Erwähnung. »Die Psoriasis ist die deutlich ausgesprochene Äußerung einer Diathese und wir haben häufig beobachtet, daß Kranke, welche an einem veralteten Asthma oder chronischen Verdauungsstörungen litten, von diesen Leiden befreit wurden, wenn die Psoriasflecken auf der Haut hervortraten. Es handelt sich hier um das große Gesetz der Zurückdrängung von Hautkrankheiten, welches von allen alten Klinikern anerkannt worden ist und welches auch HAHNEMANN klar vor Augen gehabt hatte, als er sein Buch über die chronischen Krankheiten, worin er seine Ideen über die Psora entwickelt hat, veröffentlichte.« –

Man sollte sich in Anbetracht moderner Forschungsergebnisse den roten Faden alter homöopathischer Gedanken und Äußerungen vor Augen halten.

7.5.1.1 Von der **Allgemeintherapie** ist vor allem die Fokussuche und Fokussanierung evtl. sogar als kausaler Therapiesansatz zu bemerken. Wichtig erscheint nach den naturheilerischen Gesichtspunkten die Diät, eine unspezifische Umstimmung mit Eigenblutinjektionen, Fieberstößen, aber auch Orts- und Klimawechsel und nicht zuletzt Helio- und Meerwassertherapie. Zytostatika und Corticoide haben entsprechend der Aggressivität in ihrer Wirkung nur Berechtigung, wenn man die Nebenwirkungen und die symptomatische Bedeutung ins Kalkül zieht. Corticoide haben versagt, nach Rückbildung der Hauterscheinungen wie es bei der rein symptomatischen Art der Behandlung zu erwarten ist, wurde beobachtet, daß der Rückfall oft um so hartnäckiger und der Hautbefall ausgedehnter ist. Nach VONHENNEL J. und ZWINGSHEIM M. wird berichtet, daß sich nach einer Cortisontherapie eine besonders resistente Form der Schuppenflechte entwickelt. Die früher gepflogene Arsentherapie gilt heute als Kunstfehler, da man Arsen als kanzerogen anspricht. Diätformen, wie sie z. T. durch die Gerson-Sauerbruch-Diät postuliert wurde, sind heute nicht mehr vertretbar. Dagegen gibt es eindeutige Besserungen nach einer Schroth-Kur, bei der eine erhebliche Anzahl von Therapieerfolgen zu verbuchen ist. Es handelt sich dabei um eine kohlenhydratbezogene Reduktionskost in Verbindung mit Kneipp'schen Packungen und zwar kalten Ganzkörperwickeln, die eine erhebliche Umstimmung im Hautareal zustande bringen. Die Kur muß mehrfach wiederholt werden, meist im Abstand von einem halben bis dreiviertel Jahr und es sollte nicht vor Ablauf von drei hintereinander folgenden Kuren eine Aussage über die Wirksamkeit gemacht werden. Hereditär bedingte und fixierbare Psoriasisfälle sprechen im allgemeinen weniger deutlich an als solche, die ohne entsprechende genetische Vorbelastung bekannt werden (ZIMMERMANN, W.).

Die Psoriasis hat nach HOLZMANN eine Morbidität bis zu zwei Prozent, sie wird damit vergleichbar mit dem Diabetes mellitus. Ein Anstieg der Psoriasisfrequenz ist bei der Aktivität unserer chemotechnischen Einflüsse auf den Menschen zu vermuten, so daß die Psoriasis nicht nur aufgrund ihres chronischen Verlaufs mit gehäuftem Arbeitsausfall und langen Krankenhausbehandlungen mit einer frühzeitigen Invalidität vor allem durch die Gelenkbeteiligung zu einem sozialmedizinischen Problem geworden ist.

Im Zuge dieser Überlegung darf es nicht als abwegig bezeichnet werden, wenn die Empfehlungen der homöopathischen Therapie heute noch bedeutsam sind, vor allem dann, wenn es gelingt, mit Hilfe homöopathischer Medikamente die Grunddisposition, d. h. die Konstitutionsanomalie, evtl. mit zu erfassen und damit das Krankheitsbild wesentlich zu beeinflussen. Gegenüber der in der Schule üblichen modernen Therapie mit Vitamin A, Vitamin-A-Säure und in neuerer Zeit auch mittels der photochemischen Therapie der Psoriasis, die auf dem Zusammenwirken von Energie in Form von langwelligem UV-Licht und lokaler bzw. oraler Verabreichung von Partmetoxylpsoralen beruht, hat auch die homöopathische Behandlung noch ihre Berechtigung. Wir wissen über diese moderne Phototherapie heute noch zu wenig und können zu wenig den Wirkungsmechanismus im Hinblick auf die DNS-Synthese beurteilen, so daß solche Therapien potentiell immer noch kanzerogene und teratogene Folgen haben können. Wir erinnern uns an die vielversprechende Milchsäure-Therapie, die heute bereits weitgehend wieder verlassen wurde.

7.5.1.2 Die homöopathische Behandlung der Psoriasis

7.5.1.2.1 Allgemeine Grundsätze:

Die homöopathische Mittelempfehlung bei der Psoriasis konzentriert sich nicht auf eine klinische Diagnose, sondern orientiert sich vielmehr an den individuellen Symptomen und den konstitutionellen Eigentümlichkeiten des Kranken. Auch bei der homöopathischen Behandlung wird man in bezug auf die Heilung der Psoriasis mit großer Vorsicht argumentieren müssen. Darauf weisen bereits STIEGELE und mannigfache Autoren, die in der Materie der homöopathischen Psoriasisbehandlung bewandert sind, hin. Außerdem gibt es eine Vielzahl von literarischen Grundlagen, die über einschlägige Behandlungserfolge berichten, wobei aber immer wieder der Ausdruck der Heilung mit größter Zurückhaltung gefordert werden muß (OSTERMAYR). Mehr geht es um die Behandlung von sogenannten frischen Schüben, die bei jüngeren Patienten FONROBERT erfolgreich angegangen hat. Dabei handelt es sich nicht nur um homöopathische, sondern auch um die bereits erwähnten diätetischen Möglichkeiten, die von Arzt und Patient Geduld und Zeit erfordern und damit im Widerspruch stehen zu den heute so schnell verabreichten Corticoiden. Ein neues Behandlungsfeld erschließt sich für die Homöopathie bei der Art von Psoriasis, die nach einigen einschlägigen Vorbehandlungen in einer gewissen therapieresistenten Phase verharrt und nicht mehr reaktionsfähig ist. Hier bietet sich die homöopathische Umstimmung an, die mit Sulfur beginnt und auch in der Folge mit Reaktionsmitteln wie Acidum formicicum oder Acidum nitricum weitergeführt werden muß.

Dem sogenannten biokatalytischen Effekt der Schwefelbehandlung wird in der homöopathischen Literatur sehr viel Beachtung geschenkt. STIEGELE weist darauf hin, daß der Schwefel auf solche Krankheitsprozesse einwirkt, bei denen eine Verlangsamung der Oxydation auftritt. Dies soll vor allem bei manchen Haut- und Gelenkerkrankungen der Fall sein. Hier trifft sich die Meinung STIEGELEs mit der Konstitutionsbehandlung VON GRAUVOGELs, der dem Schwefel eine zentrale Bedeutung bei seiner carbonitrogenen Konstitution zuspricht. Die Wirksamkeit der Ameisensäure ist vielmehr auf die gichtisch rheumatische Konstitution und die allergische Diathese ausgerichtet. Bekannt ist die Kull'sche Behandlung mit Ameisensäure, von der A. REUTER gerade mit Acidum formicicum D 6 s.c. alle vier Wochen oder D 12 i.v. alle vierzehn Tage, gute und frappierende Erfolge berichtet. Auch der Leipziger Kliniker SPIETHOFF bestätigt die Wirksamkeit hochpotenzierter Ameisensäure-Präparate. Er verwendet 0,3 cm^3 der 30. Potenz. Auch W. NIKOLOWSKI injiziert Ameisensäure bei generalisierten und generalisierenden kleinfleckigen und nummulären Formen der Psoriasis. Er hat dabei den Eindruck, daß bei chronisch rezidivierenden Dermatosen sogenannte erscheinungsfreie Intervalle verlängert werden können. Dasgleiche gilt für die Empfehlungen der Salpetersäure, die man besonders für die Psoriasis an den behaarten Stellen einzusetzen wußte (SCHÖNEBECK). Eine Vielzahl von anderen Mitteln wird bei der Psoriasis empfohlen, auf die noch im einzelnen einzugehen wäre.

Bereits aus der Poliklinik in Leipzig wird aus dem Jahre 1863 von Psoriasisbehandlungen mit Arsenicum album berichtet, die sicherlich in der Folge der Fowlerschen Lösung zu verstehen ist. Die von STIEGELE mit Berberis aquifolium berichteten Erfolge sind bei mehrfachen Nachprüfungen in Frage gestellt worden, vor allem ist die Wirksamkeit der Mahonie in der heutigen Herstellungsform nicht mehr mit der von STIEGELE verwendeten zu vergleichen. Erfolge von Borax, Bovista und nicht zuletzt auch Calcium carbonicum sind aus dem konstitutionellen Bild zu verstehen, während die Behandlungen mit Clematis mehr lokalisierender Natur sind. BÖNNINGHAUSEN, NOAK und DRINKS haben für die Behandlung der Psoriasis Phosphorus, Sulfur, Marum verum, Mercurius solubilis, Cuprum aceticum, Kalium carbonicum, Clematis und Barium chloratum angegeben. Eine umfassende Behandlungsstudie ist auf STAUFFER zurückzuführen, der sowohl in einer konstitutionellen Zusammenstellung als auch in der nach symptomatischen Gesichtspunkten eingesetzten Therapie die beste Zusammenstellung gegeben hat. Im folgenden soll nach dem Gesichtspunkt der Homöopathie von STAUFFER die Homöotherapie abgehandelt werden.

Die Homöotherapie der Psoriasis
STAUFFER nimmt für die Konstitutionsanomalien sowohl die gichtisch rheumatische, die skrofulös, psorische Konstitution und die Sycosis an.

1. Die gichtisch rheumatische Psoriasis hat mit ihren Wechselwirkungen folgende Mittel zu empfehlen:
Calcium carbonicum, Calcium sulfuricum, Silicea, Lycopodium, Petroleum, Rhus toxicodendron, Antimonium crudum, Aurum metallicum, Calcium fluoricum und die STIEGELE'sche Empfehlung Berberis aquifolium. Mit diesen Mitteln sind vor allem Hoch- und Höchstpotenzen angesprochen, deren Gabenfolgen nicht vor Ablauf von Wochen bis Monaten erfolgen soll.

2. Die skrofulös psorische Konstitution, die in der GRAUVOGEL'schen Einteilung ihre Bedeutung sieht, schlägt folgende Mittel vor:
Sulfur jodatum, Arsenicum album, Arsenum jodatum, Graphites, Psorinum, Tuberculinum, Natrium chloratum, Pulsatilla, Borax, Teucrium scorodonia, Teucrium marum verum, Hydrocotyle asiatica. Letztere Mittel sind in Tiefpotenzen mehr oder weniger als Kanalisationsmittel zu gebrauchen, während die ersteren wie Graphites, Arsenicum album, Tuberculinum und Sulfur in Hochpotenzen gedacht sind.

3. Die sykotische Konstitution, welche
Thuja, Natrium chloratum und Natrium sulfuricum neben Medorrhinum, Acidum nitricum, Kalium jodatum und Mercurius verlangt.

Die Mittelwahl wird im einzelnen Fall sehr schwierig und erfolgt nach den konstitutionsmäßigen Arzneiansätzen. Die besten Erfolge werden nach STAUFFER von den folgenden Mitteln gegeben:
Graphites, Sulfur, Natrium chloratum, Thuja occidentalis, Calcium carbonicum, Sulfur jodatum und Silicea. Als Zwischenmittel und Reaktionsmittel gilt die Ponndorf-Impfung aber auch Tuberculinum, Acidum formicicum D 6 – D 12 in steigenden Dosen subkutan oder intravenös. Auch Eigenblut kann diesen Zwischenmitteln zukombiniert werden.
Unabhängig von konstitutionspathologischen Möglichkeiten läßt sich eine rein symptomatische Therapie nach den Grundlagen der Repertorisation durchführen, die eine Klassifikation nach Ausbreitung und Modalitäten möglich macht.

7.5.1.2.2.1 Allgemeine Mittel: Acidum formicicum, Acidum nitricum, Antimonium crudum, Arsenicum album, Arsenum jodatum, Calcium carbonicum, Cantharis, Clematis, Graphites, Hydrocotyle asiatica, Kalium carbonicum (phosphoricum, sulfuricum), Lycopodium, Medorrhinum, Mezereum, Petroleum, Phytolacca, Psorinum, Rhus toxicodendron, Sepia, Silicea, Sulfur, Tuberculinum.
Generalisierte Ausbreitung: Arsenicum album, Graphites, Mezereum, Rhus toxicodendron, Sulfur.
Lange Zeit bestehende Erkrankungen: Kalium arsenicosum, Manganum, Sepia, Silicea.

7.5.1.2.2.2 Spezielle Mittel:
großschuppig: Hydrocotyle asiatica
feinschuppig: Kalium arsenicosum
periartikulär: Manganum aceticum
Psoriasis ohne Juckreiz: Cicuta, Kalium sulfuricum, Hydrocotyle
borkige Beläge: Arsenicum album, Arsenum jodatum
harnsaure Diathese: Berberis vulgaris, Berberis aquifolium.
Prädilektionsstellen:
Präputium und Nägel: Graphites, Hepar sulfuris, Lycopodium, Sepia.
Augenbrauen: Phosphorus.
Auffallend ist, daß die meisten und besten Gichtmittel der Homöopathie zugleich die bestwirksamsten Mittel sind, um die Psoriasis zu beeinflussen.
Folgende Hinweise, die zum Teil Wiederholungen darstellen, sollen die Mittelwahl erleichtern:
Haut neigt zu Schweißen: Antimonium crudum, Bryonia, Calcaria, Calcium carbonicum, Medorrhinum, Mercurius solubilis, Acidum nitricum, Phosphorus, Sepia, Silicea, Thuja.

Trockene Haut: Aurum, Graphites, Hydrocotyle, Jodum, Petroleum.
Haut schweißig oder trocken: Arsenicum album, Arsenum jodatum, Kalium arsenicosum, Kalium jodatum, Kalium sulfuricum, Natrium chloratum, Psorinum und Sulfur.
Da die Psoriasis im großen und ganzen immer ein ähnliches Bild bietet, obwohl die Ursachen sehr vielschichtig sein können, so kommt es bei der nun folgenden Besprechung der internen homöopathischen Mittel weniger auf die Art der Hautefforeszenzen als auf die konstitutionellen Eigenschaften an.

Antimonium crudum: Psoriasis bei starken Schweißen, bei Neigung zu Schwielenbildungen und Durchfall. Verschlimmerung durch Sonne und Dyspepsie.

Arsenicum album und Arsenum jodatum: Psoriasis scrotalis, Psoriasis der Nägel und der Haare.

Aurum chloratum: Neigung zu Melancholie. Die Psoriasis sitzt mehr an den Beinen, schuppt nicht sehr stark, die Haut ist gerötet und das Unterhautzellgewebe ist stark infiltriert.

Bryonia: Trockenheit der Schleimhäute bei großem Durst und Verstopfung, stechendes Jucken der kranken Hautpartien besonders vor dem Einschlafen. Psoriasis insbesondere am Stamm.

Calcium carbonicum und fluoratum: Urtikaria geht der Psoriasis voraus. Verschlimmerung im Frühjahr und bei nassem Wetter. Kalte Schweiße an Händen und Füßen. Milchunbekömmlichkeit.

Chelidonium: Leberkranke, rheumatische und gichtische Personen mit Neigung zu starker Schuppenbildung.

Dulcamara: Folgen von Durchnässung und Feuchtigkeitseinwirkung. Juckende rote Flecken zwischen den Schuppen. Ekzematöse Psoriasis, Parapsoriasis und dysseborrhoisches Ekzem in der Nasolabialgegend sowie in der Brustrinne.

Graphites: Nagelpsoriasis, Befallenheit der Hautfalten. Folgt gut nach Sulfur. Rhagadiforme psoriatische Veränderungen des Gehörgangs.

Hydrocotyle: Skrofulöse Personen. Dickborkige Flechten mit starker Abschuppungstendenz.

Jodum und Kalium jodatum: Aknepusteln, Psoriasis des Stammes auf geröteter Basis, Krusten schmutzig bräunlich, Jucken und Brennen.

Kalium arsenicosum: Schweißbildung auf der Haut und vermehrte Schleimabsonderung der Schleimhäute.

Kalium sulfuricum: Stärkstes Mittel der Bikomplexreihe nach SCHÜSSLER. Palmare und plantare Psoriasis.

Ledum palustre: Gichtisch rheumatische Natur, Psoriasis an den Streckseiten der Extremitäten, besonders der Beine.

Lycopodium: Leberbeteiligung, Meteorismus, Neigung zu Geschwürsbildungen und Ekzemen, Drüsenschwellungen.
Manganum aceticum: Psoriasis, die nicht sehr stark juckt und besonders an den Gelenken auftritt.
Medorrhinum: Neigung zu Warzenbildungen, Insektenkribbeln unter der Haut, Hitze und Trockenheitsgefühl, besonders nach Kratzen.
Melandrin: Psoriasis, die nach Vakzination eintritt.
Mercurius solubilis: Psoriasis auf syphilitischer Basis. Blutendes Zahnfleisch, Schleimhäute gerötet, die Krusten sind kreideweiß und schmutzig, gelb-braun, die Flecken sitzen auf einem kupferroten Hof, brennen und jucken besonders nachts, Neigung zu Gicht.
Natrium chloratum: Feuchte Schorfe in Nase und Mundwinkeln. Psoriasis fängt an der Haargrenze an oder in der Gegend der Gelenke. Fressen, Brennen und Beißen in den kranken Hautpartien, schlimmer bei Gewitter, ekzematöse Veränderungen der Psoriasis.
Acidum nitricum: Bei Sycosis, Syphilis, Skrofulose, besonders an den behaarten Stellen im Übergang der Stirn-Haargrenze, Splittergefühl unter den Schuppen, alle Absonderungen stinken.
Petroleum: Trockene Psoriasis in den Ohren, Mundwinkeln und der Nackengegend, ekzematös veränderte Haut bei schmutzig gelber Hautfarbe, Absonderungen stinkend und exkoriierend.
Phosphorus: Die Farbe der Schuppen spielt ins Bräunliche, weißer Sand im Urin, Psoriasis der Kinder, muß hier aber lange gegeben werden.
Psorinum: Zwischenmittel ähnlich wie Sulfur, meist in Hochpotenz.
Rhus toxicodendron: Gichtisch rheumatische Naturen, brennendes Jucken in den kranken Hautstellen, schlimmer in Ruhe, Besserung in der Wärme und bei Bewegung.
Sepia: Sykotische Naturen, dicke fettleibige Personen, besonders Frauen mit Hitzewallungen, gelblicher Hautfarbe, Prickeln in der Bettwärme, Psoriasis palmar et plantar, Nägelpsoriasis, Neigung zu urtikariellen Exanthemen.
Silicea: Großer, aufgetriebener Leib, stinkende Schweiße, die Flecken jucken zuerst bei der Eruption, nachher folgt Brennen, vorzugsweise runde nummuläre Formen der Psoriasis mit Befallensein des Kopfes und der Extremitäten.
Sulfur: Erethische Personen mit heißem Kopf und kalten Füßen, Unterleibsplethora mit Hämorrhoiden, Gefühl von Flohstichen am ganzen Körper, schlimmer im Frühjahr und bei nassem Wetter, vorwiegend ekzematöse Formen der Psoriasis.
Thuja: fettleibige, zu Warzenbildung neigende Individuen, Neigung zu Gicht und Rheumatismus.

Thyreoidinum: Psoriasis besonders am Rücken, Vorderarmen und auf der Kopfhaut bis zur Haargrenze. Anlage zur Kropfbildung.

7.5.1.3 Äußerliche Behandlung:

Die äußerliche Behandlung vollzieht sich meistens in Form von Seifen- und Sodabädern, von Lichtbädern und Sonnenbestrahlungen. Bekannt ist auch die Einwirkung der bereits erwähnten Meerwasserkuren, die den meisten Patienten für ein viertel oder halbes Jahr das Gefühl einer Rückbildung und Besserung ihres Hautleidens bringt. Leider ist diese Einwirkung nicht lange anhaltend.
Salicylalkohol 2%ig
Petroleumwaschungen und Einreibungen, sie sich sehr bewährt haben.
Chelidonium 1:10 oder Cignolinsalbe, vorher Waschungen evtl. mit Nicotina-Seife oder einem heißen Seifenbad, noch besser Kaliumseife = Schmierseife mit anschließendem Eintrocknen und nach einer Stunde abwaschen.
Volksmedizinisch bewährt sich Veilchenblätterauflagen, einfach zu Brei gequetscht, respektive Viola tricolor-Tee zum Trinken oder als Waschung.
Sodabäder, Natrium carbonicum crudum 250 bis 400 g auf ein Vollbad, ansteigend auf 40 Grad bis zu einer halben Stunde, zweimal wöchentlich. Daneben Moorsalzbäder, Schwefelwasserstoffbäder (Füssing, Birnbach).
Schwefelsalbeneinreibungen neben Schwefelinjektionen
Psoriasis-Salbe nach PAUTRIER
Acid. salicyl 10,0
Cignolin 0,1
Lanolin
Vaselin aa ad 100,0
Psoriasis Kopfsalbe
Acid salicyl 5,0
Hydrarg. praec. alb. 5,0
Liq. carb. deterg. 10,0
Lanolin, Vaselin aa ad 100,0
für Kinder wird die Salicyl-Schwefel Vaseline empfohlen.

7.5.1.4 Phytotherapeutische Maßnahmen bei der Psoriasis

Die Phytotherapie hat vielmehr als die Homöotherapie ihren Ursprung in der Volksmedizin und in einer Erfahrungsheilkunde ohne theoretische Voraussetzungen. Datieren doch die in der Phytotherapie ermittelten Erkenntnisse aus der Anwendung über viele Entwicklungsperioden der Medizin bis in die heutige Zeit. Während früher Blutreinigungstee, Diuretika und Diaphoretika in der Phytotherapie dominierten, besitzen wir heute eine Reihe von spezifischen Anwendungsmöglichkeiten, die aus der Erkenntnis der Phytochemie einzelner Pflanzen entsprungen sind. Hierbei ist in erster Linie die Dulcamara-Bittersüß zu erwähnen, von der wir wissen, daß es sich um eine Saponin-Droge handelt, die zellabdichtende Funktionen zu erfüllen vermag.

Auf den englischen Arzt Balmanno SQUIRE ist die Anwendung des Chrysarobins zurückzuführen. Dieser englische Arzt hat 1878 in einer Monographie darüber berichtet und seit dieser Zeit gilt Chrysarobin als das klassische Arzneimittel bei der Behandlung der Psoriasis. Im Organismus geht das Chrysarobin in Chrysophansäure über, die an den Schleimhäuten und an der Oberhaut Reizerscheinungen verursacht. An der Haut finden sich Knötchen, schmerzhafte Furunkel und eine Dermatitis, die häufig an den von der Psoriasis bevorzugten Stellen lokalisiert ist. Darauf gestützt hat VOISIN die innerliche Verabreichung von Chrysarobin in C-5-Potenz bei Schuppenflechte empfohlen. Aus Teegemischen, die früher zur Blutreinigung verwendet wurden und bei chronischen Dermatopathien anempfohlen waren, sind folgende Mittel zu erwähnen: Sarsaparilla, Guajacum, Sassafras, Dulcamara, Mezereum, Radix Liquiritiae, Foeniculum. Podophyllum peltatum, das in der Allopathie zur Hemmung der Mitosespindelbildung, in der Zellteilung auch bei der Krebsbehandlung eingesetzt ist, hat sich sowohl phytotherapeutisch als auch homöopathisch in der Behandlung der Psoriasis wirksam gezeigt. Nach DANDA sprechen vor allem frische Herde auf Podophyllin sehr gut an, die Herde werden dabei flacker, weil es nicht selten auch zu Ulzerationen kommen kann. Nach DANDA hat sich ein 2%iges Podophyllin in einer 5%igen Pix Lithantra – Zinkpaste bewährt. In der Homöopathischen Schule ist Podophyllin nicht selten erwähnt, vor allem bei LEESER, der einen Fall von Psoriasisbesserung beschreibt. Ausschlaggebend ist hierbei vor allem die Darmsymptomatik in Form der Dünndarmdurchfälle.

Sarsaparilla gehört mit zu den Saponin-Drogen, ähnlich wie Dulcamara. Man nimmt an, daß die Sarsaparilla-Droge den Cholesterin-Stoffwechsel beeinflußt und damit auf das Cholesterin auf der Haut einen Einfluß nimmt. RITTER hat die Erfahrungen DENECKES nachgeprüft und kommt zu dem Schluß, daß die Sarsaparilla-Therapie eine wertvolle Bereicherung des Arzneischatzes darstellt. Auch in Verbindung mit Chrysarobin und Praecipitat-Salbe gilt Sarsaparilla als Reaktions- und Zwischenmittel.

Insgesamt ist festzustellen, daß aus dem Bereich der Phytochemie noch einige Möglichkeiten der Psoriasisbehandlung unerforscht sind und sicherlich noch neue Wege sich erschließen lassen.

7.5.2 Lichen ruber planus

Die Knötchenflechte ist ätiologisch ebenfalls ungeklärt, durch typische polygonale, flach erhabene Knötchen an bestimmten Prädilektionsstellen und starkem Juckreiz gekennzeichnet. Die Anordnung ist symmetrisch mit Gruppierung an der Beugeseite der Handgelenke und Unterarme, an der Sakralregion, an der Streckseite der Unterschenkel, Skrotum sowie an der Schleimhaut von Mund und Genitale. Als Sonderformen, die sehr selten sind, unterscheidet sich der Lichen ruber annularis von dem Lichen ruber striatus, bullosus und verrucosis oder generalisatus. Die Erkrankung tritt meist zwischen dem 30. und 50. Lebensjahr auf, sie führt im Bereich der Prädilektionsstellen zu einer raschen Aussaat, verteilt sich schubweise, um in einen stationären Zustand einzumünden. Die Prognose ist relativ günstig, nach längstens drei Monaten kommt es zu spontanen Rückbildungen der Hauterscheinungen, wobei Schübe auch in späteren Jahren noch typisch sind. Die allgemeine Therapie, die bekanntlich nur die Erkrankungsdauer abkürzen kann, besteht in Nikotinsäureamid, Wismutinjektionen, Antihistaminica zur Juckreizstillung und Corticosteroiden.

Homöopathisch richtet sich ähnlich wie bei der Psoriasis die Therapie wieder nach den entsprechenden Konstitutionsbelastungen entweder im Sinne der Skrofulose mit der Anzeige für:
Antimonium crudum, Arsenicum album, Arsenum jodatum, Calcium carbonicum, Lycopodium, Mercurius, Phosphorus und Silicea.
Bei Funktionsstörungen der Leber und Verdauungsorgane sind:
Agaricus, Acidum fluoricum, Ammonium carbonicum und Antimonium crudum bewährt. In Frage kommen außerdem Arsenicum album, Berberis, Gratiola, Ignatia, Ipecacuanha, Lycopodium und Pulsatilla sowie Sepia.
Bei rheumatischer gichtischer Diathese: Antimonium crudum, Calcium carbonicum, Dulcamara, Ledum, Lycopodium, Manganum, Mercurius, Pulsatilla, Sarsaparilla, Silicea, Sepia und Thuja.
Bei anämischen Patienten: Arsenicum album, Calcium carbonicum, China, Ferrum, Pulsatilla und Sepia.
In Verbindung mit Nieren- und Blasenerkrankungen: Acidum benzoicum, Coccus cacti, Copaiva, Cantharis, Dulcamara, Sarsaparilla.

Neuropathische Formen verlangen Agaricus, Arsenicum album, Ignatia, Manganum und Phosphorus.

7.5.3 Erythema exsudativa multiforme

Die Ursache der Scheibenrose ist ätiologisch ungeklärt. Sie tritt in Flecken, Blasen und Knötchen mit typischem Farbton und Schützenscheibenform an bestimmten Prädilektionsstellen auf, seltener erfolgt eine Schleimhautbeteiligung. Die Lokalisation ist vorwiegend im Bereich der frei getragenen Körperpartien wie Handrücken, Streckseiten der Unterarme, Gesicht, Hals und Fußrücken und in seltenen Fällen auch an sichtbaren Schleimhäuten. Die Effloreszenzen sind symmetrisch, disseminiert mit gelegentlicher Konfluenz. Die Krankheit beginnt in Form von plötzlichem Einsetzen, mit mehr oder weniger klarem Zusammenhang ursächlicher Faktoren. Die Entwicklung verläuft schubweise während einiger Tage, dann allmähliche Alterung und längstens nach drei Wochen spontane Heilung. Die reinen Hautformen verlaufen meist leicht, die Schleimhautformen schwieriger. Die Prognose ist im allgemeinen gut.
Die homöopathische Therapie erfolgt mit Arsenicum album, Apis, Rhus toxicodendron, Dulcamara, Causticum, Cantharis, Acidum nitricum und sulfuricum, Calcium carbonicum, Lycopodium und Silicea.

7.5.4 Erythema nodosum Hebrae

Die Knotenrose ist ebenfalls eine unklare Dermatose, die durch entzündliche, tiefliegende, schmerzhafte Knoten an den Streckseiten der Unterschenkel und meist begleitenden Allgemeinsymptomen charakteristisch ist. Das Krankheitsbild tritt bei Jungendlichen und Kindern, häufiger bei Frauen als bei Männern auf. Es hat offensichtliche Beziehungen zu Infektionsphänomenen, aber auch zu rheumatischen Erkrankungen und ist im Sinne rheumatischer Affektionen mitzubehandeln.
Zu den Mitteln, die sich am meisten bewährten, gehören: Kalium bichromicum homöopathisch D 4 – D 12 – D 30, aber auch Rhus toxicodendron, Apis, Calcium carbonicum, Thuja und Ledum, sowie andere Rheumamittel (Bryonia, Dulcamara!).
Acidum formicicum, Echinacin und ähnliche Zwischenmittel werden zur Umstimmung und zur Reaktion im Falle länger dauernder Erkrankungen dazwischen verabreicht.

7.6 Blasenbildende Hauterkrankungen

Diese sehr häufige Form der Dermatosen liegt ätiologisch weitgehend noch im Dunkeln. Insbesondere für die Therapie mit homöopathischen Mitteln zeigt sich die Tatsache der Blasenbildung als Leitsymptom und läßt sich sowohl in bezug auf die Lokalisation als auch auf den Verlauf in bestimmte Kategorien therapeutisch einordnen. Deshalb empfiehlt es sich, alle blasenbildenden Dermatosen ungeachtet ihrer Krankheitszuordnung unter einem Aspekt für die Homöotherapie zu betrachten.

Unter Bläschen oder Blasen verstehen wir meist sichtbare, manchmal auch nur mikroskopisch vorhandene, mit Flüssigkeit gefüllte Hohlräume, die über dem Niveau der Haut liegen. Der Inhalt besteht aus mehr oder weniger eiweißreichem Exsudat oder Transsudat und ist meistens steril, enthält je nach Herkunft und Lokalisation Zellen in verschiedener Häufigkeit. Dabei spielen sowohl Leukozyten, Fibrin, aber auch eosinophile Zellen eine Rolle. Pathogenetisch läßt sich eine Blasenbildung auf der Haut bereits durch mechanische Reibung erzeugen, durch Wärmeeinfluß und Verbrennung sind Blasenbildungen geradezu typisch. Auch durch Fermente können auf proteolytischem Wege Blasen erzeugt werden, wie dies mit Canthariden bekannt ist. Insektenstiche werden durch Fermente des Insektensekrets hervorgerufen, bei Arzneimittelexanthemen werden toxische und allergische Vorgänge angeschuldigt. Bei Krankheiten aus dem Formenbereich der Autoaggression wie z. B. beim Pemphigus werden Eiweißablagerungen in der Struktur der Haut gefunden, die einer Antigen-Antikörper-Reaktion mit Freisetzung von proteolytischen Fermenten zugrunde liegen. Bei dem Zustandekommen der Hauterkrankung und für die Diagnostik sind demnach äußere Ursachen zunächst auszuschließen, danach kommen innere Ursachen wie z.B. Diabetes oder die Porphyrie, die bekanntlich aufgrund einer Lichtsensibilisierung zu Blasenbildungen der Haut führt. Allergische Reaktionen nach Arzneien im Sinne von Arzneimittelexanthemen und schließlich Viruserkrankungen wie Herpes labialis oder gestationis sind entsprechend abzugrenzen.

Typische Effloreszenzen in bezug auf die Lokalisation mit polylokulären Anhäufungen führen schließlich weiter zu der Diagnostik, ebenso wie das familiäre Vorkommen etwa bei Pemphigus, Dermatitis herpetiformis, welche bekanntlch im 6. bis 9. Dezenium auftritt. Aus dem Unterschied im klinischen Bild, im Verlauf und in der Histologie sowie im therapeutischen Ansprechen ergeben sich folgende differentialdiagnostische und dadurch abgeleitete therapeutische Überlegungen:

7.6.1 Pemphigus vulgaris

Es handelt sich dabei um intraepidermale Blasen mit schlaffer, dünner, leicht zerreißbarer Decke. Die Blasen bilden sich auf einer scheinbar unversehrten Haut. Sichtbare Schleimhäute werden meist mit betroffen. Es besteht kein Juckreiz. Das Auftreten in mittlerem Lebensalter setzt mehr oder weniger stürmisch ein und endet immer letal. Therapeutisch kann es mit Corticosteroiden weitgehend hintangehalten werden. Auch Immunsupressiva sind in Verbindung mit Corticoiden als Möglichkeit zur längeren Remission empfohlen.

7.6.2 Pemphigoid

Dabei handelt es sich um subepidermale Zellen mit straffer, dickerer, resistenter Decke. Sie stehen ebenfalls auf unveränderter Haut, aber auch entzündliche Flecken bis geringgradig erhabene plattenförmige Rötungen, die neben den Blasen auftreten, sind bekannt. Die Mundschleimhaut ist bei einem Teil der Patienten betroffen, andere Schleimhäute sind frei. Gelegentlich besteht Juckreiz. Die Erkrankung tritt bei alten Leuten und Kindern auf, sie setzt langsam ein, verläuft chronisch, kommt aber nach ein bis drei Jahren oft genug spontan zur Heilung. Therapeutisch sprechen diese Blasen immer auf Corticosteroide und Immunsuppressiva an.

7.6.3 Dermatitis herpetiformis Duhring

Es handelt sich auch hier um subepidermale Bläschen und Blasen mit straffer, dickerer und resistenter Decke. Sie kommen oft in Gruppen vor auf entzündlicher Haut mit leicht erhabenen Grundlagen, so daß neben den Blasen auch gerötete Knötchen primär auftreten. Die Schleimhäute sind dabei immer frei, es besteht aber starker Juckreiz, im Blutbild eine oft exzessive Eosinophilie. Im zweiten bis dritten Lebensjahrzehnt ist der Beginn der Erkrankung. Sie verläuft chronisch, teilweise in Schüben über Jahrzehnte hinweg und ist trotz ihres lästigen Verlaufs ohne ernstliche Gefährdung für den Patienten zu betrachten. Allgemeintherapeutisch spricht die Dermatitis auf Sulfapyridin und Sulfone an.

Homöotherapeutisch sind alle Blasenerkrankungen unter einem Aspekt zu betrachten. Der Verlauf des ernst zu nehmenden und prognostisch schlechten Pemphigus vulgaris ist auch durch die homöopathische Behandlung nur in seltenen Fällen wesentlich und anhaltend zu beeinflussen. Trotzdem ist der Versuch in jedem Falle zu unternehmen, insbesondere, wenn es sich um einen Pemphigus der Säuglinge handelt, der im allgemeinen noch günstiger auf die charakteristischen Mittel anspricht.

Bufo: Symmetrische Affektion, schlimmer durch Reiben und Berührung, neurasthenische Zustände. Es besteht daneben eine Neigung zu Epilepsie und Freßsucht.
Cantharis: Hauptmittel zur Behandlung der blasenbildenden Hautkrankheiten. Begleitend ist eine entzündliche Rötung im Untergrund der Blasen. Der Inhalt der Blasen ist gelblich-weiß und kann in Eiter übergehen. Es besteht ein heftiger Brennschmerz. Daneben organische Beziehungen zur Niere, Blase mit Harnzwang. Beachtenswert ist die Behandlung mit Cantharis insofern, als Reizungen auch der Blase und der Nieren im Zuge der Behandlung auftreten können evtl. auch Reizungen von seiten des Hormonhaushaltes bei Frauen. Hier ist die Dosierung sorgfältig zu wählen und die Behandlung zeitlich nicht über einige Wochen hinaus durchzuführen. Nach Abklingen etwaiger Reizerscheinungen ist ein neuerlicher Versuch mit veränderten Potenzen sinnvoll.
Caltha palustris: Blasen sind von einem Ring umgeben und trocknen am dritten Tag ein.
Carboneum sulfuratum: ist nützlich, wenn die Blasen im Verlauf der Nervenstränge auftreten wie etwa Ischiasbeschwerden, Trigeminusbeschwerden, besonders bei Herpes im Bereich der einschlägigen Nerven.
Capsicum: Ist bei Bildung von Bläschen angezeigt, die ein stechendes Brennen verursachen. Für die Konstitution sind dicke, fettleibige Personen mit Schweißneigung richtungsweisend. Capsicum hat die Ausartung der Bläschen in pustulöse, d.h. eitrige Formen, bewährt sich vor allem dort, wo Einflüsse von seiten des Trigeminus und Glosso-pharyngicus möglich sind.
Clematis: brennende Bläschen.
Copaiva; Bläschen mit stinkender Absonderung.
Croton: Bedeutsame Spannung der Haut, als wenn dieselbe zu fest angewachsen wäre. Croton hat kleine, stark juckende Bläschen, die später in Eiterpusteln übergehen können.
Euphorbium: Meist gelbliche, erbsengroße Bläschen, die an hervorspringenden Körperstellen auftreten, etwa Wangen, Lippen, aber

auch die Talpartien, so daß dieses Mittel als bewährt bei Herpes gestationis gilt.

Mancinella: Ist anzuwenden, wenn der Untergrund sehr entzündlich ist und ein scharlachrotes Aussehen hat.

Mezereum: Ein wichtiges Mittel bei generalisierten Blasenbildungen und bei bullösen Exanthemen. Die Blasen jucken und brennen unerträglich, der Inhalt verdickt sich sehr bald, so daß dicke Borken den allmählich eitrigen Inhalt bedecken. Besonders bewährt bei sekundär ekzematösen, bullösen Veränderungen in Verbindung mit Mykose.

Acidum nitricum: Hat eine Blasenbeziehung mit Splittergefühl. Bläschen- und Blasenbildungen sind vor allem im Übergang von Haut zu Schleimhaut (Herpes labialis, Herpes genitalis etc.) lokalisiert.

Thuja: Ist hilfreich bei sykotischen Naturen. Die Blasen vergrößern sich zusehends und bedecken mitunter große Flächen. Übelriechender Nachtschweiß und kranke Nägel.

Ranunculus bulbosus: Hat wie Lachesis Blasenbildungen auf bläulichem, entzündetem Untergrund und brennende Schmerzen wie Cantharis. Ähnlich ist Ranunculus scleratus, der besonders bei Landkartenzunge und Blasenbildungen bewährt ist.

Natrium sulfuricum: Gehört mit Kalium phosphoricum zu den wichtigsten Schüßler'schen Mitteln der blasenbildenden Hauteffloreszenzen. Es ist jedoch über längere Zeit einzusetzen.

Lachesis und die Schlangengifte sowie Tiergifte wie Apis, Vipera berus, Elaps corallinus etc. sind bei den autoaggressiven Erkrankungen die Mittel der Wahl. Sie können dort bei entsprechender Lokalisation unter Umständen einen erheblichen Einschnitt in den Krankheitsverlauf auch eines Pemphigus vulgaris bringen. Bewährt hat sich Lachesis, insbesondere beim Pemphigus im Bereich der Nabelgegend und dann, wenn neben dem Pemphigus hormonelle Störungen zu diskutieren sind.

7.7 Die Erbkrankheiten

Es wurde bereits ausgeführt, daß manche Krankheiten erbliche Dispositionen mit sich bringen, dies gilt nicht nur für die Psoriasis oder die Neurodermitis, sondern auch für eine der seltenen Erberkrankungen.

7.7.1 die Epidermolysis bullosa hereditaria.
Hier handelt es sich um eine Blasenerkrankung, die nach geringgradigem mechanischem Druck zur Bildung von Blasen führt, speziell an Händen, Füßen, Schultern oder in der Gürtelgegend. Eine weitere erbliche Erkrankung ist die RECKLINGHAUSEN'sche Erkrankung oder

7.7.2 die Neurofibromatose. Sie ist in der Jugend mit zahlreichen, über den ganzen Körper verteilten, mehr oder weniger großen Pigmentflächen manifest, später gesellen sich hirse- bis walnußgroße Neurofibrome, Gefäßnaevi und depigmentierte Naevi hinzu, die medikamentös praktisch unbeeinflußbar sind. Bei entsprechenden Funktionsbehinderungen muß evtl. chirurgisch eingegriffen werden.

Homöopathisch sind vor allem dort Möglichkeiten einer medikamentösen Therapie gegeben, wo zugleich hormonelle oder andere dispositionelle Faktoren auf ein Mittel hinweisen wie z.B. Pulsatilla oder Silicea. Eine weitere Erkrankung, die familiär auftritt, teils dominant, teils aber auch nach der rezessiven Regel vererbt wird, ist die

7.7.3 Ichthyosis oder Fischschuppenkrankheit

Sie zeichnet sich aus durch eine trockene rauhe Haut mit Neigung zu hyperkeratotischen Schuppenbildungen. Sehr viel häufiger als die seltene Ichthyosis vulgaris mit einem Befall des gesamten Körpers sind abortive Verlaufsformen, die in der Kindheit in Verbindung mit anderen Knochen- oder Bindegewebsanomalien wie z.B. Morbus Scheuermann, Lungenfibrose und Asthma aufzutreten pflegen. Diese Formen sind im Gegensatz zur generalisierten schwerwiegenden Form der Ichthyosis vulgaris durchaus einer Therapie zugängig und können damit in ein latentes bzw. erträgliches Stadium versetzt werden. Nicht zu vergessen ist auch die Beziehung der Haut zur Hypothyreose, die ein ähnliches Bild mit pastös verquollenem Gewebe und trockener, zu Schuppen neigender Haut bietet. Das erste Auftreten der Fischschuppenerkrankung ist bereits in den ersten Lebensjahren zu beobachten. Am meisten sind Unterschenkel, Arme und Rücken befallen, am behaarten Kopf entsteht häufig eine Pityriasis-ähnliche Schuppung, der Haarwuchs kann spärlich oder erheblich verändert sein. Eine Kombination der diffusen Erkrankung mit einer follikulären Hyperkeratose, dem

7.7.4 Lichen pilaris ist häufig. Eine trockene und schuppende Haut kann auch in der Folge des Verlaufs von chronischen Ekzemen und der Neurodermitis auftreten, ebenso kann sie in der Folge von Stoffwechselanomalien, wie bei Unterernährung und starken Abmagerungskuren gesehen werden. Hier ist auch nochmals an die Hypothyreose mit dem teigigen Bindegewebe und der Quellungstendenz, sowie der Ödemeinlagerung zu denken. Eine Kombination der Fischschuppenerkrankung mit allergischen Ekzemen ist vor allem bei entsprechender beruflicher Exposition durchaus möglich. Während die **Ichthyosis congenita** die kindliche Entwicklung erheblich verzögert und meist nach einer Frühgeburt zum baldigen Tod führt, sind die Erscheinungsformen der **Ichthyosis vulgaris** als mildere Verlaufsform mehr oder weniger gut lokal und intern beeinflußbar.

7.7.4.1 Als Allgemeintherapie werden hohe Dosen von Vitamin A empfohlen und zwar 3 mal täglich 50 000 Einheiten, jedoch kann es dabei leicht zu Rückfällen kommen. Bei aufgepfropften, ekzematösen Veränderungen wird gerne, wie auch bei anderen Allergien, die Cortisonsalbe angewandt. – Die Ichthyosis kann grundsätzlich durch Kochsalzbehandlung oder auch Sodabäder gebessert werden. Entweder wird eine 30%ige Kochsalzlösung in die Haut eingerieben und muß dort eintrocknen oder ein zwei- bis dreiprozentiges Kochsalz- bzw. Steinsalzbad, das täglich oder zweitägig durchgeführt wird. Empfohlen wird auch eine Kochsalzsalbe. Uns hat sich das Sodabad bewährt, ebenso wird die Haut wesentlich geschmeidiger gehalten mit der Glandulathermfrischdrüsenanwendung bzw. Frischdrüsenbad.

Homöotherapie:
Im Vordergrund der homöopathischen Anwendungen steht Calcium phosphoricum in Hochpotenz, ein- bis zweimal wöchentlich. Die Phosphorkomponente ist ebenso bedeutsam wie die des Calciums und kann auch hier getrennt verordnet werden. Bei fortgeschrittenerem bzw. stärkerem Auftreten der Ichthyosis hat sich Arsenicum album und Arsenum jodatum bewährt, ähnlich wie Antimonium crudum und Graphites. Die Behandlung mit Jodum und Mercurius entspricht dem reaktionsarmen Verlauf dieser Erkrankung, wobei durch diese beiden Mittel eine bessere Ansprechbarkeit auch auf andere Behandlungs-

formen erzielt werden kann. Als Zwischenmittel empfiehlt sich Psorinum, Silicea, Sulfur und Syphilinum, während bei Exazerbationen in der Folge hormoneller Umstellungen Sepia als Hauptmittel in Frage kommt. Symptomatische Therapie ist mit Hydrocotyle asiatica, Aurum metallicum oder Aurum jodatum durchzuführen. Bei partiellem Befall hat sich gelegentlich auch Thuja bewährt, vor allem wenn im Bereich von Penis und Skrotum intertriginöse Belastungen auftreten.

7.8 Rheumatische Erkrankungen der Haut

7.8.1 Lupus erythematodes

Bei der Schmetterlingsflechte handelt es sich um eine Autoaggressionserkrankung die zunächst harmlos im Bereich der Haut als scheibenförmige Rötung im Gesicht lokalisiert auftritt, aber auch lebensgefährliche Variante an Innenorganen mit sich bringen kann. Beim Lupus erythematodes chronicum discoides finden sich linsen- bis handflächengroße, abgrenzbare, flach erhabene Rötungen. Im Zentrum dieser Rötungen kommt es zu Schuppungen und grau-braunen farblichen Abblassungen, die letztlich zu atrophischen Narben Anlaß geben können. Die charakteristische Schmetterlingsform im Bereich des Gesichtes über Wangen und Nase, die sich aber auch in disseminierten Herden am Nacken und an den oberen Extremitäten verbreiten kann. Die Schleimhaut des Mundes kann dabei miterkranken, ist aber dann ein Zeichen eines prognostisch schlechteren Verlaufs.
Die Krankheit tritt vorwiegend bei Frauen zwischen dem 20. und 50. Lebensjahr auf. Sie kann zunächst lokal verlaufen, wenn sie sich auch therapeutisch als sehr hartnäckig erweist, während die viszerale Beteiligung oft zum letalen Ausgang führt, insbesondere die Nierenerkrankung.
Nachdem im Blut antinukleare Faktoren nachweisbar sind, ist die Ätiologie sowohl als erbliche Disposition als auch im Sinne einer Autoimmunisationsstörung aufzufassen. Wahrscheinlich ist, daß multifaktorielle Ursachen mitspielen, die auch eine einheitliche Therapie erschweren.
Die übliche Therapie besteht in Gold- und Wismutinjektionen, auch die Antimalariatherapie wird diskutiert. Corticosteroidhaltige Salben wirken sich lokal günstig aus, können aber den Verlauf insgesamt nicht wesentlich beeinflussen.
Kommt es zum Lupus erythematodes visceralis, so ist die schwere Allgemeinerkrankung, die von der Haut in die Innenorgane umschlägt als ein Zeichen von Autoimmunisationsstörungen aufzufassen.
Hier treten immer als Begleiterscheinungen Mund- und Schleimhautveränderungen auf. Polyarthritis, Nephritis, Polyserositis und Endocarditis mit dem ganzen dramatischen Verlauf und klinischen Bild sind dabei zu beobachten. Bei ganz akutem Verlauf kann es bereits nach wenigen Wochen zum Exitus kommen. Die Antigenveränderungen im Bereich der immunologischen Autoaggressionserkrankungen lassen an frühe allergische Dispositionen denken.

Homöotherapie:
Zunächst die Konstitutionsmittel wie Tuberkulinum, Medorrhinum, Sulfur, Psorinum und Lachesis.
Lokal kann man an Agaricus, Alumina, Arsenicum album, Calcium carbonicum, Causticum, Graphites, Hepar sulfuris und andere Mittel denken, während als Palliativmaßnahme Hydrocotyle, Rhus toxicodendron, Sepia, Staphisagria, Kalium carbonicum und Kalium bichromicum in Frage kommen.
Bei den wenigen klinischen Erfahrungen, die wir machen konnten, haben sich Umstimmungsmaßnahmen mit Acidum formicicum bewährt, beim viszeralen Verlauf ist in jedem Fall bei der Niere an Apis und Mercurius sublimatus zu denken. Bei der Polyarthritis oder Polyserositis an Lac caninum, Ledum und Rhus toxicodendron sowie Bryonia, bei Polyserositis ebenfalls an Apis, Acidum formicicum, Acidum fluoricum und Bryonia. Bei Herzbeteiligung und Herzinnenhautentzündung an die Möglichkeiten der Schlangengifttherapie mit Naja, Lachesis, Vipera berus, Elaps corallinus und nicht zuletzt auch wiederum an Apis etc.

7.8.2 Die sklerodermieformen Hauterkrankungen

Die Erscheinungsformen der Sklerodermie sind zunächst als Sklerodermia circumscripta als umschriebene Verhärtung der Haut und als Sklerodermia diffusa progressiva und als Generalisierung dieser Erkrankung zu unterscheiden. Es handelt sich in beiden Fällen um eine chronische Kollagenose, die durch weiß-gelbe, verhärtete Hautpartien ausgezeichnet ist, die sich mit einem bläulichen Ring umgeben und dadurch charakteristisch werden kann. Die Erkrankung beginnt mit einem entzündlichen Initialstadium und geht dann auf die spätere indurierte Form über. Es kann dabei entweder zur Abheilung kommen oder aber zu einem atrophischen Endstadium mit den entsprechenden Funktionsbehinderungen der befallenen Körperstellen.

7.8.2.1 Die circumscripte Sklerodermie kann in jedem Alter auftreten und ist bei Frauen häufiger. Sie entwickelt sich durch streifige Infiltrationen im Laufe von Wochen und Monaten zu sklerodermischen Verhärtungen mit dem entsprechenden atrophischen Endzustand und der Pigmentveränderung. Die Ätiologie ist auch hier unbekannt. Aufgrund der starken Bindegewebsbeteiligung ist das Bild als Mesenchymerkrankung bzw. Kollagenose zu betrachten. Die Therapie einer circumscripten Sklerodermie spricht gelegentlich auf Penicillin gut an, mit Hilfe von physikalischen Methoden wie Unterwassermassagen und Bindegewebsmassagen kann die Durchblutung gefördert werden, jedoch ist die Maßnahme mit entsprechender Vorsicht, insbesondere auch langfristig genug durchzuführen.

7.8.2.2 Die **Sclerodermia diffusa progressiva** ist durch ihre ernstere Prognose gekennzeichnet, nachdem es zu großflächigen Verhärtungen der Haut kommt und als Projektion in die entsprechenden Viszeralbereiche aufzufassen ist. Zunächst handelt es sich nur um temporäre, vasomotorische Störungen wie Akrozyanose etc., später kommt es zum ödematösen Stadium, zu Teleangiektasien mit unscharfer Begrenzung und teigiger Schwellung der Haut. Schließlich wird die Haut hart, sie kann nicht mehr eingedrückt oder abgehoben werden und ist mit der Unterlage fest verbacken. Folgen davon sind Spannungsgefühl und im Gesicht typisches Maskengesicht, an den Extremitäten Kontraktionen, im Bereich des Stammes entsprechende Belastungen der Statik. Sichtbare Schleimhäute des Mundes sind meist mit ergriffen, charakteristisch ist die Verhärtung und Verkürzung des Zungenbändchens. An dem Prozeß sind auch die quergestreiften Muskeln beteiligt, so daß es auch hier zu Schwächegefühl, Müdigkeit, Atrophie und evtl. kardialer Insuffizienz myogener Natur kommen kann. Auch Schleimhäute und Muskeln von Oesophagus und Magen mit den entsprechenden Beteiligungen auch der Lunge im Sinne der Lungenfibrose sind möglich. Die Diagnose bereitet in diesem Stadium keine Schwierigkeiten mehr.
Die Therapie auch dieser Erkrankung wird mit Penicillin versucht, jedoch sind die Erfolge nicht mehr so zuverlässig wie bei dem circumscripten Bild. Hinzu kommen bei der generalisierten Form gefäßerweiternde Medikamente und in größerem Stile physikalische Maßnahmen. Corticosteroide versagen im allgemeinen und bringen nur vorübergehende Besserung. Lokale Einreibungen von DMSO (Dolicur) kommen in Frage, vor allem verlangt die Haut eine aufwendigere Pflege, wenn es sich um die Vermeidung von rhagadiformen Veränderungen, von Druckstellen, von Wärme-Kälte-Schäden handelt.

Homöotherapie:
Konstitutionelle Gesichtspunkte:
Hier können die Mittel wie Tuberculinum, Medorrhinum, Melandrin und Thuja in Frage kommen.
Bewährt haben sich im akuten Beginn Aconitum, Apis, Arsenicum album, Rhus toxicodendron, in der ersten bis dritten Dezimalen, nach

Erkältung im Nassen Dulcamara D 1 – D 4. Antimonium crudum, Sulfur, Sabadilla sind in der Folge einzusetzen, während im Endstadium Secale, Mercurius solubilis, Calcarea und Silicea oft noch eine Linderung bringen. Physikalisch dürften Sonnenlichtbäder, Massagen und heiße Bäder lindern. Von GRÖNER wird Thyreoidinum D 2 empfohlen.

7.9 Pigmentanomalien

In gewissem Sinne gehören die Pigmentanomalien zu den erblichen Krankheiten der Haut. Doch wird die Pigmentbildung, nämlich das Melanin in der Basalschicht der Epidermis auch durch Belichtung gefördert, wobei die langwelligen Strahlen eine direkte oxydative Dunkelung des bereits vorhandenen Pigments bewirken, während die kurzwelligen UV-Strahlen auf dem Weg über eine Entzündung eine Oxydation der Sulfhydrilgruppen bewirken. So ist verständlich, daß auch andere entzündliche Prozesse nach Abheilung oder im Zustande der Entzündung selbst Pigmentverschiebungen des Hautkolorits mit sich bringen.

7.9.1 Hyperpigmentierungen

Die Epheliden und nachentzündlichen Pigmentierungen gehören zu den Pigmentanomalien im Sinne einer überschüssigen Pigmentproduktion.

7.9.1.1 Die Epheliden oder auch Sommersprossen entstehen im Frühjahr durch die frühzeitige Belichtung bevorzugt bei pigmentarmen, blonden Typen. Sie bilden sich im Zuge der zunehmenden Sonneneinstrahlung entweder zurück oder konfluieren zum Teil oder bleiben in intensiver Form bestehen. Es gab eine große Zahl von äußerlichen Mitteln, die Bildung von Sommersprossen zu verhindern. Sie bestehen oder bestanden meistens aus Quecksilberpräzipitat, Wismut, Zink und Milchsäure.

Zu den innerlichen Mitteln der Ephelidenbehandlung gehört in erster Linie bei Kindern Calcium carbonicum, Graphites und bei Mädchen Natrium chloratum. Bei dunkelhaarigen Typen, die trotzdem zu dunklen, gelb-braunen Sommersprossen neigen, hat sich Acidum nitricum bewährt, während bei helläugigen und hellhaarigen Typen sowie bei anämischen Frauen Pulsatilla, bei Jungens und Männern Phosphorus zu den Hauptmitteln zählen.

Zu den Sommersprossen gehören auch andere Hyperpigmentierungen, vor allem die endokrin bedingte Hyperpigmentierung, die auch als Chloasma uterinum gravidarum bekannt geworden ist, oder die Pigmentierung bei Krankheiten innerer Organe, vorwiegend bei Tumoren des Nervensystems, bei Avitaminosen und bei Kachexie sowie Hyperpigmentierungen durch Eisen-Stoffwechselstörung wie z. B. die

Hämochromatose oder schließlich die Pigmentierung durch Einlagerung fremder Substanzen in die Haut, zu denen die Tätowierung im klassischen Sinne zählt. Nach GRÖNER-GISEVIUS hat sich bei den Fleckbildungen folgendes Schema bewährt:

Sommersprossen an der Nase: Phosphorus, Sulfur.

Sommersprossen im Gesicht: Alumina, Calcium carbonicum, Graphites, Lycopodium, Natrium chloratum, Acidum nitricum, Sulfur.

Somersprossen an der Brust: Acidum nitricum.

Sommersprossen an den Beinen: Phosphorus.

Chloasma hepaticum: Antimonium crudum, Aurum, Carbo vegetabilis, Dulcamara, Hepar sulfuris, Jodum, Lachesis, Lycopodium, Mercurius, Natrium carbonicum, Nux vomica, Acidum nitricum, Phosphorus, Sepia, Sulfur.

Chloasma uterinum: Argentum nitricum, Conium Causticum, Clematis, Dulcamara, Ferrum, Graphites, Jodum, Kalium carbonicum, Lachesis, Acidum nitricum, Platina, Sepia, Sulfur. (Hierher gehören auch die Pigmentveränderungen nach Östrogentherapie, wofür sich am besten Pulsatilla in D 4 bewährt hat.)

Blaue Flecken: Arnica, Crotalus, Lachesis, Ledum, Secale, Acidum sulfuricum.

Gelbe Flecken: Argentum nitricum, Arnica, Chelidonium, Conium, Crotalus, Acidum fluoricum, Hydrastis, Jodum, Lycopodium, Natrium carbonicum, Petroleum, Phosphorus, Sepia, Sulfur.

Hellrosa Flecken: Silicea, Clematis.

Dunkelrote Flecken: Aurum, Clematis, Dulcamara, Lycopodium, Mercurius.

Kupfrige Flecken: Arsenicum album, Carbo animalis, Kreosotum, Lachesis, Mezereum, Rhus toxicodendron, Veratrum.

Bräunliche, bräunlich-rötliche Flecken: Acidum nitricum, Phosphorus.

Grünliche Flecken: Arnica, Arsenicum album, Conium, Vipera berus.

Braune Flecken: Antimonium crudum, Arsenicum album, Aurum, Berberis, Carbo vegetabilis, Conium, Crotalus, Hyoscyamus, Acidum nitricum, Petroleum, Phosphorus, Sepia, Sulfur, Thuja.

Braune Flecken in Verbindung mit breitflächigen Verhornungen der Haut oder Warzenbildungen: Acidum nitricum, Conium, Thuja.

Gelb-braune Flecken mit Verhornungstendenz, vor allem bei alten Menschen: Conium.

7.9.1.2 Die Formen der Depigmentierung sind vor allem in dem Bild der **Vitiligo** ausgedrückt.
Es handelt sich bei dieser Pigmentanomalie um eine partielle, teils symmetrische, teils unregelmäßige lokalisierte Depigmentierung, die auch im Bereich behaarter Stellen auftreten kann. Solche Pigmentveränderungen auf behaarten Stellen lassen die Haare partiell weiß erscheinen. Nur selten sind diese Pigmentveränderungen beeinflußbar, manchmal kommt es zu spontanen Rückbildungen.
Anwendung von hohen Dosen Vitamin C und Salben sind meistens wenig wirksam. Das Meladinin aus der ägyptischen Droge Amni majus hat anfangs vielversprechende Erfolge gebracht, sich jedoch auf die Dauer nicht bewährt. Homöopathisch erweist sich gelegentlich Arsenicum album in höheren Dosen und in sehr großen Abständen, Sepia, Thuja und Acidum nitricum als teilweise wirksam. Es ist jedoch schwierig hier von echten Heilungen zu sprechen.

7.10 Störungen der Talgdrüsen und Erkrankungen der Anhangsgebilde der Haut

Allen Erkrankungen der Anhangsgebilde liegt eine anormale Funktion der Talgdrüsen zugrunde. Wir sprechen von einer übermäßigen Sekretion bei der Seborrhoe, von einem zeitweiligen Verschluß der Öffnungen bei Komedonen, Acne vulgaris, Sycosis und Furunkeln und von einem dauernden Verschluß bei Milium und Atheromen.

7.10.1 Die Seborrhoe und Akne als Zeichen einer Sexualdeviation

Die Beziehung zwischen Akne und hormoneller Funktion ist bekannt und ist auch unter diesem Gesichtspunkt für die Spontanheilung nach Pubertät und Schwangerschaften verantwortlich. Neuerdings weiß man aufgrund von Hormonanalysen, daß bei dem für die Akne prädisponierten Typus wie Schlankwuchs, Neigung zu fettiger Haut und fettigem Haar (Gestagentypus) eine verstärkte Androgenproduktion in Nebenniere und Ovar stattfindet. Durch Stimulation der Talgdrüsen in Haut und auf dem Kopf bildet sich über die Seborrhoe die Akne aus. Dazu kommt eine übermäßige Behaarung (Hirsutismus) oder ein Haarausfall im Sinne einer Alopecia androgenetica. Die hormonelle Ursache kann eine Empfindlichkeit der Talgdrüsen und Haarfollikeln gegenüber Androgenen sein oder durch eine übermäßige Androgenproduktion im Gesamtorganismus ausgelöst werden. Substanzen, die eine verstärkte Androgenwirkung auflösen können, nannte man Antiandrogene. Sie werden seit 1963 systematisch entwickelt und sind bereits therapeutisch anwendbar. Sie wirken über eine Bindung der Androgene am Erfolgsorgan Haut, wandeln das Endometrium um (kontrazeptive Wirkung) und bremsen die Sekretion der Gonadotropine in der Hypophyse. Die Therapie mit solchen Antiandrogenen (Cyprosteronacetat) steht in Anfängen. Die Ergebnisse bei Akne und Seborrhoe sind vielversprechend, bei Hirsutismus weniger gut. Bekannt sind Rezidivneigung und vor allem bei der Therapie der Acne conglomerata der Jugendlichen Libido- und Potenzstörungen. Außerdem sollte zu Therapiebeginn mit Sicherheit eine Schwangerschaft ausgeschlossen werden, da mit einer Störung der Sexualdifferenzierung bei männlichen Föten zu rechnen ist. Beobachtungen von Stimmungsschwankungen und Gewichtsstörungen sind ähnlich wie bei den

Kontrazeptiva, was auch für die Überwachung der Leberbefunde und der Nebennierentätigkeit gilt. (F. NEUMANN).
Die in der Homöotherapie bekannten Behandlungserfolge bei Akne und Seborrhoe sind meist auf solche Mittel zurückzuführen, welche auch das Hormonsystem zu stimulieren imstande sind. Dazu gehören Natrium chloratum mit seiner Hypophysenwirkung und vor allem Pulsatilla (W. ZIMMERMANN), das bei Pubertätsstörungen beiderlei Geschlechts eindrucksvolle Ergebnisse ohne jegliche Nachwirkung bringen kann. Nachdem Antiandrogene zur regulativen Therapie des Hormonsystems eingesetzt werden, wird die Erfahrung der Zeit erbringen können; inwieweit sich eine solche Therapie mit homöopathischen Gesichtspunkten sogar kombinieren läßt.

7.10.2 Der Status seborrhoicus

Diese anlagebedingt gesteigerte Talgbildung ist durch eine Überfettung der Haut vornehmlich im Bereich der seborrhoischen Lokalisationen charakterisiert. Nach der klasssischen Einteilung unterscheidet man eine **Seborrhoea oleosa**, nämlich eine Überproduktion von flüssigem Talg und eine **Seborrhoea sicca**, eine Überproduktion eines festeren Talges mit gleichzeitiger feinlamellöser Schuppenbildung. Im Grunde handelt es sich um graduelle Unterschiede der Krankheiten und um besondere Lokalisationen entweder im Bereich des Gesichtes, der Nase oder des behaarten Kopfes. Sehr häufig findet man die Krankheitsformen in Gesellschaft mit internen Stoffwechselstörungen wie z.B. Diabetes, Hypercholesterinämie und entsprechende Störungen im Bereich des Magen-Darm-Traktes. Daneben ist eine hereditär-konstitutionelle Grundlage mit nervösen und hormonellen Faktoren verquickt wie z.B. aller Gebrauch von Hormonen oder von Ovulationshemmern diskutiert wird. Eine bestehende Seborrhoe kann durch die »Pille« jedoch auch gebessert werden.

Homötherapie:
Ammonium chloratum, Arsenicum album, Bryonia, Calcium carbonicum, Graphites, Jodum, Kalium carbonicum, Natrium chloratum, Phosphorus, Plumbum metallicum, Selenium, Sulfur.
Bei Sycosis: Thuja.
Prädilektionsstellen:
Kopfhaut: Arsenicum album, Barium carbonicum, Bryonia, Graphites, Kalium sulfuricum, Natrium chloratum, Phosphorus, Sepia, Sulfur, Sulfur jodatum, Thuja.
Bei trockener Schuppung: Arsenicum album, Natrium chloratum,

Graphites, Phosphorus, Psorinum.
Mit Haarausfall: Graphites, Selenium
Im Gesichtsbereich: Arsenicum album, Euphorbia.

7.10.3 Die Acne vulgaris

Die Hautfinnen-Erkrankung ist eine sehr häufige Anomalie des Talgdrüsenapparates und durch die Bildung von Komedonen, Akneknötchen und Aknepusteln im Bereich einer seborrhoischen Haut gekennzeichnet. Sie tritt schubweise entweder zum Zeitpunkt hormoneller Umstimmungen oder hormoneller Belastungen auf. So unterscheiden wir pustulöse, papulöse, phlegmonöse und conglobate Formen, die schließlich auch zum Aknekeloid führen können. Die Therapie ist mehrschichtig und entspricht auch der Grundbehandlung des Status seborrhoicus und der sekundären Folge der Pustelbildungen im Sinne sekundärer Entzündungen. Sehr wesentlich zur Allgemeintherapie der Akne trägt eine Sanierung und Regelung der Verdauung bei, das Vermeiden der aknebildenden Nahrungsmittel wie z.B. Schweinefett, Schokolade, Zucker und Alkohol und eine evtl. Regulierung der hormonellen Komponente bei Frauen.
Neben dieser Allgemeintherapie wird eine lokale Therapie vonnöten sein, nämlich Waschen mit milder, meist kalk- oder natronfreier Seife, Auftragen von einfachen Gesichtswassern, evtl. mechanische Beseitigung von Komedonen. Als einfaches Gesichtswasser hat sich ein alkoholischer Extrakt von Gänseblümchen (Bellis perennis) bewährt, wobei in einem Standzylinder mit 40%igem Alkohol abgepflückte Köpfe von Gänseblümchen aufgefüllt werden und ca. 8–10 Tage in der Sonne bei geschlossenem Gefäß zu einem Extrakt heranreiften. Dieser Extrakt ist ausgesprochen entzündungswidrig und läßt sich als lokales Gesichtswasser sehr erfolgreich bei der Behandlung von Acne juvenilis einsetzen. Wirksamer Bestandteil ist wohl Saponin.

Homöotherapie:
Bei skrofulösen Personen: Arsenum jodatum, Aurum, Barium carbonicum, Bromum, Calcium carbonicum, Carbo vegetabilis, Carbo animalis, Calcium fluoratum, Causticum, Hepar sulfuris, Jodum, Kalium jodatum, Lycopodium, Psorinum, Silicea, Sabadilla, Sulfur, Staphisagria (bei Acne juvenilis) und schließlich Tuberculinum als Hochpotenz initial.
Bei gichtisch rheumatischen Naturen: Antimonium crudum, Bryonia,

Calcium carbonicum, Causticum, Ledum, Pulsatialla, Rhus toxicodendron, Sanguinaria und Sulfur.

Bei chronischer Dyspepsie und Obstipation: Antimonium crudum, Arsenicum album, Alumina, Bryonia, Calcium carbonicum, Carbo vegetabilis, Ignatia, Iris, Ipecacuanha, Lycopodium, Natrium chloratum, Nux vomica, Sanguinaria und Sulfur.

Bei Akne des weiblichen Geschlechts: Belladonna, Causticum, Cimicifuga, Collinsonia, Graphites, Lachesis, Natrium chloratum (Hauptmittel), Pulsatilla (bei juvenilen Formen), Platina (bei Acne globata), Sabina, Sanguinaria, Sepia, Sulfur.

Bei sykotischen Personen: Antimonium crudum, Borax, Capsicum, Clematis, Cuprum, Medorrhinum, Acidum nitricum, Natrium chloratum, Sarsaparilla, Silicea, Secale, Sepia, Thuja.

Folgende Mittel sind nach STAUFFER bei Acne vulgaris zu verwenden: Sepia, Pulsatilla und Graphites bei Akne zur Regelzeit in D 3 – D 6 – D 30.

Thyreoidinum D 3 – D 12 – D 30 bei Strumabelastung.

Sanguinaria D 3 bei Akne im Gesicht in der Folge spärlicher Regel, bei Wallungen und Kopfschmerz.

Acidum nitricum D 6 bei Acne punctata.

Belladonna D 3 – D 6, Akne am Rücken. Berberis vulgaris D 3 – D 6 bei Harnstörungen sehr bewährt.

Selenium D 3 – D 12 – D 30, fette unsaubere, komedonenhaltige, zum Schwitzen geneigte Haut bei fettem Haar und Seborrhoea oleosa.

Phosphorus D 30, Akne bei Onanisten und blonden, nervösen Patienten.

Kalium bromatum D 3 bei Brünetten, vor allem wenn verhärtete Knötchen vorhanden sind. Lokalisationen sind dabei Nase und Kinn-Mund-Dreieck.

Jodum D 6 ähnlich wie Bromum, wird auch in Verbindung mit Kalium jodatum als eines der wirksamsten Mittel bezeichnet.

Thuja occidentalis D 3 – D 6 nach JOUSSET bei gestielten Knötchen.

Für die innere Behandlung der Seborrhoe kommen noch folgende Mittel in Frage:

Sulfur D 30, Calcium carbonicum D 30, Graphites D 4 – D 12 – D 30 als Konstitutionsmittel.

Arsenicum album D 4 – D 6 bei geschwächten Personen mit Stoffwechselstörungen.

Natrium chloratum D 3 – D 6 und Ferrum jodatum D 3 oder China D 3 bei anämischen Patienten mit Magen-Darmbelastungen.

Mercurius solubilis D 4 bei Drüsenverhärtung, Haarausfall und lästigen Nachtschweißen. Sepia D 30 und Pulsatilla D 30 in Entwicklungsjahren. Selenium D 6 bei fettiger Haut, Bläschen und Blüten, nässende Flecken am Kopf vor allem bei Männern mit Beginn der Alopecia angezeigt.

Bryonia D 3 – D 6 bei fettiger Absonderung der Kopfhaut als Hauptmittel nach BÖNNINGHAUS.

Das **Atherom,** der Grützbeutel oder Balggeschwulst ist auf dem Boden seborrhoischer Veränderungen entstanden, meist führt diese Erkrankung schon in die Hände des Operateurs, doch versuche man auch innerlich nach STAUFFER:

Calcium carbonicum D 30, Calcium jodatum D 3, Silicea D 3 – D 6, Sulfur D 3 – D 30, Kalium jodatum D 1, Thuja D 30, Staphisagria D 3 – D 6.

Eine Resorption der Balggeschwulst kann auch mit Skarifizierung der Haut und Einreibung mit Baunscheidt-Öl erfolgen.

7.11 Erkrankungen der Hautanhangsgebilde

7.11.1 Erkrankungen der Haare

Haarausfall oder Alopezie kommt als Anlage, angeboren oder im Sinne einer Alterserscheinung vor. Der Haarschwund in jüngeren Jahren ist durch Vererbung bedingt und als Konstitutionsanomalie oder Ernährungsanomalie aufzufassen.

7.11.1.1 Die Alopecia areata findet sich am Kopf und breitet sich kreisförmig aus, wobei sie schließlich auch zu totaler Kahlköpfigkeit führen kann. Es handelt sich meistens um entweder kontagiöse oder seborrhoische Erkrankungen, wobei die

7.11.1.2 Alopecia seborrhoica wohl mit zu den häufigsten Haarerkrankungen zählt. Anfangs ölige und fettige Sekretion der Kopftalgdrüsen, bilden sich später Schuppen, Schinnen und Glatze. Ebenso führen einige Erkrankungen zu Haarschwund wie z.B. Typhus, Scharlach, Pocken, Erysipel, Diphtherie und Grippe, besonders aber die Lues. Ferner sind nervöse Erkrankungen wie Anämien und Unterernährung, Vitaminmangel und Gefäßstörungen gelegentlich Ursache von Haarausfall.

Zur Behandlung des Haarausfalles sind einzelne Ursachen gegenseitig abzugrenzen. Die Prophylaxe ist die beste Therapie, Haare möglichst kurz scheren, wobei Luft und Reinlichkeit oft eine große Rolle in der Prophylaxe darstellen. Die wenig luftdurchlässigen Kopfbedeckungen sind weitgehend zu vermeiden, ebenso mangelnde Haarhygiene mit Verfilzen der Haare und des Haarbodens. Schließlich sei noch an kontagiöse Erkrankungen gedacht, die bei Friseuren, durch Bürsten und Kämme übertragen werden.

Zu der äußerlichen Behandlung gehören bei infektiösen Alopezien Alkoholwaschungen, evtl. Sublimatalkohol 1:1000 oder Schmierseifen-, Crinitonwaschungen bei Seborrhoe. Auch empfiehlt sich die Waschung mit nichtalkalischen Seifen, sogenannte Nichtseifenstücke wie z.B. Eubos, kurzfristige Petroleumanwendungen, Graphitsalbe 0,1:100 oder Schwefelsalben 1:10, insbesondere, wenn Ekzeme der Kopfhaut vorhanden sind.

Homöotherapie:
Konstitutionelle Behandlungen der Psora, Gicht, Anämie oder Neurasthenie sind sehr bedeutsam. Folgende Differenzierungen seien hier nach STAUFFER angeführt.

Arsenicum album D 4 – D 6, Hauptmittel bei allen Anämien, in der Rekonvaleszenz nach schweren Infektionskrankheiten, evtl. auch in Verbindung mit China als Chininum arsenicosum D 3 – D 6.
Lycopodium D 3 – D 30, Haarschwund mit Schinnenbildung, harnsaure Diathese, Leber- und Verdauungsstörungen.
Kalium carbonicum D 4 – D 6 bei Anämie bewährt, ebenso Natrium chloratum D 3 – D 30.
Acidum phosphoricum D 3, Haarausfall und Ergrauen des Haares bei nervöser Erschöpfung in der Rekonvaleszenz, nach Gemütserregungen und in der Jugend.
Kalium phosphoricum, das wesentliche SCHÜSSLER-Mittel bei Alopecia areata in D 4 – D 6.
Mercur-Präparate, Kalium jodatum D 1, Acidum nitricum D 3 – D 6 sind bei luetischem Haarausfall die gebräuchlichsten und wirksamsten Mittel. Kalium jodatum fungiert dabei als Antidot von Mercurius und ist in der Folge von Mercurverordnung als erstes Mittel zu empfehlen.
Graphites, Sepia, Cimicifuga sind bei innersekretorischen Drüsen ovariellen Ursprungs in Betracht zu ziehen (Hypertrichose).
Pel talpae D 3 als Symptomatikum von METZGER empfohlen.
Thallium D 6 – D 12 als symptomatisches Mittel mit fraglichem Erfolg.

7.11.2 Hirsutismus und seine Therapie:

Bezüglich der Entstehung des Hirsutismus sei auf die Ätiologie der Akne und Seborrhoe verwiesen. Der Hirsutismus als übermäßige Behaarung von Gesicht und Körper, aber auch kombiniert mit Haarausfall wird als Zeichen einer Androgenüberfunktion der Nebenniere angesprochen. Oft treten solche Erscheinungen auch in der Folge von Ovarialerkrankungen oder der Zufuhr von Androgenen auf.
Auch hier wurde die Therapie mit Antiandrogenen versucht. Nach 6–9 monatiger Behandlung werden die Erfolge mit 70% angeführt (F. NEUMANN), wobei die Erfolge bei der Alopezie am ungünstigsten waren. Auch bei dieser vielversprechenden Therapie kommt es zu häufigen Rezidiven, die Gegenanzeigen sind ähnlich wie bei der Aknetherapie. Man beachte differentialdiagnostisch die Behaarung nach Anabolika und Testosteron (iatrogener Hirsutismus).
In der Homöopathie gleicht das androgene Bild der virilisierten Frau dem Sepiatypus, bei dem man auch an die Nebenniereninsuffizienz denken muß. Auch hier zwingt sich der Gedanke auf, inwieweit z.B. Sepia in der Intervallbehandlung zwischen den Kuren mit Antiandrogenen eingesetzt werden könnte, um so mehr als die Behandlungser-

folge bei Hirsutismus mit Sepia allein auf lange Sicht auch nicht befriedigend sind. Diese Bemerkung sei als Anstoß aufzufassen für eine Kombination einer regulativen biochemischen Therapie mit homöopathischer Intervallbehandlung.

7.11.3 Nagelerkrankungen

Der eingewachsene Nagel **Unquis incarnatus** ist meist mechanisch bedingt und durch schlechtes Schuhwerk oder schlechte Einlagen hervorgerufen. Innerlich versuche man Acidum fluoricum D 6, Acidum nitricum, Silicea, Graphites, Sulfur als Nagelmittel bei Eiterungsprozessen.
Bei Nagelhypertrophie wird empfohlen: Calcium fluoratum D 6, Acidum fluoricum D 4 – D 12. Dadurch kann ein verbessertes Nagelwachstum erzielt werden, wenn ein schwaches Wachstum mit Rillenbildung vorhanden ist. Verdickungen der Nägel werden mit Antimonium crudum D 4 – D 6 evtl. zurückgebildet.
Bei Nagelatrophie Thuja occidentalis D 6 – D 30, Verbesserung von weichen und spröden Nägeln.
Antimonium sulfuratum nigrum D 3 – D 6 heilt Nagelverunstaltungen und Nagelspaltungen in der Folge von trophischen Störungen.
Bei Nagelfalzeiterungen (Paronychie) gebe man innerlich Acidum nitricum D 6, Hepar sulfuris D 6, Sulfur D 6 – D 30 oder Silicea D 6 – D 30.
Zur Reifung von Eiterungen Myristica seb. D 3 – D 4.
Die luetische Form der Nagelfalzeiterung verlangt Mercurius solubilis D 3 – D 4 oder Thuja occidentalis D 30. Äußerlich wirkt in allen Fällen Unquentum cinereum als Salbenverband wachsspezifisch. Man denke auch an luetische Primäraffekte, an Favus und Trichophytie am Nagelfalz.

Nagelekzem
Antimonium crudum D 3 – D 6 bei Stoffwechselstörungen, Schweißneigung und Durchfällen.
Graphites D 3 – D 6 bei exsudativer Diathese, Frostigkeit, trockener Haut und Neigung zu Schleimhautkatarrhen sowie Obstipation.
Nagelentstellungen können auch bei Psoriasis und bei chronischen Ekzemen sowie bei allen schweren Erkrankungen auftreten, wobei die Behandlung des Grundleidens im Vordergrund steht.

7.11.4 Verhornungsstörungen

Die Verhornungsstörungen lokalisieren sich im Stratum corneum. Dabei kommt es entweder zu einer Retentionshyperkeratose, d. h. einer verzögerten Abschilferung von Hornlamellen wie bei der Ichthyosis vulgaris oder einer Proliferationskeratose, d.h. einer beschleunigten Hornbildung mit Verbreiterung des Stratum corneum oder einer Dyskeratose, d. h. einer vermehrten und beschleunigten Hornbildung wie etwa bei der Darrier'schen Krankheit.

7.11.4.1 Ichthyosis (siehe auch das Kapitel Ichthyosis)
Auf dem Boden einer Verhornungsstörung handelt es sich um eine Retentionshyperkeratose. Es kommt zu Trockenheit und Schuppung der Haut ohne begleitende entzündliche Veränderungen. Die wesentlichen Mittel, wenn nicht schon erwähnt, sind:
Arsenicum album, Clematis, Graphites, Hydrocotyle asiatica, Kalium jodatum, Phosphorus oder Acidum phosphoricum, Syphilinum, Thyreoidinum.

7.11.4.2 Keratosis senilis
Hier steht die Trockenheit der Haut im Vordergrund des Erscheinungsbildes.
Cinnabaris (bei Blutungsneigung), Thuja.

7.11.4.3 Cornu cutaneum
Das Hauthorn tritt meist im Kopfbereich, um die Augenpartie auf, aber auch Ohr und andere Gesichtspartien können von dieser Hyperkeratose befallen sein.
Das Hauptmittel ist Causticum neben Conium, vor allem im Alter.

7.11.4.4 Verhornungsstörungen der Nägel
Hypertrophie der Nägel: Graphites
Brüchigwerden und Verdickung der Nägel: Antimonium crudum, Arsenicum album und Graphites.

7.11.4.5 Hornartige Warzen
Antimonium crudum
Breite und harte Warzen an Nase und Fingern: Causticum
Umschriebene, verhärtete Knötchen: Antimonium crudum
Schwielen: Lokalisation an den Fußsohlen: Antimonium crudum
an anderen Stellen des Fußes: Causticum.
Hautpolypen: Calcium carbonicum, Staphisagria, Thuja.

Hautwucherungen: Calcium carbonicum, Causticum, Graphites, Lycopodium, Acidum nitricum, Staphisagria, Thuja.
Epitheliome: Arsenicum album, Hydrastis, Lapis albus, Silicea, Thuja, Arsenicum jodatum, Lycopodium.
Siehe auch Kapitel Warzen und Epitheliome sowie Psoriasis.

7.11.5 Störungen der Schweißsekretion der Haut

Die Schweißsekretion mit ihren Anomalien der Anhidrosis oder Hyperhidrosis gehört mit zu den wesentlichen Symptomen einer Störung der Haut oder der vegetativen Hautinnervation. Mit Störung der Symptomatik der Schweißsekretion ist es oft leicht, ein entsprechendes Therapiebild homöopathisch zu finden, deshalb sei hier eine kurze Zusammenstellung der wesentlichen Schweißsekretionsanomalien gegeben.

Schweiß einzelner Teile; Belladonna, Calcium carbonicum, Lycopodium, Mercurius, Selenium, Sepia, Silicea, Thuja.
Halbseitiger Schweiß: Barium carbonicum, Bryonia, Nux vomica, Pulsatilla, Sulfur.
Schweiß am Kopf, an Händen und Füßen: Belladonna, Calcium carbonicum, Lycopodium, Silicea, Sulfur.
Schweiß unter den Achseln: Sepia, Sulfur.
Kalter Schweiß: Antimonium crudum, Arsenicum album, Cactus grandiflorus, Cannabis, Cantharis, Cina, Helleborus, Hepar sulfuris, Lycopodium, Pulsatilla, Rheum, Secale, Staphisagria, Stramonium, Sulfur, Tabacum, Veratrum.
Fettiger Schweiß: Bryonia, China, Mercurius, Thuja.
Klebriger Schweiß: Aconitum, Chamomilla, Jodum, Lycopodium, Mercurius, Acidum nitricum, Phosphorus.
Färbender Schweiß: Mercurius, Nux vomica, Graphites, Selenium.
Rötlicher Schweiß; Arnica, Crotalus, Dulcamara, Lachesis, Nux vomica.
Gelber Schweiß: Mercurius, Graphites.
Stinkender Schweiß: Barium carbonicum, Belladonna, Cantharis, Dulcamara, Hepar sulfuris, Calcium carbonicum, Ledum, Lycopodium, Mercurius, Acidum nitricum, Nux vomica, Pulsatilla, Rhus toxicodendron, Sepia, Silicea, Staphisagria, Stramonium, Sulfur, Thuja, Veratrum.
Urinartiger Schweiß; Acidum benzoicum, Dulcamara, Mercurius, Acidum nitricum, Calcium aceticum, Hepar sulfuris, Jodum, Ipecacuanha, Sepia, Silicea, Sulfur, Veratrum.

Stark vermehrter Schweiß: Belladonna, Calcium carbonicum, Ferrum, Kalium carbonicum, Mercurius, Natrium chloratum, Acidum nitricum, Nux vomica, Phosphorus, Rhus toxicodendron, Sambucus, Salvia, Sepia, Silicea, Sulfur, Thuja.
Schweiß an den Genitalien: Agnus castus.
Schweiß beim Einschlafen: Conium.
Schweiß an der unteren Hälfte des Körpers: Crocus.
Abnormer Fußschweiß: Graphites, Silicea, Thuja.
Vermehrter Schweiß mit Speichelfluß: Jaborandi.
Schweiß an der oberen Körperhälfte: Kalium carbonicum, Silicea.
Schweiß am Kopf und Fußschweiß: Silicea.
Schweiß in der Nacht am ganzen Körper, besonders gegen Morgen und übelriechend: Acidum nitricum, Kalium carbonicum, Silicea.
Profuse, schwächende Schweiße: Sambucus, Silicea, Kalium carbonicum.

Als symptomatische Therapie hat sich folgendes Rezept bewährt:
Salvia D 4
Sambucus D 2
Jaborandi D 6
Sulfur D 6 aa ad 20,0
MDS 3 mal täglich 5–10 Tropfen.

7.12 Hauterkrankungen ohne ätiologische Zuordnung

7.12.1 Elephantiasis

Die Elephantiasis besteht in einer bindegewebigen Wucherung des Unterhautzellgewebes und einer ödematösen Auflockerung. Dabei wuchert das interstitielle Bindegewebe, während sich am Knochen Exostosen und Osteophyten bilden können. Am meisten werden die Schenkel befallen, rechts mehr als links, dann folgen die äußeren Sexualorgane, wobei auch andere Körperteile nicht verschont bleiben. Ätiologisch sind Blut- und Lymphgefäße erweitert, auch Lymphabflußstörungen können bestehen. In den Tropen finden sich auch bakterielle oder parasitäre Lymphstauungen, so daß eine einheitliche Ursache für dieses Krankheitsbild nicht vorliegt.
Zunächst ist als äußere Ursache der Elephantiasis immer der Verschluß von Lymphbahnen anzunehmen. Es kann sich hier um abgelaufene Drüseneiterungen, um entsprechende Entzündungen, um Neoplasien handeln, aber auch um abgelaufene Erkrankungen wie Erysipel, Phlegmonen, chronische Ekzeme und andere Affektionen neben den bereits erwähnten Parasiten der Tropen. Auch eine hereditäre Anlage ist bekannt. Die Elephantiasis entwickelt sich langsam in vielen Jahren, das Krankheitsbild ist nicht lebensgefährlich. Nicht selten kommt es zu einer Elephantiasis in der Folge einer Mamma-Ablatio mit totaler Ausräumung der Achsellymphdrüsen und dadurch bedingter sekundärer Lymphabflußstörung. Die Therapie muß darauf bedacht sein, die ursächlichen Momente zu erfassen; eine Behandlung des Grundleidens durch entsprechende Bäder, Massagen und Heben des Lokalstoffwechsels leisten oft gute Dienste. Dabei haben sich insbesondere Novocaininjektionen bewährt, die entlang der Lymph- und Venenbahnen durchgeführt werden. Auch Blutegelbehandlung und Baunscheidtismus kann eine therapeutische Rolle spielen, vor allem, wenn abgelaufene Entzündungsprozesse die Lymphstauung verursacht haben.

Als innere Mittel haben sich aus der Homöopathie Apis bewährt neben Arsenicum album, Arsenicum jodatum sowie Anacardium, Calcium carbonicum, Ferrum, Graphites, Hamamelis, Lachesis, Phosphorus, Psorinum, Sepia, Silicea, Sulfur und Tuberculinum.

7.12.2 Acne rosacea

Die Rosenflechte ist Ausdruck zunächst einer lokalen Gefäßerweiterung, die anfangs nur gering sein kann und eine leichte Rötung bedingt. Später werden die einzelnen Gefäße immer dicker, röter und zuletzt blau. Es kommt zu sekundären Bindegewebswucherungen und zu einem venösen Stau, so daß schließlich die sogenannte Kupfernase aus diesem langsam entstehenden Krankheitsbild resultiert. Stirne, Wangen und Lippen können jedoch ebenso befallen sein wie die Nase, die als Hauptlokalisation in Frage kommt. Es findet sich eine Hypersekretion und Erweiterung der Talgdrüsen, wobei auch die Haarfollikel in Mitleidenschaft gezogen werden können.

Bei der Ursache der Rosenflechte sind mit Sicherheit Stauungen im Bereich der Pfortader der Leber bekannt geworden. Daneben können aber auch Schwächen der Herzfunktion beteiligt sein. Bekannt ist die Acne rosacea bei Alkoholikern, wobei sicherlich auch über die Leber hier die Bildung dieser Störung zu erklären ist. Bei Frauen tritt infolge von Menstruationsstörungen Blutstau auf, der zu einem Acne-rosacea-ähnlichen Bild führen kann. Männer erkranken mehr im höheren Alter, bei Frauen kann die Veränderung bereits mit Eintritt der Menstruation beginnen. Offensichtlich spielt in jedem Fall auch ein Erbfaktor im Sinne der Konstitutionsbelastung mit. Nicht zu vergessen ist die Acne rosacea, die bei operierten Mägen sowie in der Folge einer Anacidität des Magens zu beobachten ist, und auch über die Anacidität des Magens zu beeinflussen sein wird.

Die Therapie richtet sich nach den verschiedenen Kausalelementen. Leber- und Darmleiden, Menstruationsanomalien, Magenstörungen, Magensekretionsstörungen sind entsprechend zu behandeln. Insbesondere scheint auch bei Pankreasstörungen gern eine Akne aufzutreten, so daß hier mit der Fermenttherapie kausale Defekte beseitigt werden. Zur übrigen Therapie empfiehlt sich Alkoholverbot, Einschränkung des Fleischgenußes.

Homöotherapie:
Calcium carbonicum, Acidum fluoricum, Lycopodium, Nux vomica, Sulfur (bei Leberleiden)
Arsenicum album, Carbo vegetabilis bei Darmstörungen.
Cannabis, Clematis, Graphites, Pulsatilla, Sanguinaria bei Menstruationsanomalien.
Acidum muriaticum oder Natrium chloratum bei Sekretionsanomalien des Magens.
Allgemein werden empfohlen: Arsenicum album, Allium cepa, Alu-

mina, Ammonium chloratum, Carbo vegetabilis, Cannabis indica, Cicuta, Capsicum, Hepar sulfuris, Kalium jodatum, Kreosotum, Ledum, Mezereum, Acidum nitricum, Nux vomica, Petroleum, Phosphorus, Rhus toxicodendron, Sepia, Silicea, Sulfur, Veratrum album, Thuja.

Als weitere Mittel werden folgende Tinkturen äußerlich verordnet:
Rp. Hamamelis fluid Extrakt 10,0
  Aesculus Ø 1,0
  Spiritus dilutus 45,0
  Tct. Vanillini 5,0
  Capsicum Ø 1,0
  Sirupus aur. cortic ad 250,0
  3 mal täglich 1 Eßlöffel

Diese Empfehlung geht auf SCHÖNEBECK zurück, und soll sich sehr bewährt haben.

8 Literatur

AMOS, H. E. et al: Brit. ed. J. 1. S. 402 (1978)
ASCHNER, B.: Lehrbuch der Konstitutionstherapie, Hippokrates, V. Auflage, Stuttgart 1933
ASCHNER, B.: Technik der Konstitutionstherapie, 3. Aufl. Haug Verlag Ulm 1961
BIER, A.: Münch. med. Wschr. (1930) 38
BIRCHER, W.: Hautkrankheiten und ihre Heilung, Wendepunkt Verlag Zürich 1943
BÖNNINGHAUSEN v. C.: Repertorium d. homöop. Arzneien, Münster 1835
BÖRICKE: Arzneimittellehre
BORELLI, S. und DUNGEMANN, A.: Therapiewoche Heft 5 (1975), S. 478–493
BURNETT, J. C.: Diseases of the skin, Boericke + Tafel Philadelphia 1936
BURNETT, M.: Naturw. Rundschau 15 (1962) 127
CONRAD, K.: Der Konstitutionstypus, Berlin 1963
CZERNY, A.: Sammlung klin. Vorlesungen über Kinderheilkunde Leipzig 1942
DAHLKE, P.: Arzneimittellehre, Teil II – Repertorium Berlin 1916
DINGFELDER, J.: Dtsch. Hom. Mtschr. 1955/10
DORNBÜTH: Klin. Wörterbuch S. 208
DOSCH, P.: Lehrbuch der Neuraltherapie, 6. Aufl. Haug Verlag Heidelberg 1976
FARRINGTON, E. A.: Klinische Arzneimittellehre Leipzig 1931
FONROBERT, H.: Psoriasis, Dtsch. hom. Mtschr. 4 (1953) 225 ff.
FREY, J. R. und WENK, P.: Dermatologica (Basel) 112 (1956) 265
GANS, O., GRUHLE, H., BRILL, E., BRANDS, R., Zit. Gottron, HA., und Schönfeld, W.: Dermatologie und Veneralogie. Thieme 1962
GOTTRON, A. H.: in Arzt und Zieler, L. Haut und Geschlechtskrankheiten, Bd. II Urban und Schwarzenberg 1935
GRAUVOGEL, v.: Die Grundgesetze der Physiologie, Pathologie und homöopathischen Therapie – Verlag Korn Nürnberg 1860
HAHNEMANN, S.: Organon der Heilkunst, 6. Auflage, Haug Verlag-Heidelberg
HAHNEMANN, S.: Reine Arzneimittellehre Haug Verlag 1950 (Nachdruck)

HAHNEMANN, S.: Die chron. Krankheiten Haug Verlag 1956 (Nachdruck)
HAUSER, W.: Arch. f. Klin. exper. Dermat. 222, (1965); 227, 325 (1966)
HAUSER, W.: Therapiewoche Heft 21 (1970) S. 925–945
HAUSER, W.: Acta dermatol, 1, S. 15 (1975)
HERING: Archiv für homöopathische Heilkunst Bd 13, Heft 3, S. 32 und 163
HODIAMONT: Zschr. für Klass. Hom. XII, 109–122, 1968
HOLZMANN, H.: Med. Welt Bd. 27/41 (1976) S. 1918 ff.
JORES, A.: Vom kranken Menschen, 1960 Thieme-Stuttgart
JOUSSET, P.: l'Art médical (1906 Heft 2) Zit. nach Stiegele 152
JULIAN, O.: Materia medica der Nosoden Haug Verlag-Heidelberg 1960
KENT, J.: Repertorium Haug-Verlag 1960 Bd. I–III
KREBS, A.: Ärztl. Praxis XXX, 1978, S. 2496–98
KNUSSMANN, R.: Handbuch der Humangenetik I/I, 197–279 bis 280 – 437, Stuttgart 1968
KRETSCHMER, E.: Körperbau und Charakter – Berlin Göttinger 1961
KÜNZLI: Allgemeine homöopathische Zeitschrift, 1956
LAMBREGHT jun.: Revue homöop. belge März 1894 ref. AHZ 133, 1896 S. 155
LAMPERT, H.: Physikalische Therapie. Th. Steinkopf Verlag 1938
LEESER, O.: Lehrbuch der Homöopathie, Bd. B/II pflanz. Arzneistoffe, S. 437/II, Haug-Verlag Heidelberg 1971
LEESER, O.: Grundlagen der Heilkunst 3. Auflage 1963, im Lehrbuch der Homöopathie, Haug Verlag
LEESER, O. und JANNER, K.: Archiv für Homöopathie Bd. I. S. 9 (1953)
MATTES: Allgem. Homöop. Zeitung Bd. 133 (1896) S. 144 ff.
MICHAELIS, H.: Deutsche Hom. Mtschr. 1953, 3, 200–212
MILLER J. F. A. P. und DUKOR, P.: Die Biologie des Thymus Frankfurt 1964
MONCOPES, C.: Zit. nach Gottron, HA. und Schönfeld W. Dermatologie und Veneralogie, Thieme 1962
NAEGELI, O.: Allgemeine Konstitutionslehre
NEUMANN, F.: Dtsch. Ärzteblatt Heft 29 (1978) S. 1691
NOAK, A. und TRINKS, C.: Handbuch d. hom. Arzneimittellehre 1. Bd., Leipzig 1843, Verlag Schumann
OSTERMAYR, B.: Dissertation 1978/79 München. Die biologische Arzneitherapie der Psoriasis vulgaris

PFAUNDLER, v., M.: Handbuch der Kinderheilkunde 1931 erg. 1942 Vogel Verlag

PIRQUET, v.: (Infektionsallergie) Zit. nach Hansen, K. Allergie 3. Auflage 1957, Thieme S. 1004

PÜRSCHEL, W.: Ztschr. für angew. Bäder-Klima Hkd. 3 (1954) 240

RADEMACHER, J. G.: Erfahrungsheillehre, 3. Auflage, Berlin 1948

RAU: Organon der spez. Heilkunst 1839, Leipzig

ROYAL, G.: Abriß der homöopathischen Arzneimittellehre, Regensburg, Nachdruck Johannes Sonntag, Verlagsbuchhandlung, Regensburg

SALLER, K.: Homöopathische Konstitutionstherapie 2. Auflage 1950, K. F. Haug Verlag Berlin

SHELDON, W. H.: The varieties of human physique – New York – London 1940

SIEGEN, H.: Zit. nach Voss, HF.: Deshalb Neuraltherapie

SPEEMANN, H.: Experimentelle Beiträge zu einer Theorie der Entwicklung, Springer-Berlin 1968

SCHÄFER, G.: Chem. Zentralblatt C, 1922/III, S. 928, Zit. in Ärztl. Praxis XXX. Jg. 61 1978, S. 1757

SCHMEER, E.H.: Sulfur, Zeitschrift für klass. Homöopathie 21/1977/230

SCHNELLEN, B.: Jahrestagung der dtsch. Gesellschaft für Arbeitsmedizin e.V. Kiel 1977

SCHÖNEBECK: Handbuch der Homöopathie – Heillehre Kröner Gisevius Bd. II, Berlin 1908, S. 484 ff.

SCHÜSSLER: Handbuch der Dr. Schüßler'schen Biochemie von Deters, Verlag Madaus und Co. Radeburg 1936

SCHULZ, H.: Vorlesungen über Wirkung und Anwendung der unorganischen Arzneistoffe

SCHWEDENDIEK: Zit. von Vonhennel und Zwingsheim, M. Psoriasis vulgaris, Handb. d. Haut und Geschlechtskrankheiten v. J. Jadasohn. Ergänzungswerk 3. Band, Berlin Göttingen 1963, S. 861 ff.

STÄHELIN, B.: Allergie in psychosom. und soz. Sicht 1961 Thieme Stuttgart

STAUFFER, K.: Homöotherapie, Verlagsbh. Johannes Sonntag, Regensburg, 5. Auflage 1965, S. 710 ff.

STIEGELE, A.: Zur Lehre der klinischen Metastase Allgem. Hom. Ztg. Bd. 152/1906/S. 161 ff.

STIEGELE, A.: Dtsch. Hom. Mtschr. 1950, 1, 3–14

TISCHNER, R.: Das Werden der Homöopathie, Hippokrates Verlag Stuttgart 1950

VANNIER, L.: Les Tuberculiniques Paris, Verlag Doin Precis de Mat. Med. Homoeopathique Paris 1958 Verl. Doin
VONHENNEL, J. und ZWINGSHEIM, M.: Psoriasis vulgaris Handbuch d. H. und G.-Krkht. 3. Band Berlin 1963 S. 877
WILHELM, E.: Konstitutionspathologie, Verl. Bika Stuttgart 1935
ZILCH, M. J.: Lymphsystem und Lymphatismus J.A. Barth – Verlag München 1963
ZIMMERMANN, W.: Erfahrungsheilkunde Bd. XVI, 1967 Heft 12
ZIMMERMANN, W.: Die Heilkunst Heft 8, 1977, 90 Jg., Phys. Med und Rehabilitation 17. Jg. Heft 7, S. 317–319
ZIMMERMANN, W.: Die Schroth-Kur: Mts-Kurse für ärztliche Fortbildung, 28 (1978) Nr. 6
ZIMMERMANN, W.: Allgem. Homöopathische Zeitung 208/1963/S. 301–6
ZIMMERMANN, W.: Studie z. Capsicumbild AHZ, 208, 515–522 (1963)
ZIMMERMANN, W.: Pubertätsstörungen: Hippokrates 23. Jg. Heft 21 (1952) S. 619)

Weiterführende Literatur

BRAUN, A.: Methodik der Homöotherapie, Verlagsbh. Joh. Sonntag, Regensburg, 1975, Bd. 4 der Biologischen Taschenbuchreihe
BURNETT: Diseases of the skin, Boericke Philadelphia, 1936
DEARBORN, H.: Diseases of the skin, Boericke und Runyon New York 1906
GOLLMANN, W.: Die Krankheiten der Haut und ihre homöopathische Behandlung, Wien 1856
KEINING, E. und BRAUN, O. FALCO: j. F. Lehmann 1961, Dermatologie und Venerologie
KÖRFGEN, G. und ZIMMERMANN, W.: Hautkrankheiten und ihre biologische Behandlung, Haug-Verlag 1967
KÖRFGEN, G.: Hautbehandlung als Ganzheitsmedizin 1977
KORTING, G. W.: Lehrbuch d. H. und G. Kht
KRÖNER, E. und GISEVIUS, F.: Handbuch der homöop. Heillehre Bd. I Berlin 1908
MEZGER, J.: Gesichtete homöopathische Arzneimittellehre K. F. Haug Verlag, Heidelberg 1977
ROMERO, R.: Homöopathische Behandlung der Hautkrankheiten übersetzt von wiss. Abtlg. Müll, Göppingen
SCHÖNFELD, W.: Lehrbuch der H. und G. Kht., Thieme 1953 6. Auflage
STAUFFER, K.: Homöotherapie, Verlagsbh. Johannes Sonntag, Regensburg, 5. Auflage, bearbeitet von W. Zimmermann 1965
ZIMMERMANN, W.: Homöopathische Arzneitherapie, Verlagsbh. Johannes Sonntag, Regensburg, 1974, 2. Auflage, Bd. 1 der Biologischen Taschenbuchreihe

Sachregister

Acidum formicicum 152
Acidum nitricum 42
Acidum sulfuricum 43
Acne indurata 31, 51
Acne rosacea 241
Akne 29, 35, 36, 37, 39, 48, 53, 60, 229, 230, 231
Ähnlichkeitsregel 20
Agaricus muscarius 51
Agnus castus 51
Afterrhagaden 37
Akrozyanosen 38, 142
Aktinomykose 189, 190
Allergene 55, 166
Allergien 98, 119, 121, 165
Allergie-nutritive 43
Allerg. Exanthem 47
Allergische Hauterkrankungen 149, 150
Allergische Reaktionen 215
Allergischer Schock 161
Aleo socotrina 51
Alopecia areata 234
Alopecia prämatura 37, 40, 50
Alopecia seborrhoica 234
Alumina 29
Ameisensäuretherapie 152, 206
Anacardium orientale 43
Anthropologie 27
Antiandrogene 235
Antibiotica 16, 174
Antigen-Antikörperreaktion 149
Antimonium crudum 30
Antimykotika 194/195
Antirheumatica 175
Apis mellifica 30
Arnica montana 31
Arsenicum album 31
Arthritis psoriatica 202
Arzneikonstitution 27
Arzneimittelexanthem 173, 215
Arzneiprüfung am Gesunden 20
Asterias rubens 51
Atherom 71, 233
Autoaggressionserkrankungen 222
Autonosoden 55, 88
Aurum 32

Bädertherapie 168
Balanitis 52
Barium carbonicum 32
Bartflechte 34
Baunscheidtismus 240
BCG-Impfung 167, 181
Belladonna 43
Betarezeptorenblocker 174, 202
Berberis vulgaris 44
Berloque-Dermatitis 136
Bierhefe 185
Bindegewebshyperplasien 70
Bläschenaffloreszenz 69
Blasendermatosen 215
Blutegelbehandlung 141, 240
Borax 44
Borken 73
Bryonia dioica 44

Calcium carbonicum 33, 106, 164
Candida albicans 188
Cantharis 44
Capsicum annuum 45
Carbonitrogene Konstitution 82
Causticum 33
Chelidonium majus 45
Chloasma 38
Chrysarobin 212
Cicuta virosa 51
Clematis recta 45
Condylomata acuminata 200
Coombstest 161
Cornu cutaneum 237
Corticoidtherapie 16, 163
Corydalis cava 52
Croton tiglium 52
Crusta lactea 49

DAB 8 22
Darmallergie 150
Decubitus 137, 141
Dermatitis gangraenosa 31
Dermatitis herpetiformis 38, 216
Dermatitis seborrhoica 37, 44, 45
Dermatitis traumatica 31
Desensibilisierung 161

Desoxyribonucleinsäure 18
Diathese 33, 77, 96
Digitus mortuus 38
Disposition 77, 94
Dispositionsfaktoren 89, 94, 167
Dispositionsfaktoren-nutr. 93
Dolichos pruriens 52
Dosierungsfrage 18, 22
Drüseneiterung 53
Dulcamara 46
Dysbakterie 166
Dyshydrose 178
Dyshydrotisches Ekzem 178
Dysseborrhoisches Ekzem 46, 49

Eccema capitis 49
Eccema chronicum 32, 35, 36, 170
Eccema infantum 162
Eccema marginatum 192
Eccema vulgare 165
Echinacin 163, 185
Echinacintinktur 135
Ecthyma 188
Eigenblutinjection 152, 158, 185
Eigennosode 60
Ekzeme 31, 32, 35, 36, 37, 39, 40, 53, 60
Elephantiasis 52, 240
Epheliden 226
Epidermolysis bull. hered. 219
Epidermophytie 192
Epitheliome 32, 38, 46, 71
Erbkrankheiten 219
Erdalkalimineral 24
Erysipel 31, 34, 36, 61, 186, 187
Erysipeloid 61
Erythema 61, 156
Erythema exud. multif. 31, 37, 40, 51, 214
Erythema indurativ. Bazin 180
Erythema nodosum 32, 38, 214
Erythema traumatica 31
Erythrasma 189, 193
Erythrodermie 156
Euphorbium 52
Exanthem 62

Fagopyrum sag 52
Favus 50, 189ff., 193
Fibrome 39, 70
Fischschuppenkrankheit 219
Fissuren 42, 72
Follikulitis 35, 45, 183
Follikulitis barbae 46

Follikulitis nuchae 48
Fumarsäure 203
Funktionskreise d. Lymph. 98–104
Funktionsmittel 25, 42
Furunkel 31, 40, 184–186
Furunkulose 43, 52
Fußsohlenwarzen 34

Ganglion 39, 71
Gefäßerkrankungen d. Haut 140
Gefäßneubildungen d. Haut 148
Gehörgangsekzem 34, 48
Geninduktion 102
Geschwüre 73
Glandulathermbäder 220
Graphites 34
Grundbegriffe d. Homöop. 18

Haarausfall 17, 54
Haarerkrankungen 234
Haemorrhagien 31
Haemorrhoiden 42, 53, 144
Halogene 25
Hapaloderme 83
Harnsaure Diathese 92, 104, 171
Hautlokalisationen 125
Hautmilzbrand 188
Hautpolypen 237
Hepar sulfuris 35
Herpes corneae 199
Herpes genitalis 35, 52, 199
Herpes labialis 37, 198
Herpes praemenstrualis 51
Herpes simplex 196
Herpes zoster 32, 34, 40, 45, 47, 48, 85, 196
Heuschnupfen 162
Hirsutismus 235
Hühneraugen 30, 138
Hura 52
Hydrastis canadensis 46
Hydrocotyle asiatica 52
Hygrom 39
Hyperhidrosis 30, 39, 40, 53
Hypericum perforatum 46
Hyperkeratose 237
Hyperpigmentierung 226

Ichthyosis 29, 34, 219, 220
Ichthyosis congenita 220
Immunität der Haut 179
Immunsuppressiva 108, 167, 179

249

Impetigo 30, 35, 36, 39, 47, 182, 188
Impfschäden 40
Inhalationsallergie 150
Insektizide 165
Insektenallergie 157, 158
Insektenstiche 65
Intertrigo 139

Jaborandi 53
Juglans regia 53

Kälteurticaria 158
Kalium bichromicum 35
Kalium bromatum 46
Karbunkel 36, 184
Karzinom 32
Karzinomentstehung 120
Keloid 39, 71, 137
Keratosis senilis 30, 237
Knötcheneffloreszenz 66
Kohlenstoffderivate 26
Kokkenerkrankungen 182
Komplextherapie 23
Kondylome 53
Konstitution 77, 83, 86
Konstitutionelles Ekzem 162
Konstitutionslehre 84
Konstitutionstypen 79, 86
Kontaktekzem 165
Kreosotum 47
Krusten 73

Lachesis 36
Lehmbehandlung 171
Leukokeratosis buccalis 31
Lichen pilaris 220
Lichen ruber planus 32, 66, 213
Lichen simplex chron. 50, 66
Lichtbäder 211
Lichtdermatosen 46, 136
Lichtsensibilisierung 215
Lipom 33, 71
Lochschmidt'sche Zahl 22
Lokalisation 128
Luesinum 55, 56, 88
Lupus erythematodes 31, 32, 38, 46, 48, 174, 175, 222
Lupus vulgaris 35
Lycopodium 34
Lymphangiom 40, 48
Lymphangitis 31
Lymphatismus 24, 25, 96, 97

Lymphdrüsenabszeß 36
Lymphdrüsenschwellung 33
Lymphgefäßerkrankungen 147

Medorrhinum 55, 56, 59, 88
Medusa 53
Meerwasserinjektionen 171, 183
Meerwassertherapie 204, 211
Mercurius 47
Metastatische Krankheit 109
Mezereum 47
Mikrosporie 189, 190, 192
Milchschorf 26, 33, 50, 162
Mineralakkord 53
Modalitäten 65
Mycosis fungoides 32, 36
Mykosen 188 ff.

Naevus 40, 71
Nagelatrophie 40
Nagelekzem 236
Nagelerkankungen 236
Nagelmykosen 192
Natrium chloratum 37
Nebel-Drainage 56, 57, 181
Nesselsucht 33, 157
Neuraltherapie 150, 167
Neurodermitis 33, 41, 152
Neurofibromatose 219
Nosoden 55

Ohrekzem 34
Oioderme 83
Oleander 48
Onychia 34
Organmittel 25, 51
Oxydationsmittel 26
Oxygenoide Konstitution 82
Ozaena 32

Paeonia off 53
Papeln 66
Papillome 199
Partialkonstitution 87
Peliosis rheumatica 31, 49
Pemphigoid 216
Pemphigus vulg 36, 45, 216
Periodizität 32
Petechialblutung 43
Petroleum 48
Photoallergie 136
Phototherapie 205

Pickel 67, 68
Pigmentanomalien 38, 226
Pilzallergie 160
Pityriasis alba 193
Pityriasis rosea 44
Pityriasis versicolor 189, 190
Plensosol 163
Podophyllum 212
Polychreste 26, 27, 87
Porphyria cut. tarda 46, 52
Procaintherapie 167, 168
Prurigo 39, 40, 41, 155
Pruritus 40, 41, 53, 54, 152
Pruritus genitalis 50, 51
Pruritus senilis 29, 47, 51
Psora 84, 85
Psoriasis gyrata 52
Psoriasis vulg. 32, 35, 36, 38, 40, 44, 46, 51, 201 ff.
Psorinum 55, 56, 59
Pulsatilla 37
Purpura palmatica 31
Purpura rheumatica 36, 37, 43, 44, 175, 176
Pusteln 67
Pyodermie 35, 47, 183

Quincke'sches Ödem 161

Rachitis 24, 171
Ranunculus bulbosus 48
Reaktionsmittel 123
Repertorium 61
Rhagaden 42, 72
Rheumatische Hauterkrankungen 222
Rhinosklerom 40
Rhus toxicodendron 49
Ribonucleinsäure 18
Rosacea 32, 38, 39
Rosenflechte 241
Rumex crispus 53

Sabina 53
Sanicula 53
Säuglingsekzem 59
Säureurticaria 30
Sarkome 32
Scrophularia nodosa 53
Scrophuloderma 33, 181
Scrophulose 24, 34, 170
Seborrhoe 38, 49, 59, 60, 229, 230 231
Seborrhoisches Ekzem 48
Selenium 49

Sepia 38
Serumkrankheit 157, 161
Sexualdeviation 229
Silicea 39
Sklerodermie 32, 223, 224
Sofortreaktion 151, 163
Soormykosen 189, 190, 194
Solebäder 183
Spätlymphatismus 33, 104
Sporotrichose 189, 190
Staphisagria 50
Staphylokokkeninfektion 184
Status seborrhoicus 53
Steinsalzbäder 220
Sulfur 39, 118
Suppression 16
Sycosis barbae 196
Sycosis simplex 183
Sykosis 35, 40, 85
Syphilinum siehe Luesinum
Syphilis 85
Systemmittel 25
Scharlachefloreszenz 43
Schröpfköpfe 185
Schrothkur 204
Schwefel 117
Schwefelbäder 182, 211
Schwefelleber 25
Schweißdrüsenabszeß 186
Schweißsekretion der Haut 138
Schwellung (Oedem) 62
Schwielenbildung 138
Schuppen 72

Teleangiektasien 32
Terebinthina 54
Terrain 19
Thallium 17, 54
Thalloderme 83
Thrombophlebitis 142, 143
Thrombozyten 176
Thuja occ 40
Tinea asbestina 48
Tinea circinata 34
Tinea tonsurans 37
Trichophyton 189, 190, 192
Tuberkuline 55, 56, 57, 88, 164, 167, 180, 181
Tuberkulose 180

Ulcus cruris 35, 52, 143
Ultraviolettbestrahlung 185

251

Umstimmungsmethoden 168
Unterdrückung 16, 108, 111, 114, 117
Unterschenkelekzem 143
Urtica urens 54
Urticaria 31, 33, 36, 40, 49, 53, 157, 161, 164
Urticarielles Exanthem 54

Vakzination 197
Varicosis 38
Varicöses Ulcus 144
Variolinum 55
Varizellen 46
Verbrennungen 134
Verdrängung 109, 112
Verdünnungsstufen 22
Verhornungsstörungen 237

Verletzungen 132
Verrucae 38, 71
Vinca minor 50
Viola tricolor 50, 211
Vitamin-A-Säure 205
Vitiligo 228

Warzen 17, 30, 199
Wechselwirkungen 123
Wundbehandlung 132

Xeroderme 83

Zincum metallicum 40
Zirkulationsstörungen d. Haut 140, 141
Zosterneuralgie 197
Zytostatika 174